理解
·
现实
·
困惑

# 洞察天才大脑

## 重新认识天赋

[美]尼科尔·A. 泰特罗（Nicole A. Tetreault） 著

周仁来 王芳 译

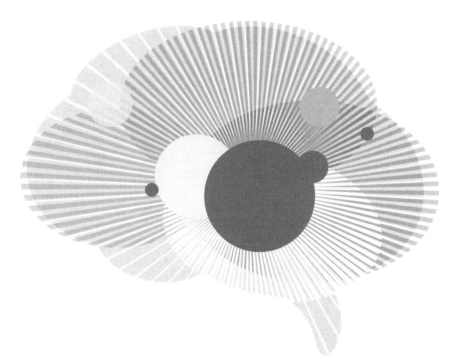

# INSIGHT INTO A BRIGHT MIND
## A NEUROSCIENTIST'S PERSONAL STORIES OF UNIQUE THINKING

中国纺织出版社有限公司

## 多维解读天赋，解锁大脑密码

明代凌濛初的《初刻拍案惊奇·卷三十五》写道："天不生无禄之人，地不长无名之草"。意思是人在世上不能白拿俸禄。言外之意，世间一定有需要我的地方。尼科尔·A.泰特罗博士的《洞察天才大脑》一书，从科学的视角对这一观点进行了诠释。

泰特罗在本书中讨论了对"天才"含义的重新认识，如何发现天才，如何采用灵活多变的教育方式培养天才。这些话题虽是老生常谈，但泰特罗从自己的视角赋予了新的、富有洞见的深度思考和实践。

泰特罗在美国加州大学戴维斯分校（University of California, Davis）读书时，在一次有机化学考试中，她有30分的化学计量题没做，也答错了其他题，她对自己的错误难以释怀，萌生了退学的想法。她妈妈觉得她可能有阅读障碍，建议她去学生中心做评估。结果发现，她的视觉加工能力落后于49%的人，而在其他领域的得分超过99%的人，用她的话说，她是一位双重超常或"2e"（twice exceptional）者，即一个人很有天赋但同时又有障碍。巧合的是，她的儿子斯宾塞（Spencer）

也是一位双重超常者。他们母子的经历成就了我们现在看到的这本书。

作为一名神经科学家,泰特罗接纳并扩展了辛格(Singer)提出的神经多样性的概念,并从多个角度提供了来自神经科学的证据和解释。她强调每个人都有着自己的"神经个性",有自己的"脑纹",是这个世界上独一无二的存在。但我们绝大多数人都是按照社会所赋予的"你应该是什么人、代表什么人,甚至成为或不成为什么人的期望"生活着,而现在是我们"放飞思想、敞开心扉"的时候了。

"千里马常有,而伯乐不常有",天才可能就生活在我们身边,但谁是伯乐?泰特罗从神经多样性角度,强调有天赋的人以独特的方式看待和体验这个世界,他们有独特的生物结构,表现在他们的大脑图谱、基因、感觉加工、情绪加工和生物节律等方方面面。尽管研究者对天才或天赋的含义都有不同的界定,但现有的认识并不足以涵盖所有的天赋个体。从操作层面,人们常使用各种智力测验来鉴别天才个体,比如将智商得分超过 150 分作为天才个体的标准。但是,一方面,现有的智力测验是否能有效地测量出天才个体尚无定论,低于这个分数的一些个体也可能在某些方面表现出超越常人的能力;另一方面,天才个体是不是要像人们所期待的在方方面面都要有出色表现?像泰特罗和她的儿子在某一方面远低于常人,而在某些方面又远高于常人,这样的人是否可以被称为天才?泰特罗认为,天赋者既不是太好,也不是太差,他们在某一方面或某些方面有突出的表现,只是人类多样性中的一员而已。

"工欲善其事必先利其器",个体的天赋有其异于常人的神经基础。泰特罗认为,天才通过"超脑、超体"这种增强的加工过程来体验世界。她引用瑞士洛桑联邦理工学院(École Polytechnique Fédérale de

Lausanne）研究者马克拉姆（Markram）等通过孤独症研究提出的"强烈世界理论"作为支持证据，认为天才在感官、情感、心理、身体和创造性表达方面都有超强的发展潜力。例如，有科学家推测，列奥纳多·达·芬奇（Leonardo da Vinci）可能患有斜视，虽然斜视使他表现为分散或完全无法持续对准聚焦目标，却使达·芬奇能够同时具有双眼视觉和单眼视觉，可以用不同的方式"看"世界，从而改变了艺术和医学世界的历史。但这些天赋在让个体表现出被人赞赏的天赋行为或能力的同时，也让他们面临着更大的心理和生理挑战。研究发现，智力超常者在情绪障碍、焦虑症、注意缺陷与多动障碍（ADHD）、孤独症、食物过敏、环境过敏、哮喘和自身免疫性疾病等方面的患病率都显著高于平均水平。这意味着天赋是一柄双刃剑。

"一把钥匙开一把锁"，天赋不同的个体需要与之相匹配的教育和引导。泰特罗特别强调情感联结在天才教育中的作用。她引证帕梅拉·坎托（Pamela Cantor）的研究，提出儿童在处理有意义的学习材料时才会产生投入感，而情感联结可以成为两者之间的桥梁，当儿童产生了情感上的联结并感觉到学习材料中蕴有深意时，就更容易吸收知识，而消极强化和创伤只会阻碍学习。天才儿童具有异于常人的感官加工方式，对他们的教育要跳出常规教育的模式。泰特罗通过大量案例介绍了不同天赋儿童的教育实践。例如，有些视觉障碍者通过佩戴彩色镜片就可以改善他们的视觉学习效果，从而发挥优势；可以让ADHD儿童进行足够量的体育锻炼来消耗他们过度活跃的精力而不是服用药物；有的双重超常者通过电脑打字替代用手书写，使他们超越同辈的阅读天赋得以彰显；有的极端社交障碍者可以通过在线平台展示自己在摄影方面的天赋，借助摄影作品结交"志同道合者"。此外，默剧、单口喜剧、即兴表演、正念冥想等都可以激活感官、激发想象力、提升创造力，帮助发挥天赋个体的优势和潜力。

近些年，拔尖创新人才的选拔与培养逐渐成为教育界的热点，从高校本科生的拔尖创新人才到中小学的超常儿童或天才儿童，"天才"再次成为社会关注的重点人群。《洞察天才大脑》一书的翻译和出版恰逢其时。

参加该书翻译的人员有：门翊名（南京大学心理系2023级硕士生），翻译引言、第一章、第二章；刘苏漫（南京大学心理系2022级硕士生），翻译第三章；杨怡（南京大学心理系2022级硕士生），翻译第四章、第六章；杜蓓蓓（南京大学心理系2021级硕士生），翻译第五章；周仁来，翻译第七章；王芳（南京大学匡亚明学院），翻译第八章、第九章。由我和王芳老师对所有译稿进行了交叉审校。谢谢参与翻译的各位老师和同学！

该书的撰写风格也颇具特色，反映了泰特罗博士的神经科学家、双重超常者、母亲等多个角色，文风既有学术研究的严谨，又有文学作品的婉转，同时穿插着抒情的诗歌。多种文体的表达给翻译者带来了不小的挑战，虽竭尽所能，也难免词不达意，不当之处，敬请谅解！

周仁来
南京大学心理系教授
江苏省心理学会副理事长
南京大学"登峰人才计划"A学者

# 在科学与故事之间，让神经科学生动有趣

尼科尔·A. 泰特罗（Nicole A. Tetreault）是一位聪明睿智且能驾驭多重身份的女性。当你阅读这本令人惊叹的书时，你很快就会发现她拥有一个多么非凡的大脑。她是一位神经科学家、一名教师、一位作家、一名母亲、一位令人尊敬的同事，同时也是一个极好的朋友。她将所有这些身份都完美融合进了《洞察天才大脑》（*Insight into a Bright Mind*）一书的写作中。

《洞察天才大脑》是一本结构精巧且包罗万象的书，它既包含科学研究又包含回忆录，既有诗歌，又给我们提供了指南。尼科尔让十分复杂的知识变得通俗易懂并富有趣味。本书拥有大量个人事例、独特见解以及存于慧心中的丰富细节，这些都与神经科学关键研究完美相融。

尼科尔以一种平易近人的方式和我们分享了她研究神经多样性的经验以及神经发育的丰富知识。她发现了她儿子斯宾塞（Spencer）具有的独特的脑发展优势和具有挑战性的生活片段，这帮助我们在双重超常个体的童年到成年经历间建立起了联系。尼科尔无比诚恳地描绘了生活在一系列个人优势和缺陷中的乐趣和挑战。能将如此多的素材加

以整合的成就表明了尼科尔究竟是怎样一个与众不同的人。

在书写自然科学的宏大思想和研究时，尼科尔将她的诗意、故事和生动的叙述融为一体。她的故事内容生动丰富、应用性强。因此，我坚信她的书能够吸引到你。

想到这儿，我强烈建议你准备一杯喜欢的热饮，然后沉溺书中，这是一本非同寻常的书，你打开就不愿再放下。请享受它吧。

苏珊·丹尼尔斯（Susan Daniels）博士
美国加州州立大学圣伯纳迪诺分校名誉教授
畅销书作家

# 目 录

引　言　　　　　　　　　　　　　　　　　　　1

**01　没有两个大脑是相同的：进入神经多样性的世界　5**

神经个性将成为常态，我们每个人都拥有独一无二的"脑纹"，这并不意味着好与坏，而是让我们彼此区别，正是这些不同造就了多彩的人类织锦。

**02　天才的困境：天赋异禀却困难重重　　　　39**

天才会在智力测试中表现糟糕吗？很有可能！一个孩子可能在视觉艺术方面具有超出他所处的时代的天赋，却因为手跟不上大脑而在测试中表现不佳。

**03　忽快忽慢的大脑：重新认识天赋　　　　　89**

他们能在六秒内就能拼完一个魔方，却需要五分钟才能写出自己的名字。为什么双重超常个体在做某些事时轻松高效，却在做另一些事时远远落后常人？

**04　超敏感官：感受丰富却过载频发　　　　　115**

在搭建积木时，触觉敏感会帮助双重超常个体进入心流状态，但同时它也会让衣服标签的触感像针刺一样，引起瘙痒、刺激感，甚至诱发皮疹，并激活个体的应激反应。

## 05 情绪高敏感：是天赋也是阻碍     147

双重超常个体拥有非凡的共情能力，然而这也可能增加他们的情绪强度。当他们发现在比赛中作弊的同学未受到纪律处分，可能会异常愤怒，甚至影响全天的情绪，因为他们容易担忧、反复思考，所以可能很难释怀。

## 06 一刻也停不下来的大脑：被拆解的注意     215

一个有 ADHD 的双重超常儿童可能因为教材对他过于简单，而在课堂上显得心不在焉。他能迅速完成学校作业，但在匆忙中可能会忘记小数点或写错字。这时，他真正的能力被掩盖了。

## 07 超越孤独症：强烈世界中的超能力     257

双重超常个体的超感知、超突触可塑性、超注意力、超记忆和超情感让他们产生了过分强烈的体验。这让他们从环境或经验中退缩，表现出重复行为、高度情绪化、过度专注，显得孤僻或不合群。

## 08 独特的大脑，独特的身体：至关重要的脑肠互动     297

双重超常个体为什么更容易有肠道问题、过敏、反应性低血糖等情况？在脑－肠关系这个全新的领域，大脑、肠道、微生物群、行为和情绪像一张网一样相互交织。

## 09 独一无二才是你最大的天赋     327

让双重超常个体以独一无二的方式绽放光芒，当他们关注积极自我、超越恐惧时，他们就能展翅飞翔，活出自己的本质。

# 引 言

当我儿子斯宾塞上三年级时，我得知他的阅读能力已达到大学水平并且很有天赋。对此我并未觉得惊讶，因为他是一个很聪明的小孩。但我还有另一个故事要讲，作为神经科学家和他的母亲，我深知他看待世界的方式与众不同。同年，我了解到，他大部分课间休息和午餐时间都在图书馆阅读，心一沉，担心他在学校被孤立和排斥。当我和他提起这件事时，他说："妈妈，有时候我需要从其他孩子那儿抽离一阵，他们人太多太吵了，而图书馆刚好很安静。"他还告诉我，他不喜欢参加团队运动，因为他害怕跑进孩子群中伤到他们。这再度令我担忧不已，我认为他应该和其他孩子交往，并像他父亲和我一样成为一名运动爱好者。

因为不理解他的想法，所以我满怀焦虑，我担心他永远是独身一人，无法与其他孩子建立联系。我对何为"正常"抱有预期，但我也感到我们不在"正常"范围内。后来，在一场家长会上，我终于顿悟了，因为他的三年级老师极富洞察力地告诉我："斯宾塞知道如何自我调节，如果他在午餐时间需要安静而图书馆正好可以让他放松，那就让这件事成为孩子自我充电的方式吧。"

这件事竟然这样简单而真实，让我很震惊。斯宾塞不需要改变或妥协，去做别人认为的三年级学生应该做的事。他十分正确地成为最真实的自己，他在午餐时间去图书馆阅读，和图书管理员及老师们交流。斯宾塞有自己的生活节奏，他驾驭世界的方式恰到好处。而我需要倾听他的需要并跟随他的指引，我需要放手让他展现自己的本质，我需要信任他，需要意识到并看到他的复杂个性。

为人父母最卑微的时候，就是当孩子挑战你，促使你走出舒适区去欣赏他们、接受他们、拥护他们成为真实的自己，展现最本真的样子的时候。在那次家长会上，我和我的丈夫还了解到，斯宾塞的年度阅读目标就是"在适当的时候读书"，他的桌子上堆叠了 11 本书。时至今日，他仍会愉快地长时间阅读和玩乐高。

后来斯宾塞进入了体育圈，八年级起，他在多个球队打篮球、踢足球，并保持了 1500 米跑的校级纪录。即便如此，他仍在运动场上和球场上保持谨慎。如果可能伤害到其他球员的话，他便会放弃得分机会，我也一样。

在高中阶段，斯宾塞发现了他对越野的热爱。他调整自己的节奏，与现在已经成为朋友的队友一起跑步。每次参加比赛，他都聚焦于自己的个人纪录。他以自己的方式、自己的时间进入自己的世界。从他身上我学到了如何去理解并接受他与众不同的掌控世界的方式。斯宾塞也使我变得更好，他让我看到了人类的多样性。这本书便是为了从科学的视角来理解神经多样性，为了挑战我们根深蒂固的智力观念，为了促使我们打破固有的思维模式，当然也是为了成为更好的自己而创作的。

这本书走近了那些被认为在"盒子"外的人类和科学的故事，但如果我们所想的"盒子"根本就不是一个盒子，而是一系列永无止境、像万花筒般不断演变和延伸的圆圈呢？如果大脑的能力远超我们的想象呢？

神经科学的发展每日都在扩展着我们的理解，塑造着我们作为社会成员的想法，而目前我们仍仅触及表层。我希望你能受到鼓舞，去拥抱自己的多样性、发出自己的声音、展现自己的本质。一旦我们完全地接受了自己，我们便会向无限的可能和所有人敞开心扉，过上我们向往的生活。

尼科尔·A. 泰特罗 博士

INSIGHT INTO
A BRIGHT
MIND

## 01

# 没有两个大脑是相同的：
# 进入神经多样性的世界

是时候让父母早些告诉孩子们，多样性中蕴藏着美与力量。

——马娅·安杰卢（Maya Angelou）
美国诗人、作家

亲爱的梦想家：

你是完美无瑕且于想象中的。你美丽至极。你充满了光明与黑暗，二者都是你的老师。

你会在塑造自己究竟是谁和究竟该做什么的道路上一次一次又一次地跌倒。当你最终被选中，抓住那优雅又幸运的时刻吧。你所有的付出会凝聚成一体。请继续天马行空地幻想，浸入未知吧。

生活就是熵，很少甚至没有稳定状态。永远变化，又永远不变。

你当然会经历痛苦，但最重要的是你能从痛苦中创造出什么。这就是你从痛苦中治愈自己和他人的方式，这就是你教会别人如何疗伤的方式，也是你如何从个体创造出整个宇宙的方式。把这分享给所有人吧，他们终将痊愈。

从你的脑海里抹除对他人的了解，只是亲密地看着他们、聆听他们的讲话、注视他们的行动。给予他们时间、空间和宁静，让他们在走出来的过程中展示自我，获得重生，而你是这一切的见证者。

你既是鹿也是狮子，有时你需要温柔地对待自己和他人；而有时，你则需要狮子的怒吼。环境和能量会指引你，相信你知晓何时勇敢何时温柔。为了守护你热爱的一切，你必须既富有同情心又保持凶猛。爱犹如浩瀚无垠的海洋，跟随波浪的指引吧，水流会带你找到真理，踏上自我质疑的浪潮吧，在乘风破浪间它也终将结束。请无限地去爱自己吧，我们爱你，你无比灿烂，你寓于想象之中，你即希望。

永远爱你。

梦想大师

在自然界中我们能观察到多种多样的模式、行为和独一无二的特性。生物多样性，即生态系统内部的多样性，是从地球上存在的植物、动物和环境间的共生关系和生存中不断发展而来的。如果没有变异、适应和进化，我们便不复存在。人类文化和生物多样性的发源使我们得以作为一个社会整体成长和发展。从受孕伊始，神经多样性就深植于我们的生命中。除独特的基因图谱外，我们还通过记忆、感官加工、行为以及环境影响增加了个体的多样性。以上这些共同创造了独特的大脑、身体、视觉、神经系统和举世无双的个体，也就是说不存在完全相同的两个人。

我们每个人都拥有不同的结构：无论是 DNA 的双螺旋结构还是独一无二的指纹，又或是激发了我们感知觉的视网膜光感受器。人类多样性是如此美丽，它构建了我们的集体，对于我们这个物种的扩张也无比重要。朱迪·辛格（Judy Singer）于 1988 年提出了神经多样性的概念，主张大脑的差异只是人类差异的一部分，代表了社会、情感、注意力、学习和其他心理机能的认知差异。

这一术语是在哈维·布卢姆（Harvey Blume）于《大西洋月刊》（*The Atlantic*）上发表了一篇专栏文章后流行起来的，该专栏介绍了一个由孤独症者开发的恶搞网站——"典型神经病研究所"。布卢姆说："神经多样性之于人类就如同生物多样性之于所有生物那般重要。谁能确定出一种无论何时都最佳的大脑连线方式呢？举个例子，控制论和计算机文化可能偏爱有点自闭的思维模式。"

神经多样性引导我们接受彼此的认知差异，而我们都是通过自己独特的视角来看待世界的。拥有不同的大脑通路和多样化的能力并不会使我们成为更好或更差的人，只是让我们彼此区别，正是这些不同造就了多彩的人类织锦。我们需要通过平等和包容的视角来拥抱神经多样性，让每个人都能够分享他们的认知多样性，过上免受污名影响的生活，放飞思想、敞开心扉，陶醉于认知多样性的魅力之中。

## 神经个性（Neuroindividuality）将是常态

我们的家庭、学校、社区和文化的早期教育，一部分就是为大脑、心智和个性适应处于正常范围的"有着金发的人"而设定的。被社会接受的认同形成了"你应该是什么人、代表什么人，甚至成为或不成为什么人"的期望。

在我们人生的大部分时间里，我们已经感觉到了一种束缚——我们被期望能适应所有的条条框框。我们感觉到自己像在棺材里一样窒息，掩盖着真实的自我，躲避着这个只有在黑暗中我们才敢现身的世界，潜伏在黑夜的阴影中。我指的是我们伪装了我们真实的本质，因为在其他人眼中，我们的行为也许是古怪的、奇异的，甚至是完全错误的。我们躲藏起来是因为我们向自己讲述的不被接受的恐怖故事。但从很小的时候起，我们就听过一个相互矛盾的故事：我们每个人都是独一无二的，宇宙中没有人会和我们一模一样。我相信这是完全正确的。然而，我们浪费了相当大量的时间去丢掉真我以融入同质性的安全区中。

如果我们能重塑这场讨论，告诉孩子、成人、这个世界上的所有人——我们每个人都能超越自己所处盒子的界限呢？自然中有多种多样的排列方式，就像洋蓟展示了斐波那契数列，就像各种六边形冰晶柱形成了独特的雪花。随着生物学的逐步发展，我们了解到这世上存在着巨大的异质性。

通过脑成像，神经科学的研究告诉我们，没有两个大脑是相同的。每个大脑都有自己的特征，就像指纹一样。戴维·范埃森（David Van Essen）和马修·格拉瑟（Matthew Glasser）报告了他们小组的发现，他们发现并绘制了人类大脑皮层 180 个不同的区域。这可比"人脑图谱之父"布罗德曼（Brodmann）鉴定的数量多了不止 3 倍。被识别的脑区数量的增加意味着我们可以以更大的精度和更多的细节来识别每个特定脑区的功能。除了 83 个已知的区域外，他们在研究中还区分了 97 个新的皮层区域。新的大脑测绘软件使得神经科学家们能够相当准确地识别每个脑区的功能和输出，从而揭示人类大脑的个性特征。该软件能创建一个人大脑的自动地图，就像一枚独特的指纹。我们已经知道没有两枚一样的指纹，当然也没有两个一样的大脑。我们每个人都有自己的"脑纹"，这种独特性来源于我们的基因、经历和环境。

这项研究的问世颠覆了我的世界。我曾在显微镜下研究个体的脑组织，我知道我可以根据所看到的神经解剖结构来识别个体。我以为是因为我通过显微镜观察了很久并记住了他们的大脑，而每个个体的大脑都有独特的连接结构。现在，随着更精确的脑区划分及软件的问世，我知道每个大脑都有自己的标记。

瓦利扎德（Valizadeh）及其同事的另一项研究发现，他们可以根据大脑扫描的神经解剖结构来识别一个人的大脑。他们对 191 名老年人的大脑进行了为期两年的三次扫描，评估了 450 个神经解剖学特征，包括大脑的总体积、皮层厚度以及灰质和白质的体积。通过计算机程序，他们发现，个体与他们大脑相匹配的准确率超过了 90%。这项研究证实了每个人的大脑都是绝对独特的。我们知道自己是独一无二的存在，神经科学的研究显示我们有独特的大脑特征。我们的经验于大脑中无处不在，它们是情绪、语言、故事、身体感觉、环境、经验和遗传的综合体，协调着真我的发展。人类的多样性包含神经多样性，科学已经表明我们的多样性源于大脑。

现在我们比以往任何时候都拥有更多的科学证据去强调我们需要接受人类的多样性，从性别到个性，从种族到有创造力的天才，再到面对着非凡挑战的每个个体。人类的多样性极其丰富，更重要的是，我们要为杰出的心灵提供空间，探索他们在世界上进行观察、存在和航行的非凡方式。外表只不过是对我们大脑和身体中正在发生事情的管中窥豹。没有任何一个盒子或几何图形能够囊括人类广阔的经验。更确切地说，人类的思想是一束光，我们每个人都以自己的波长发着光，有些人隐藏在阴影下，有些人存在于光亮里，而有些人甚至处在紫外线中。

## 神经可塑性是高度个体化的

神经可塑性是指大脑在个体一生中不断变化的能力。赫布（Hebbian）的理论认为："同时放电的神经元，会连接在一起。"常见的放电模式会产生回路和记忆，这种回路和记忆会根据经验、环境和记忆塑造和发展大脑。大脑是十分灵活的，我们可以引导儿童在适合他们的水平上学习，以发展他们的潜能。大脑是一个动态的器官，能够根据经验、环境和基因来生长。环境可以支持积极的神经连接并加强发育，但也可以阻碍发育。

神经可塑性是发展和组织脑网络化的过程，这个过程与脑的使用、功能、训练和专门化有关。想象一个鼓手的大脑：他们的大脑会在演奏、聆听和练习打鼓的基础上得到发展。专业的大脑训练可以基于听觉（聆听音乐）、运动（打鼓）、情感（演奏音乐时的情感）、感官（打鼓时的触觉）和小脑（创造节拍的时间和节奏）进行，随着鼓手不断练习打鼓、听鼓和思考打鼓，每个脑区都会得到塑造和发展。

神经可塑性是开发神经回路的基石。我们现在知道，额叶皮层——大脑中对决策、情绪加工和执行功能至关重要的脑区——在我们三十多岁时仍在继续发育。越来越多的研究显示出神经可塑性的巨大能力，大脑可以因为经验、神经模式、行为、环境和对思维能力的开放程度而发生变化。

有几项研究表明了大脑是怎样发展出基于特定训练的网络结构的。其中最著名的是"伦敦出租车司机研究"，研究发现司机们记住了超过25000条街道的位置和名称，即他们需要熟知的"知识"。这些司机扩展了他们大脑中用于空间导航和记忆的区域，也就是海马区。埃莉诺·马奎尔（Eleanor Maguire）和她的团队发现，司机的驾龄越长，他的海马区中与空间导航和相应知识有关的灰质增长就越多。这是成年大脑的神经可塑性的有力例证。

之后，埃莉诺·马奎尔和她的团队进行了一项为期 4 年的纵向研究。研究开始时她们测量了有志成为出租车司机的参与者的海马体体积，4 年后，与未通过考试的司机相比，通过考试并获得知识的个体显示出更多的海马生长。[①] 此外，实验开始时被试的海马体积均相同，但通过了考试的司机，其海马扩张主要与空间导航记忆的增强有关。本研究还发现通过考试的司机在空间记忆任务上的表现优于其他被试，但他们并不是在所有记忆任务上都表现得更好，也就是说，他们大脑的扩张主要在于空间导航记忆的增强。海马体的扩张与司机所涉及的活动和吸收的特定知识有关。

---

① 为了获得伦敦出租车司机执照，司机们需要花费 3~4 年的时间接受培训并通过一系列考试。——编者注

最近的一项研究报告称，大脑的扩张基于当前任务，海马体不会为所有记忆扩张，而是与具体的活动有关。神经的可塑性和生长只针对当前的任务，所以大脑训练只能提高大脑在所练习任务中的功能。

通过训练获得知识当然是多维度、多方面的，并且随着时间的推移，有助于一个人的生存。但当涉及神经可塑性时，很重要的一点是，我们要明白这个过程是高度个性化的，是基于实践、认知、意图以及获得新技能所涉及的具体活动和大脑过程的。具体而言，伦敦出租车司机的大脑发展过程与受过古典音乐训练的音乐家不同，因为他们的活动、经历和知识都是针对当前的技能和经验的。在训练和神经元活动的基础上，神经网络重新配置并扩展，将更多的神经元、胶质细胞和树突过程应用于练习任务中。

在发育和衰老领域，这些发现有望帮助我们的大脑和神经网络生长和发育，并通过特定的活动来修复脑。我们必须认识到神经可塑性是高度个体化的。为了充分了解大脑扩张的"幕后"究竟发生了什么，我们必须在微观层面上研究这些过程，而大脑扫描就为我们提供了神经塑造过程中宏观结构的广角视图。在大脑扩张和神经可塑性方面，其内涵远不止我们今天所看到的。

## 天生具有神经可塑性

你的能力远超你的想象。

——好女巫格琳达（Glinda the Good Witch），《绿野仙踪》中的角色我们的大脑是由知识（通过我们的五种感官和自传式记忆显现出的当下感知）和能量流（通过神经通路发射并传递信息的电脉冲）组成的。我们感知信息的方式直接关系到我们如何选择培养神经通路的注意方向和意图。神经通路的发展类似于多萝西在黄砖路上的旅程——未被设限、未知的领域、充满了可能性。

生活并不处处都是彩虹、阳光和美好的结局。当我们遇到突如其来的阵雨时，我们可以从雨中漫步中获得智慧；我们可以学会避开水坑（除非我们是那些在水坑间跳跃的青蛙）；我们可以选择两侧有树木的路径来躲避雨滴。建立心理灵活性、神经力量和联系可以催生创新和新模式，从而产生更强的适应能力。有了更强的心理灵活性，再加上瞬时的洞察力，我们就能自发地发现一条通往回家的新捷径。我们的成长与我们的开放性直接相关，开放性可以增强（或阻碍）我们的神经适应性。

神经个性是我们研究的前沿。我们每个人的大脑都有自己的整个奥兹①之地，照亮着与众不同的黄砖路。聪明的成人和孩子的大脑就是那样一个地方，有意想不到的弯道、偏僻的乡村道路和高速公路的汇入口。大脑的扩张是通过时间和空间进行的。大脑的发育是不同步的——在我们的一生中，我们的大脑有能力根据注意力、意图和经历而改变。

心理灵活性和神经可塑性密切相关，它们共同告诉我们如何选择培养我们的思维方式。父母、教育工作者和社会环境直接塑造并构建着孩子大脑中的道路。

---

① 奥兹是小说《绿野仙踪》(*The Wonderful Wizard of Oz*)中一个虚构的国度。——译者注

积极的神经可塑性是在大脑中建立和加强神经模式的过程。常见的放电模式会产生回路和记忆，从而塑造和发展大脑。这些穿过大脑的脉冲传递了我们所感知到的环境信息。下一步是我们的信念——我们如何选择关注的信息，无论我们是否参与到当下，都可以促进或抑制神经通路的生长。

## 为新技能建立神经连接

我们能从无到有为新技能建立神经连接吗？当然可以，但是开发一条全新的神经通路可能需要更多的时间。近期美国加州理工学院（California Institute of Technology）理查德·安德森（Richard Anderson）实验室的一项研究表明，如果大脑已经形成了一种共同的神经模式，那么学习一项新技能便会更容易。论文的主要作者索菲娅·萨克拉里迪（Sofia Sakellaridi）和瓦西利奥斯·克里斯托普洛斯（Vassilios Christopoulos）使用脑机接口范式跟踪学习过程和单个神经元的放电。他们发现，学习受到先前存在的神经模式的限制。与已建立或适应已经学习过的技能相比，当参与者获得一项全新的技能时，神经框架尚未到位，神经元放电的适应性也仍在发展。举个例子，小提琴手学习演奏低音吉他比学习鼓更容易，因为与演奏弦乐器有关的神经模式已经建立了。也就是说在学习新的类似技能时，拥有现成路径是非常有益的。然而，当学习一项新技能时，如果没有已经铺设好的神经通路，那就需要时间进行重复和练习来铺设道路，在这种情况下，注意力和意图便至关重要。

通常聪明的儿童在学习新技能时会有较大的脱节。他们可能已经有了非常优秀的空间记忆能力，而他们的同龄人则需要几个月甚至几年的时间才能培养出类似的能力。另外，他们可能没有必要的大脑基础结构去做到先举手再等待被点名。他们等不及轮到自己，所以会不合时宜地说话。当行为不符合孩子的注意力和意图时，学习适当的行为便会兼具挑战性和挫败感。在极端情况下，一次又一次地学习新技能却失败会使孩子士气低落，如果教师没有带着同情心和耐心来教授这项技能，孩子们的自我形象和自尊就会遭到挑战。

这之中的关键是学习者与家庭、教师、社会的联系。帕梅拉·坎托博士及其同事发现，情感联结是帮助儿童学习的最大因素。具体而言，当孩子在家、在教室、在社会能得到支持并情绪平稳时，孩子便会茁壮成长，也会更容易获得知识。儿童需要在对他们而言有意义的学习材料中产生投入感，而情感联系可以成为桥梁。当儿童产生了情感联系并感觉到学习材料中蕴有深意时，儿童就能容易地吸收知识。

相比之下，消极强化和创伤会阻碍学习。这合情合理。当我们感到压力时，我们便会缺乏获得新技能或信息的开放性。此时我们的思想和身体会专注于与焦虑相关的战斗、逃跑或冻结反应。这种经历通常会导致自怨自艾。思想是离线的，无法与当下的瞬间和材料相联系。正如多萝西对稻草人说："如果你没有脑子，你怎么能说话呢？"

还有一点非常关键：环境可以支持积极的神经连接并加强它的发展，当然也可以阻碍发展，还能决定大脑是否启动和准备学习。积极的神经环路可以加强进一步的积极发展。对与意义相关的内部状态的积极奖励可以产生积极的神经回路和行为。

在一项令人深思的研究中，玛丽亚莱·哈迪曼（Mariale Hardiman）

和她的团队发现，艺术指导促进了科学内容和概念的学习与整合。在美国马里兰州巴尔的摩市的五年级教室里，教师们在教授环境科学和天文学的同时唱歌跳舞。与没有接受艺术指导的学生相比，接受了艺术指导的学生在 10 周后对科学信息的记忆准确率更高。学生们报告说流行歌曲有助于他们长期学习知识。这项研究说明了学习时大脑是如何跨三个领域工作的：首先，通过激活我们的感官辅以音乐和舞蹈来学习新信息，学习过程就会变得富有意义并引人入胜；其次，当存在情感联系时，我们的大脑会保持记忆；最后，当我们与学习材料产生情感联结时，它就会与我们的感官、情感和身体融为一体，我们便会更好地记住它。这就是身体和神经的学习。能激活我们心灵、身体和真我的学习是永恒的。

《绿野仙踪》中的每个人物都在寻找自身之外的东西，最终却发现原来它一直都在他们的内心深处。当我们思想开放、注意当下、意图明确、饱含情感时，我们便可以建立积极的神经可塑性。相信你的神经多样性的黄砖路，去痛快地冒险、迷失、大闹一场，快乐地行走在你的闪闪发光的小路上。这些金闪闪的砖块便是增强你大脑神经可塑性的积木。

正如奥兹巫师对稻草人解释的那般："经验是唯一能带来知识的东西，你在地球上的时间越长，你得到的就越多。"

## 什么是神经科学？

在我们研究这些非凡的大脑之前，我想为脑和神经科学的研究提供一份实地指南。

什么是神经科学？它是 21 世纪——甚至称得上有史以来——最令人惊

叹的科学领域。

神经科学是研究脑和神经系统功能的科学，包括神经解剖学、神经化学、神经生理学、神经生物学、神经遗传学、分子生物学、发育生物学、行为学、实验心理学和行为心理学等。神经解剖学研究与功能相关的脑区的特异性。神经生物学研究与遗传、发育、行为、环境、情绪等有关的中枢神经系统。神经遗传学是研究遗传学与大脑发育的交叉学科。

神经科学主要关注的是中枢神经系统和外周神经系统，其中中枢神经系统由脑和脊髓组成，而外周神经系统包括脊髓以外全身所有的脑神经和神经节，从面部的神经和神经节一直到脚趾尖。神经纤维像隧道般相互连接，使信息从神经系统的一部分传递到另一部分。想象出神经系统究竟如何整合身体的各个部分非常重要。作为一个系统，它就像一个连接各部分的网格，使大脑、身体和心灵汇聚并整合信息。

神经科学领域的研究深受历史人物菲尼亚斯·盖奇（Phineas Gage）的影响。盖奇先生既不是教授，也不是学者，而是一位不幸的铁路建筑工人，他在1848年的一次事故中受了重伤。一次错位爆炸导致一根铁棒（一种"铁夯"）像子弹一样穿过他的左脸颊，刺穿他的眶骨，穿过他的大脑前部，从他的头骨顶部射出。

令临床医生惊讶的是，菲尼亚斯·盖奇在这次可怕的事故中幸存了下来，他被吓坏了，虽意识清醒，但性格却发生了变化。他的医生和家庭成员详细记录了他极端的行为变化过程。在事故发生前，菲尼亚斯·盖奇是一个善良、温柔、快乐的人，但他失去了这些个性。事故发生后，他经常发脾气，情绪激动，缺乏作出正确决定或完成任何行动的能力。他的个性和认知功能发生巨变的原因可能是那根金属棒造成了他额叶皮层的病变，而额叶皮层又对高层次的推理功能至关重要。

当代我们对大脑功能的理解大多基于损伤研究，即大脑的一部分不再发挥功能。盖奇先生在严重脑损伤中遭受的痛苦和幸存经历为我们对大脑的新认识开辟了道路，这对他可能是一个小小的慰藉，我们也无比感激他。

## 人脑有哪些区域？

人脑由大脑皮层、小脑、延髓和脑桥组成。大脑皮层分为两个半球，不同区域有相应的功能。

大脑皮层的额叶位于前额后部大脑的最前部，与奖赏、注意、计划、短时记忆和动机等功能相关。从历史神经科学的角度推测，菲尼亚斯·盖奇的大脑皮层额叶可能有严重损伤。

顶叶位于头颅顶部，主要负责整合感觉信息，包括空间导航、触觉、机械感受（从身体上的机械压力接收触觉），以及皮肤的主要感觉输入，包括触觉、触觉信息、温度和痛觉感受器。当我们触摸一杯温暖的咖啡，当一只苍蝇落在我们的手臂上，当我们感到寒冷，当我们沿着走廊穿过一扇门时，大脑的这个区域都会被激活。研究表明，顶叶损伤会导致个体在身体对侧出现空间导航、意象和对视觉对象的把握能力的缺陷。具体而言，左半球的病变会导致解决数学问题、符号解码和阅读方面的障碍。顶叶损伤会干扰精神和超越性体验。

颞叶的功能包括保持适当的视觉记忆、语言加工和情感连接。颞叶最典型的疾病之一是皮克病（Pick's disease），即额颞叶的萎缩。皮氏克病患者会出现情绪变化大，缺乏情绪调节能力，注意力跨度小，对自己和他人表现出攻击行为，丧失语言和交际能力、写作能力和运动缺陷等症状，最终失去行动能力。

枕叶是视觉信息的第一个也是最主要的加工区域。它是视网膜神经节细胞在大脑中共享其视野信息的脑区。枕叶病变可能出现视觉信息、视力、视野等方面的损害。

小脑也被称为后脑，是大脑皮层后部的结构，参与运动、协调、计时、精确和精细运动等活动。小脑病变可能会导致缄默症，影响协调、平衡、精细运动，导致姿势不稳定和运动学习的改变。

## 什么是大脑图谱？

神经科学在研究人类大脑、行为和认知功能领域取得的巨大进步要部分归功于使用核磁共振成像（MRI）进行的大量研究。现代医学使用MRI来观察人体的内部结构。MRI研究中，个体的脑部扫描可以获得精确到以毫米为单位的大脑区域、结构和功能信息。通常MRI的研究以一组被试为单位进行。功能性核磁共振成像（fMRI）是一种在个体进行行为、情感或认知任务时对大脑进行扫描的技术，它通过血氧水平依赖（"BOLD"）信号来将活动可视化。核磁共振成像技术让我们知道大脑在各种行为和认知活动中作为一个整体是如何工作的。

脑图谱在通过认知任务和行为表现来测量脑区关系的同时，也促进了大脑的可视化。大脑的结构图像可以显示出脑灰质和白质的区域表征。

## 灰质？白质？

灰质由神经元和神经胶质细胞组成，可以进行信息加工。人类拥有约1000亿个神经元，这些神经元构成了信息加工的复杂网络，为人类经验的形成提供了广泛的个体差异。神经元通过电信号释放神经递质与其他神经元进行信息交流。目前已知的神经递质大约有100种，它们具有兴奋性和抑制性，而神经递质的受体能决定神经递质的作用。神经元为信息的汇聚、操作、加工和存储提供了网络。神经胶质细胞则通过清除杂质积极地保护我们的大脑，并协助缓解神经炎症及促进神经的发育。

大脑白质的测量水平反映了轴突的投射和厚度，并影响信息流和传递效率。白质纤维束是脑内的高速公路，两个区域之间的白质可以传递信息，而大脑的不同区域就像不同的城市。信息在白质纤维束上的传播速度是不同的，与各脑区之间连接的丰富程度、距离和强度等有关。感觉系统包括听觉（听）、视觉（看）、味觉（尝）、嗅觉（闻）、躯体感觉（触觉）和前庭（平衡与运动）加工，它能将感觉感受器和信息汇聚在一个器官——大脑上。大脑对感觉信息进行不同程度的解读，从而形成感知的框架。神经科学的进步使我们对人类大脑、大脑的连接、每个大脑的显著独特性以及大脑对独特个人经历的处理和整合有了更深入的了解。

## 去性别化的大脑

多年来，一直存在"典型男性大脑"不同于"典型女性大脑"的传言。现在神经科学正在拆穿这点。事实上，根本没有性别化的大脑。大脑其实是动态发展的要素组合体。它的发育和神经可塑性与我们的遗传、教养、经验、环境、表观遗传①因素、情感、身体和感官反应以及我们的自传体记忆有关。

不幸的是，性别大脑的传言在我们的文化中制造了一种错误的叙述，它像洪水般淹没一切，暗流里是性别歧视的刻板印象。媒体和文化喜欢引人入胜的故事，它们通过夸大科学发现建立了性别和性别差异的基础。但问题是，当一个传言以软科学为基础并被当作事实来呈现时，这个传言就会自然而然地延续到轶事讲述的循环中，形成关于性别大脑和行为的性别歧视的观念。在大部分情况下，虚假叙述会使男女两性受限于我们文化的刻板印象。这些刻板印象规定他们能做什么或不能做什么、他们应该如何行事、应该成为什么样的人、应该爱谁以及如何看待社会中的自我。

当一个群体在文化中看不到自己的形象时，他们就好像不存在一样。这对个体的幸福感和人生轨迹的损害尤为严重。性别化大脑的虚假传言极具破坏性，必须被制止。它破坏了多样性的存在，并削弱了人们对个人天赋的认识。我必须要说：女性可以研究数学、科学和做体力劳动，就像男性可以做饭、编织和成为孩子的主要照顾者一样。过去的文化塑造了性别分工的角色，但在我们的头脑中并没有所谓的性别标签可以预测女性大脑比男性大脑更擅长某事，反之亦然。一个人做任何特定事情的技能或能力是高度个体性的，与性别无关。我们想要向人们传达这么一个真理：任何人都可以成为自己想成为的人或是做成想做成的任何事。

---

① 指基因的 DNA 序列没有发生改变，基因功能发生了可遗传的变化，并导致表型的变化。——译者注

# 男女的大脑不存在重大解剖学差异

神经解剖学表明了一个事实：根据最新对两性大脑的大规模研究，科学家们发现，男性和女性大脑间不存在重大的解剖学差异。这项研究正在破解大脑的谜团。我们认识到人类能力的边际和潜力都远比先前所想得更加广阔。特别要指明的是，大脑的功能和加工是以神经个性原则为中心的，而非是将性别作为一个人行为和能力的唯一解释。神经科学的基本原理正在我们眼前被重新评估、质疑和改写，参与研究的受试者数量越来越多，核磁共振分析越来越精确，探索心灵奥秘的程序也越来越先进。

在一项涉及国际合作的开创性研究中，以色列特拉维夫大学（Tel Aviv University）的达芙娜·乔尔（Daphna Joel）教授和她的团队使用了三种形式的大脑扫描分析对2176名参与者进行了大量测试。结果表明，女性大脑和男性大脑一样有可能被归类为"正常男性大脑"。男性大脑也是如此：它们同样有可能被识别为女性大脑。性别差异仅存在于脑图谱末端的一些罕见脑型中。科学家们发现，性别并不是人脑结构、形态和神经解剖学变异性的主要预测指标。该研究强调，性别绝不是大脑差异的预测因素。

在另一项意欲了解人类大脑和性别的调查中，乔尔和她的团队在她们的文章《生殖器之外的性：人类大脑复合体》中报告说，通过对1400名男性和女性的大脑扫描图进行分析，她们发现，男性和女性大脑中的所有大脑连接、灰质和白质都有很大的重叠。这些发现在不同的人群、年龄、MRI技术和分析中都稳定存在。在整个数据集中，大脑表现出极端女性或男性特征的情况非常罕见。事实上，人脑是由遗传、环境、经验和表观遗传等多种因素组成的复合体。科学家们强调，即使大脑存在性/性别差异，人脑也不适合用男性或女性这两个群体来进行分类。反倒可以说每个大脑都属于同一类别：人类。

美国罗莎琳德·富兰克林医科大学（Rosalind Franklin University）利塞·埃利奥特（Lise Elliot）博士实验室的科学家德鲁夫·马尔瓦（Dhruv Marwha）和梅阿·哈拉里（Meha Halari）专门研究了大脑中负责长期记忆形成与巩固、情绪与感觉加工的海马体，他们共同进行了一个由76篇学术论文组成的元分析研究，对6000多名男性和女性参与者的大脑进行了研究。他们发现男性和女性的海马体的大小一样。这项研究打破了神经性别歧视障碍——即基于人体生殖器官的性别脑行为假设——并表明了性别歧视的假设是错误的。

以往的研究报道女性的海马体更大，这便支持了一些虚假的传言来促进基于性别的刻板印象，比如女性有更强的言语交流能力、更强的情绪和表达欲以及更好的人际关系；男性更沉默寡言，较少进行情感表达，处理个人关系能力弱等刻板印象。这些错误结论是不科学的，它们通过规定性别的固定行为模式迫害男性和女性。

事实上，在我们的社会中，女性和男性可以同样好地进行言语交流，有同样的情感和表达能力以及同样的人际交往能力。然而很不幸，我们的社会通过提供行为条件和性别表型的错误信息来强化行为刻板印象。从出生时，男孩和女孩就被编入了一组行为，这些行为定义了他们在世界上的身份，比如男孩不要哭，要坚强；好女孩要乖，等待轮到你时再讲话。而不是告诉每个孩子，不管是什么性别，你都可以成长为你想要成为的人。现在正是我们可以开始重塑观念的时代，我们应停止贬低和刻画所有性别，并破除这些基于性别行为表现的观念。

## 性别大脑的错误信息从何而来?

这些错误信息究竟从何而来,又是如何产生的呢?在20世纪90年代初和21世纪初,脑成像诞生伊始,许多最初的研究为了解人脑打开了一扇通向不可能的窗户。但这些假设的基础都聚焦在了少量被试和新兴技术导致的群体差异上。基于大脑差异为两性差异提供数据和答案看似是振奋人心的。媒体和文化潮流喜欢好故事或流行语,比如"男人来自火星,女人来自金星"。媒体倾向于重复这种刻板印象,即男性是更好的问题解决者,他们的思维更快,因此他们有更多的大脑灰质;女性则更情绪化,说话更多,可以同时完成多项任务,因为她们有更多的大脑白质和更大的胼胝体可以在大脑半球之间传递信息。

所有这些发现都是错误的,并导致了长达数年的错误信息传播和大脑性别歧视观念。我们现在知道,男性和女性的大脑是非常相似的。我们应该了解小样本的研究结果是有偏差的,不能代表两个人群。现在这些性别化的大脑"神话"已经被揭穿,打破了围绕着女性大脑和男性大脑的刻板印象。我的朋友们,这是一个有可疑证据的神话。新的研究粉碎了我们曾经认为的人类大脑与两性有关的真理;我们的理解正在被不断重塑和重建。

还有一点需要明确,尽管神经解剖学认为人类大脑是多因素影响的复合体,但两性性腺释放的性激素确实对大脑、行为甚至机能都有影响。而当涉及神经解剖学的大规模研究时,科学家们发现,两性大脑间没有重大区别。

激素如何调节两性机能和行为与大脑和行为有关。也就是说,男性和女性的性腺会释放影响行为的激素。但即便如此，这些过程也具有很强的个体性。例如，即使都是女性，激素分泌对她们的调节也会有所不同。我们知道激素可以调节行为，已有大量的证据表明行为调节集中于交配行为，在有激素存在的情况下，交配行为可以在两性大脑中被操纵，并引发可解释行为差异的表观遗传事件。我们必须认识到，行为可以显示出基于激素释放的差异调节。但是通常情况下，我们在社会中看到的是性别习得的角色，它将男性和女性在能力、功能和生活结果上区分开来。

更重要的一点是，男女两性的大脑和神经解剖学结构是相似的，并不存在能划分为某一性别的特定大脑类型差异。大脑发育是微妙的，具有神经个性。我认为，把性别刻板行为归因为神经解剖结构的功能差异过度简化了一切，这会伤害两性人群。我们看到的许多所谓的两性差异都是由文化灌输的刻板印象和我们的社会化所造成的。我认为，我们需要以更大的意志来摆脱这种现状，这样我们就不会因为大脑的功能和连接来过度简化两性的复杂行为，我们应开放我们的思想去接受个体差异，而不是用刻板印象看待所有人。

## 学数学的女孩和男孩：
## 当他们学数学时，他们的大脑看起来是一样的

在我们的文化中，我们在性别和相关能力方面面临的挑战源于忽视事实和确凿的证据，导致错误的信息和观点支持了对女孩和男孩的刻板印象。但事实是，女孩和男孩在学习数学时智力是相等的。我们的态度和言论仍是区分已解决和未解决的性别差距问题的关键标志之一。我们的文化

需要接受有关数学和大脑发育的最新神经科学研究。美国卡内基梅隆大学（Carnegie Mellon University）的杰茜卡·坎特隆教授（Jessica Cantlon）、主要作者阿莉莎·克西（Alyssa Kersey）和一组神经科学家对104名3至10岁的儿童进行了一项研究，以评估男孩和女孩在进行数学练习时的大脑活动。研究小组发现，女孩和男孩的大脑都同样受到刺激，并有能力解出数学问题。这证明了女孩和男孩在小时候具有同等的数学能力，数学能力不是由单一性别主导，而是性别平等的。大脑中的数学能力是不分性别的。

在核磁共振扫描仪中，孩子们观看了《芝麻街》（Sesame Street）的视频片段，其中展示了加法和减法等数学概念。结果显示男孩和女孩的顶内沟有相似的大脑活动，顶内沟是大脑中一个专门处理数学概念的区域，比如数字和物体赋值、数学预测、数字的单词赋值以及加减法的概念。这项研究挑战了那些经常阻碍女孩进入科学、技术、工程、数学（STEM）领域的刻板印象，这些刻板印象常被会说话的芭比娃娃之类的东西所强化，这些娃娃被设计为会对小女孩说："数学课很难。我们去购物吧。""好啊，商场见！"

克西在报告中强调："在所有的分析中，女孩和男孩在神经功能上都表现出了显著的性别相似性，这表明男孩和女孩在数学发展过程中使用了相同的神经系统。"在早期的一项研究中，她和坎特隆及其团队对500多名6个月至8岁的儿童进行了囊括5项研究的元分析，探讨了3个领域的两性数学能力发展：数字感知、计数和数学概念。结果表明，男孩和女孩在数学概念和数量能力方面没有发展上的差异。这也进一步说明了男孩和女孩在童年时期能够进行同样的数学认知的推理。这2项研究都重申了早期研究中显示的性别平等的结果。一项包括100多万受试者的大规模研究汇编了 1990 年至 2007 年所发表的 242 项研究的数据，证实了男性和女性在数学认知方面的表现是一样的。

这些发现只是大量证据中的一部分，这些证据表明女性和男性的数学能力是平等的。现实中最令人沮丧的是那些基于性别刻板印象的言语，它们框定了男性和女性的能力，限制了个人发展，更重要的是那些通过文化传播的故事使个体产生了自我限制的信念，阻止了个体向世界展现他们的天赋和才能。我们需要改变诸如"男孩更擅长 XY，女孩更擅长 XX"的分工语言。我们应该聆听孩子们的声音，倾听他们的兴趣，引导他们走上一条能够探索未知的道路，让他们感受自己无拘无束的思想，享受自己无限的天赋，成为开拓者，踏入日暮余晖中去发现更波澜壮阔的未知世界。

## 适应的黑暗艺术

要理解人生只能回望，但生活本身必须向前。

——索伦·克尔凯郭尔（Søren Kierkegaard），丹麦哲学家、诗人

我的导师萨姆·克里斯滕森（Sam Christensen）曾对全班同学说："我知道你们都知道尼科尔很聪明，但她要比看上去还聪明得多。尼科尔，我希望你不要误会我的话，认为我在冒犯你。我这么说是因为你真的很聪明，他们需要知道这一点。"

我生命中大部分时候都与他人的时间不同步，像是生活在自己的量子纠缠中。我是家里 5 个孩子中最小的一个。我其他 4 个兄弟姐妹的年龄都很相近，他们比我大 7～11 岁。由于我善于表达、口语交际能力强，所以

我总是想和成年人交谈。我小学时最喜欢的朋友之一就是我的邻居星期天先生，作为一位退休的地质学教授，他向我展示了天然的和抛光的石头、玫瑰石英、绿松石、陨石和地核碎片的世界。我们每周都聊天，他向我介绍矿物的世界，这之后我们会去医院看望他躺在病床上的妻子，我会握着她的手。大多数孩子都没有这个耐心，但我有。

孩童时期，我经常独自待在房间里，我生活在自己的想象中，我写故事、收集事实并试图了解万事万物的运作方式。我画了几个月的月相和周期来理解月亮的模式和旋转。当我把月相日记带到我四年级的课堂时，老师对我的月亮研究毫无反应，好像我们一直绕着一个轴旋转这件事对她而言没什么奇怪之处。她不理解我对此的热情。那一年，我下定决心想要成为一名宇航员。

尽管我的父母和兄弟姐妹都鼓励我讲故事和谈论时事，但我们都知道，在晚餐谈话时，如果我们不能吸引每个人的注意力，那么其他人就会打断我们并成为聚光灯下的焦点。我们学会了谈论对我们而言有价值的事情，明白了我们的发声其实很重要，知道了我们有可以分享的东西，我们在家里很安全、可以讲话。在家里，我有无限的自由去想象、创造并表达。但在学校里，我感到不自由。

安静的女孩就是好女孩——这是我们早期被灌输的观念。如果一个声音没有被养育成形，它要么会爆发成一场森林大火，要么会枯萎成灰烬，散落、弥漫、消失无踪。女孩们被告知要安静，要坐着不动，要举手，等待轮到她们发言的时机。可是如果，一次又一次，她们都没有被允许出声，她们便会逐渐窒息，她们的声音——她们的思想，她们的信念——就这么被困在了她们的锁骨里，数天，数周，数年，甚至数十年。

我不得不面对的另一件事是文化上的期望——因为我是有着金发碧眼的漂亮女生，所以我应该成为性情温和且善良的人。人们常常只关注我的外表，夸赞我是个多么"漂亮的小女孩"。家庭之外，我极少收到我很聪明的评价。中学阶段，量子纠缠会带着你进入青春期，脱离想象中的游戏真正成为一名年轻女性，而我八年级的老师A女士特别强调了这一过程。

数学课时，我在黑板上展示我解决了一个无人能解决的问题。这没什么好大惊小怪的，因为我的父亲是一名航天工程师，我热爱数学。当我因为解决了这个问题而兴奋地笑着时，A女士把我叫到了她身边。作为一个"好女孩"，我照做了。她把我转过身面对她，在大家的注视下把我的白色制服衬衫塞进了绿色格子裙里。那一刻我们离黑板很远，离我的证明很远，离我所解决的数学问题很远，全班同学都只是盯着我和我的身体。她把我的衬衫掖好，整理好我的衣服后，对全班同学说，当我把衬衫塞进去时，我的身体看上去很好、很苗条，不会因我的衬衫太宽松而显得邋遢。那时我吓坏了。因为我已经开始发育，我故意把衬衫穿得松松垮垮去遮挡胸部。我曾遭受了太多男孩子们直勾勾凝视的眼神，而宽松的衬衫帮我解决了这个问题。现在整个班级的注意力又集中在我的外表而不是我做对了那道题这件事上——那道班上没有一个人能解出的题。

那天晚上我在餐桌上讲的并不是这件事。那晚我极度沮丧和难堪，还有点崩溃。这是另一件告诉我好女孩应该是安静又漂亮的事。A女士陷入了她自己的量子纠缠和这样一种刻板印象中：如果你是金发女孩，那么数学根本不重要。但对我这个金发碧眼的女孩而言，数学一直都趣味十足，它过去是，现在仍然是纸上的秘密语言，它具有证明的能力。

我是一个离经叛道者，遵循着自己的时间线。家里是我可以探索自己的想象世界的地方，我的芭比娃娃不仅仅有超漂亮的衣服，她还有头脑。在我的芭比宇宙中，她是引领者，是头领，是具有无限能力去创新和获得成功的主角。我的芭比也喜欢数学。她的职业可以是律师、医生、探险家、宇航员和人道主义者，她能解决问题，在艰难时期也能咬牙坚持。我的芭比一直很坚定。在某些情况下，她甚至会剃光头。

幸运的是，毕业临近了，中学的阴霾终于迎来了曙光。高中时，我被选为了数学优等生，并在高年级时快速学习了大学微积分。高中时，我周围的人都认为女孩可以做成任何事情。时间终于赶上了我的思想，虽然我仍然会时不时地生活在不同步的世界里，但我已经找到了自己的声音。我有时讲话不合时宜，有时会说一些引起别人不适的话，但我始终坚持着女孩可以做成任何事情这一真理，当然男孩也可以做成任何事。聪明的孩子往往是不同步的，因为他们的认知和能力过于超前，当量子纠缠需要耐心和实践学习时，有些人便会因为被困在他们的时间里而错过完整的你。

## 聪明大脑中的非同步发展

神经科学领域有大量证据表明，我们的个性源自我们独特的大脑。近期研究证明了我们每个人的大脑都像指纹一样与众不同，可以形容为脑纹。随着脑图谱和成像软件的进步，我们知道了一件合情合理的事——没有两个完全相同的大脑。我们每个人都有自己的基因组，我们通过五种感官来加工环境信息，我们有表达和调节情感的独特方式，我们也是由独特的自传体记忆塑造的。作为一名神经科学家，我相信我们对人类大脑的理解，无论是我们认为我们知道的还是未知的广阔世界，都仅仅触及了表层。如果你碰巧很聪明，有一些古怪的行为，那么你的大脑、身体和特殊的生理机能可能是你驾驭世界的核心。

2006年初，肖（Shaw）和美国加州大学洛杉矶分校成像研究所的同事们进行了一项基础研究，通过对300多名儿童进行长达12年的跟踪调查，他们绘制了大脑生长发育的图谱，创建了三维脑图并基于7岁~19岁儿童的大脑扫描图计算了灰质和白质的测量值。在研究中，孩子们完成了一项智商测试，据此被分为了三组：平均智商、高智商和超高智商。

研究人员发现，孩子们的大脑发育并不同步，也就是说大脑的各个区域以不同的速度发育。大脑发育主要开始于青春期，这一时期大脑容量会出现巨大的扩张，大脑和身体的激素系统也会发生重大变化。从8岁半到14岁，智力超群的孩子们的大脑发育的速度会更快，额叶皮层的发育尤为明显。

额叶皮层在人类生命的第三个十年时仍一直在发育，它是执行功能、直觉性解决问题、沟通和情感显著性的圣杯，是行为和认知、计划、完成和专注于任务的母脉。聪明的孩子有一个共同的挑战，即在能力、功能和天赋之间存在脱节的情况下保持专注和高效。

正如我们所知，聪明的孩子往往会表现出非凡的天赋，但也存在很大的缺陷，对此他们要么掩饰，要么毫不知情。标准的智商测验，如IQ测试，对既有高智商又面临学习困难的"双重超常"（即"2e"）学生来说是个麻烦，因为他们的弱势可能会阻碍他们展示自己的优势。例如一个读大学的孩子在书写方面遇到困难，可能会无法表现出她对文本理解的深度和复杂度。再比如我的儿子，他在中学时因提前完成作业却忘了交，所以被戏称为"心不在焉的教授"。忘记交那些作业并不是对他能力的真实评估，甚至也不是对他智力和机能的预见。

大脑发育不同步可能是我们在这些聪明的孩子身上看到的问题核心。在其他发育落后的脑区间，可能有一个或多个过度发育和发育良好的大脑区域，这损害了认知加工和执行功能。这些是关于神经多样性的新兴观点。为了更进一步地了解这些，我们可以设想一个3岁大的孩子，他的听觉区域（声音的感觉加工）发育很好。他听到的声音更响亮、更迅速，在某些情况下，声音甚至达到孩子的疼痛阈值。考虑到孩子的年龄，他不发达的额叶皮层可能会使他难以调节这个阈值，从而产生"不良行为"。这个孩子可能会被打上问题个案的标签，而不是被理解为有使他痛苦的障碍。因为实际问题没有得到解决，所以这种错误的认识和误解便会给孩子和他周围的人带来更大的压力。

了解额叶皮层在青春期的显著扩张可能是理解天才儿童和双重超常儿童非同步行为的关键。当我们看到这些令人烦恼的行为时，关键是我们要完全理解它们发生的原因。

难道说我们有一个聪明的孩子，我们就注定失败吗？当然不，我们只是需要更密切地关注他们驾驭世界的特殊方式。我们需要为孩子寻求积极的策略和学习机会。我们知道学习需要情感联系来创造积极的联想和积极的神经可塑性。

### 怎样支持聪明的非同步学习者？

- 对不同步满怀同情
- 提供安全的空间和谈话
- 倾听他们的需求
- 确定他们的学习方式
- 在课堂内外提供相应的支持
- 允许他们按照自己的节奏学习
- 平等地培养强项和弱项
- 给成功提供更多的机会
- 鼓励独特的思维
- 帮助他们发现自己的激情
- 给他们与志同道合的同伴一起活动的机会

对我那心不在焉的小教授来说,一个简单的解决办法就是创建单独的作业文件夹,并在每天早上交给他的班主任老师。这使交作业成了一个简单的重复性任务,然后转化为积极行为和成功的感觉。终于,我们用积极的解决方案改变了身心联系。同时这也与他的自然发展相吻合,因为他的执行功能技能赶上了他神经多样性的头脑。玛丽·奥利弗(Mary Oliver)曾写道:"在创造性的工作中——在各式各样创造性的工作中——世界上的艺术家们并不是在试图帮助世界运转,而是使世界前进。"

作为社会成员,我们的工作是找到创造性的解决方案,帮助这些孩子茁壮成长,并迈进想象里的未来世界中,在那里,各种形式和大小的神经多样性可以作为不同的生活方式共存。作为向导，我们需要留出足够的空间和时间，让聪明的头脑从平凡中解脱出来，感受非凡，进而觉醒于生活。

## 光谱

人眼能够看到的光谱范围为波长390纳米到700纳米，但实际上的光谱的范围要大得多，包括那些我们看不见的红外线和紫外线。我们现在知道的光谱远远超出了我们的实际视觉能力。当我在显微镜下标记和研究荧光神经元时，人类的这种局限性对我来说是显而易见的。

标记神经元可视化的过程中，整个显微镜室必须是黑暗的。但在此之前，对组织染色也需要在黑暗中进行，所以直到在镜下观察时才能知道实验是否成功。唯一的光亮来自一个荧光灯泡，它向放置在两片非常薄的玻璃之间的处理过的组织发光。在显微镜下，神经元像星座般照亮了我的视野。看到超出人类视觉范围的光，是通过科学、现代技术和创造力实现的。科学发现塑造了我们的认知。这突破了人类视觉的限制，并允许我们在可想象范围内设想全局。

在水下，我们的视觉是模糊、失焦且迟钝的，我们是脱离了适宜环境和普通经验的生物。在水下，光线减速，光混合在一起并改变了颜色。我们的视觉系统是为了让我们在空气中能够看见而进化的。因此为了看清水下，我们需要戴上护目镜，使眼睛和水之间的空间中有空气。即便如此，水下的颜色仍会变化和扭曲。水面与水上的颜色是相似的，但当我们潜入大海深处时，颜色就脱离了我们的视觉频率。

当我们沉浸在纯粹的黑暗中时，我们首先会看不见红色，然后是橙色、黄色、绿色，最后是蓝色。为了在海洋深处看清世界，我们需要手电筒来照亮物体。我们在水下、太空和陆地上穿梭于色彩和平面之间，有时我们需要手电筒才能看到黑暗中有什么亟待发现的东西。

我们也知道视觉实际上是视角问题。没有两个人真的能以同样的方式看到同一朵花，或者以完全相同的方式看到花中完全相同的颜色。乍看之下，视觉是单一模态。我们认为我们看到的就是我们感知到的。我们的大脑——头骨里主要的感觉器官——储存来自过去、情感、基因、经历以及我们的感官体验的信息。

婴儿出生时视力有限，人类的视觉通路是在出生后才发育的。我们知道，在出生时视觉皮层——大脑中用于视觉加工的区域——所有的细胞层和细胞结构（细胞层的景观）都已经发育完全。即使是生来就失明的人，他视觉皮层的细胞组织也已发育完全并井然有序。正是因为使用眼睛、遗传、错综复杂的发育阶段、神经加工、连通性和行为，婴儿在头6个月逐渐能看得更清楚。这一时期也被公认为是大脑发育的关键时期。

## 每一刻都至关重要

在我的一次讲座中，一位母亲举手问道："您能详细介绍一下大脑发育的所有关键期吗？"

我回答她："所有的时期对心智的发展都是至关重要的。在任何宇宙的任何时间里你和我都再不会有与此刻完全相同的对话。每个人的大脑通过遗传、环境和训练以自己的方式发育。"

我回忆起希腊哲学家赫拉克利特（Heraclitus）说过的话："没有人能两次踏进同一条河流，因为这不是同一条河流，人也不是同一个人。"任何经历都不可能以完全相同的方式被感知两次。例如，河流中的水流是无定形的、不断变化的。没有一个分子是相同的，每一刻都是全新的体验，没有哪个时刻是一成不变的。

赫拉克利特表达了一个当代神经科学家可以精确解释的事实：前额叶皮层（PFC）的神经元放电模式于每段经验来说都是特定的。每一次经历对于我们的大脑都是真正的"新奇"。正如我在讲座中向那位母亲解释的那样，我们的谈话发生在一个特定的时间点，在我们的大脑中都是独一无二的，永远不会重复。经验对于适应、学习和负责适应新情况的心理灵活性而言是必不可少的。但这并不意味着我们没有记忆，而是每一次经历都必须有自己独特的模式来适应不同的情境。

例如，最近在老鼠身上进行的一项研究记录了额叶皮层300个神经元的电活动。研究人员发现，即使老鼠重复同样的活动，大脑也会把每一次经历都看作是新奇的，在多次重复之后，每次也都有不同的神经元放电模式。任何事情都不会被觉察两次。正因如此，活在此时，活在当下，因为每一刻都是独一无二的。关注自己正在感知的瞬间。

她的问题的答案的其余部分，即科学的真理是，人脑在我们的一生中不断发展变化。我们知道，在胎儿期大脑曾快速发育，孩子出生后的头三年被称为关键期（开始和结束都很迟钝），而大脑发育的敏感期（开始和结束都很缓慢）一直持续到5岁。因此生命早期有广泛的神经元发育能力。例如，语言习得有3~7年的敏感期。孩子青春期体内激素产生变化的同时大脑也会迅速发育，特别是额叶皮质，它在我们35岁左右仍在继续发展。

大脑在生命全程都有生长发育的能力。作为生物学家，我们有一张大脑、身体和思想扩展的路线图，但每个人的发展方式都是独一无二的，这取决于他们特定的基因、环境和时机。我们现在知道大脑及其加工过程比我们想象得更可变，它可以通过神经可塑性和训练来发展。

大脑是神经系统的控制中心。心灵是大脑的交汇点，在这里，我们所有的思想、经历、情感、身体感觉和感知都来自我们现在和未来的行为、想象力、意识和潜意识状态的融合。这些因素引导着我们的身心，是我们本性的驱动力、是我们存在的答案。我们的个性塑造了我们的感知、我们的神经模式和我们的思想。

就像我们的思维一样，科学不断尝试并犯错，不断假设，不断检验。当你读到一篇发表在科普杂志上的研究时，幕后团队经历了数时、数天、数年甚至几十年的时间才得出了这个发现。第一作者带领研究通过终点线，拥有马拉松运动员般的精神耐力和决心。你在科普读物中读到的东西不是偶然的。在经历了数百次失败之后，想象一项新发现需要极大的创造力和信念。

科学具有高度创造性，是对未知的改造。艺术的诞生需要设计实验，想象可能的结果，质疑方法，重测参数，重温失败，产生新的想法。我最喜欢的科学研究正是那些给后人留下开放性问题的研究，这些研究提供了能让我们以新视角看待事物的发现，而这个发现能开启持续多年的质疑，并提供了如何在整体上变得更好的见解。但我最喜欢的研究正在揭示目前仍然未知的东西。

INSIGHT INTO
A BRIGHT
MIND

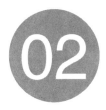

# 天才的困境：
# 天赋异禀却困难重重

　　生而为人，我们的工作就是帮助人们认识到我们每个人是多么珍贵、多么无与伦比，我们每个人都拥有别人没有的——或者永远不会拥有的——永远独一无二的事物。

——弗雷德·罗杰斯（Fred Rogers）
美国儿童节目制作人、主持人

亲爱的大智慧：

你，即魔力本身，你想象的一切都存在于你心中，没有什么东西可以打碎、改变、提升或抹去你。你的本质、你的魔力如一道闪光。包裹着宇宙的混沌，你完整如一。你是平凡而卓越的一切，是火花，是火柴擦过火柴盒侧面时的微光，是红磷变成白磷的化学反应。纯净的光啊，我永远记得你神奇非凡。

永远爱你。

脑林仙女

我们对天才的误解源于这个词本身、围绕天才的讨论，或者用于描述天赋的语言的缺乏、不连贯的对话以及有关天赋的故事。毫无疑问，当我告诉人们我研究天赋时，我听到了他们认识的某个孩子的故事，也许是邻居家的孩子、同学、朋友的朋友，或是与他们一起长大的一个钢琴神童。是的，这是有关天赋的一个恰当例子，但它也只是天赋的一种类型。人们通常认为天赋是一种非凡的技能和成就，一种可以被别人看见的技能和成就，并且可以通过某种表现或措施来衡量天赋，比如说一种外显的测验。虽然这种描述在某些情况下是真实的，但对所有案例而言，"非凡成就"模式远非事实。作为社会成员，我们在群体内部进行观察和识别——有时我们会错过整个光谱，因为我们目光短浅，只能看到单一波长。

正如我们在第 1 章中所讨论的：神经个性的概念聚焦于我们植根生物学的独特性。我们的遗传、感知、经历、情感和表观遗传事件共同作用，使我们每个人都成为独特的个体。个性编织在我们的大脑、身体、精神、神经系统和 DNA 中。通常，我们把天才视为一个"群体"，但由于天才之间存在着巨大的个体差异，所以我们很难确定一个有天赋的孩子是否符合我们社会对天才的定义。

此外，当我们试图识别有天赋的孩子时，大脑发育的不同步造成了广泛的脱节，因为决定天赋的因素是不断发展的。因为他们的发展不同步性，他们的智力和天赋很可能被掩盖。由于大脑和身体发育的不同步，一个聪明孩子的道路是未知的，而一个孩子苦苦挣扎可能意味着一个有天赋的孩子正在展现他的天赋。每个孩子都以自己的方式和时间发展，他们的父母和教育工作者需要不断调整以确保他们在探索和学习时处于最佳状态。确定挑战性行为的起源和潜在原因，是寻找帮助孩子茁壮成长的解决方案的转折点。定义天赋不是一件单一的事，而要考虑到整个光谱。

## 什么是天赋？

《韦氏词典》（*Webster's dictionary*）对"天赋"一词的定义是："具有非凡的自然能力；展现出一项特殊的才能。"当谈论智力、运动、情感、感官或任何形式的天赋都被看作是在吹牛时，便会令人反感且讳莫如深。但其实天赋这个词是有内涵的。

由于对天赋认识的脱节，天才被视为是笨拙的、不合群的、怪异的、古怪的和书呆子似的。有天赋的人经常被误解、误认和误诊。精英主义、成功和成就之间存在很大的混淆，这妨碍了对天赋的理解。由于这一系列的误解，有天赋的人往往会经历社会孤立和排斥。

一个由于被排斥而不被理解和不被看见的人，他的大脑、身体、思想和精神可能会遭受毁灭性的创伤。具体来说，社交孤立会激活大脑中的疼痛中心，就像身体上的疼痛在大脑中留下印记一样，无论疼痛来自何处，都会激活相同的大脑通路。简而言之，痛苦就是痛苦。当个人遭受痛苦时，他们不仅面临挑战，还会适应不良，并表现在行为上。

至关重要的是我们应重塑有关天赋的讨论，以开放性和充足的空间来包容神经个性——创造旨在理解庞大的、多样化的人群的环境，我们需要没有边界的空间，需要开启关于天赋的讨论，需要分享我们的观点。

# 重新定义天赋

本书聚焦的天赋定义反映了美国国家天才儿童协会（the National Association for Gifted Children，NAGC）的看法，它将天赋描述为：

"有天赋的人是那些在一个或多个领域表现出卓越的天赋水平（定义为特殊的推理和学习能力）或能力水平（记录的表现或成就在前10%或更少）的人。"

根据这一定义，我们中大约有10%的人口被认定为是有天赋的，这是我们为了所有人的未来福祉需要关注的事情。尤其要说明的是，这个定义作出了一个关键区分，因为一个在特定模式（如视觉加工）上专业化程度高的人，对世界的理解明显不同于其他人。

天赋的多样性始于大脑、身体和对世界的不同体验。而且有天赋的人"天生"便是不同的，这体现在大脑解剖、身体感知、感觉加工、强度水平、情绪智力、身体敏感性增强和环境反应增强。有天赋的个体必须了解自己的存在才能过上健康而充实的生活。当天赋个体的可能性被局限在教育、成就和成功之中时，他们可能无法培植真正的意义，并对人格的各个方面加以整合，因而无法满足他们在社会、情感、心灵、智力、创造力、身体和感官方面的各种需求。

这是我的观点：有天赋的人以独特的方式看待和体验这个世界。他们有独特的生物结构，从他们的大脑图谱到他们的基因再到他们的感觉加工、情绪加工和生物节律。在人群中，每个人都在以自己的方式导航前行，导航的方式多种多样。

正如诗人凯瑟琳·普尔西弗（Catherine Pulsifer）深刻指出的那样："我们都是不同的，这很棒，因为我们都是独一无二的。没有多样性的生活会无聊至极。"

我们在不断扩张、不断进化、不断变化和成长。我们可以点燃自己的想象，踏入不可能之境，为新的天才故事寻找空间。我邀请你敞开心扉，去面对一个有关天赋异禀的痛苦、多样性和美丽的故事，在这个故事中，天才的声音常常被遗忘、误解和边缘化。我邀请你与你的家人、朋友、老师、专业人士以及整个世界展开对话，让有天赋的群体能够被看到，并让人们看到它的本质——美。作为一个共同体，让我们扩大我们的意识，在分歧中相互尊重，真正地互相帮助，以同情之心参与到对话当中，其中包括最新的科学发现和关于天赋的故事。

## 天赋根植于独特的生理机能

我一生中大部分时间都在参加越野跑。我是一名优秀的长跑运动员，在越野比赛中通常是前三名。但是我认为自己的速度有一个极限：无论我多么努力地训练，我都有一个先天的门槛。我根本不具备成为一名专业运动员的生理条件或天赋。我的生理结构不同于一个优秀的马拉松奥运选手。奥运选手拥有独特的生理结构，包括他们的体质、动觉表现和最重要的最大摄氧量（个体在剧烈运动时最大耗氧量的量化指标），这使他们能在 5 分钟内跑 1600 多米。我没有也永远不会达到像肯尼亚的杰迈玛·杰拉加特·苏姆贡（Jemima Jelagat Sumgong）那样的精英选手的最大摄氧量。她的基因和环境，加上她的训练强度和激情，为她赢得了 2016 年里约奥运会的金牌。杰迈玛·杰拉加特·苏姆贡有无与伦比的天赋。

天赋级的运动员拥有独特的生理机能。一个阅读能力达到大学水平的天赋异禀的 9 岁小孩也是如此。具体来说，阅读能力达到大学水平的幼儿具有更强的智力，这种智力由生理决定，起源于遗传和环境。这些遗传和环境发展了更广泛的大脑回路，创造了更强的智力。大脑研究和成像显示，高智商个体的大脑皮层的体积、区域扩张以及智力加工的连接都有所扩大——换句话说，天才"天生"与常人不同。

## 对天才的期望

我们对天才的另一个误区是过分关注天才的学业成功和成就，好像我们以某种方式把有关学业成就的难题放在一起，天才的胃口就会得到满足。高超的学术水平只是天才的一个方面，学业和成就度量不该成为天才的唯一关注点。对有天赋的人来说，适度的投入和挑战对实现生活目标和获得满足感是绝对必要的，但学术或专业成就只是其中的一个领域。完整个体的构成还有许多其他方面。

我们期望天才儿童和成年人应该能够不断取得成功。因此，在我们的心目中，我们不允许他们失败或犯错，这种心态反过来又不允许有天赋的人有太多的成长空间。通常当一个孩子有非凡的天赋时，这个孩子会因为他们的天赋而受到表扬，这种非常具体的表扬会导致他们过度认同实际的天赋。当有天赋的孩子学习新事物，但不是特别擅长时，除非他们在心理韧性和接受失败方面得到适当的训练，否则新事物的学习可能会非常具有挑战性。

"天才"这个标签是把双刃剑。天才儿童被包装得仿佛他们应该在学业上不断取得成功而不会遇到挫折。这种不合理的期望会给孩子带来内在的、不切实际的压力。如果在失败后缺乏支持，天赋异禀的孩子们最终会因为这些巨大的期望和完美主义而燃尽光芒。

对天才的期望里包含了一种错误的想法，即天才应该样样精通，并且比别人做得"更好"。这种错误的思维定式造成了对天才人群深刻的误解。天赋异禀的标签让人们期望他们表现出色，永远成功。这些期望内在地为孩子和社会创造了一种"天才意味着什么"的错误身份认同。天才不是更好，也不是更差，天才实际上就是神经多样性。天才是一种体验和吸收世界的独特方式。

## 智力测试无法识别所有天才

标准的智力测试捕捉了大量聪明和有天赋的人，但这些测试并不完美，它们无法捕捉所有的聪明人。标准智力测试可以作为识别天才的一个很好的起点，但绝不是衡量天才的唯一标准。考试只不过是我们社会为秩序、分类和量化而构建的东西。虽然标准的智力测量可能有帮助，甚至是必要的，但现有的测试无法测量、预测个人全部能力和有助于对天赋进行全面定义的所有因素。最重要的是，测试在识别具有学习差异的聪明人（即"Ze"学习者）方面的能力有限，而且智力测试已被证明会受到性别歧视、种族主义、文化和经济因素的影响。

学术能力评估测试（Scholastic Aptitude Test，SAT）是最常见的"能力倾向"测试之一，其主办方——美国大学理事会（College Board）宣传说，

SAT 成绩可以预测学生在大学一年级的成绩以及他们在大学二年级的留校率。这个测试通常是大学里学生流失的一个指标，测验分数超过 1150 分的学生几乎没有流失现象。

SAT 的固有问题在于它反映的可能根本就不是学生的能力，而是资源的可得性。来自有能力支付备考课程费用的家庭的学生平均能提高 200 分，而经济条件较差的学生几乎没有机会获得这些资源，并且也可能缺乏一个能够让他们在考试中最大限度地发挥潜力的环境。大学的流失率是否也同样与获得资源的机会有关？如果有的话，解决这种不公平现象的最佳做法会是什么？

赫尔曼·阿吉斯（Herman Aguinis）及其同事的一系列研究对 SAT 可以预测大学成绩和流失率这一论断的有效性提出了质疑，研究表明，不同大学的统计误差率在 16% 到 19% 之间。此外，SAT 分数的变化与财富和种族高度相关。贫困学生，尤其是有色人种学生，在 SAT 考试中的得分明显低于学术背景相似的富裕白人学生。2019 年，美国国家公平公开测试中心（the National center for Fair & Open Testing）的非营利组织"公平测试（FairTest）"的公共教育主任罗伯茨·谢弗（Robert Schaeffer）总结了人口统计数据："无论是按考生的种族、父母的教育程度还是家庭收入来划分，来自长期处于权利缺失群体的学生的平均 SAT 成绩都远落后于来自特权家庭的同学。与衡量申请者完成大学的学习能力相比，SAT 是衡量考生家庭背景的更准确标准。"

此外，来自富裕家庭的高中生用昂贵的私人辅导和备考课程为重要的考试做准备，这推动了数十亿美元备考产业的发展。由于这些公平和入学方面的问题，越来越多的美国高校将标准化考试作为招生申请的可选项而非必须。2020年6月，由于大流行，美国加州理工学院宣布在两年内暂停标准化考试成绩要求，与近一半的美国高校一样，将2021年秋季入学的标准化考试作为可选项。尽管如此，对像美国约翰斯·霍普金斯大学（Johns Hopkins University）的"天才青年中心"这种以学费为基础的"天才"青年教育和强化项目来说，SAT和类似的标准化考试仍然是入学的看门人。

由于受到标准化测试和贫富差距的限制，进入天才青年中心的机会存在差异，这进一步加剧了天才人群在经济和种族方面的不平等，使他们能得到的资源和机会受限。同时标准化测试仅从学术方面来定义天赋，而不是从整体和综合的角度看待天赋。

理解天才的心灵是极具挑战性的。天赋可以有不同的层次和形式，而我们继承的天赋独特性使天赋谱系更加丰富多样。但更重要的是，原始的天赋和智力、表现、成就、能力和机能之间可能存在脱节。

在科学研究中，智力的定义参考了瑞文推理测验（Raven's Progressive Mattrices，RPM）、韦氏成人/儿童智力量表（WISC/WAIS）、全面智商指数（Full Scale Intelligence Quotient，FISQ）以及韦氏成人/儿童智力量表的子集等测验。值得注意的是，像SAT一样，标准化的智商分数提供的只是智力的近似值，每种测试只能衡量特定类型的天赋、能力或智力。天才可能是聪明的，甚至非常聪颖，但标准的智力测试根本不适合一些独特的思想家。他们可能在测试环境中表现不佳，可能受到测试偏差的负面影响，或是无法根据标准智力测验展现出他们的功能或能力水平。

天才的困境在于超常规思维，这使得识别天才这件事极富挑战性。一些有天赋的人可能在测试中反应很好，在所有方面都取得了很好的成绩，因此使用标准化的智商测试可以清楚地识别他们。但天才往往有不同的天赋、表现和挑战，在某些情况下，这可能掩盖他们的真实能力，并对识别他们天赋的标准构成挑战。

## 超越智力测试

天才的大脑发育通常是不同步的，这意味着他们的大脑不是在单一的时空或者说以一致的速度发育，而是随着时间的推移，由于遗传、表观遗传、环境相互作用、学习和培养而发生变化。特别是，天才的大脑发育和功能的扩展并不适用于所有领域。例如一个孩子可能在视觉艺术方面具有非凡的天赋，其能力和才能远远超出他们所处的时代。但是这个孩子的大脑对书面材料的加工能力可能不发达，或者加工速度迟缓。这对一个擅长写作但有书写障碍、手跟不上大脑的天才儿童来说，可能是非常令人沮丧的。当测试年龄较小的孩子时，由于发展的不同步，精细和粗大运动技能可能会改变他们的分数。通常，由于发展不同步性，一个孩子可能会被错误识别，或者根本无法被识别为天才。

如果测试者不了解天才儿童的表现差异就对孩子进行测试，可能会带来严重后果，并改变天才儿童的人生轨迹。由于他们的思想、大脑和身体发育不同步，天才儿童也许应该进行各式各样的测验。

### 什么可能会改变测试成绩？

- 运动技能
- 视觉和听觉加工
- 语言技能
- 想象力

- 加工速度
- 异步加工
- 注意力
- 学习能力
- 记忆力

以上提到的每一个因素都会对表现、功能和能力产生干扰。常见的一些行为可能会干扰并产生人为的测试低分，如增加测验边界和限制，增加挑衅行为以及引起孩子更大的情绪波动。此外，有天赋的孩子可能会表现出更多的动机减退、沮丧或反抗行为，因为他们获得的测试成绩并不能反映他们对自己能力的认识。另外，有天赋的人有时也能轻易取得高分。

这给我们带来了一个重要的观点：我们应该去理解表现、机能、能力和成就之间的差异。无论是谁，探明自己的热情所在，并确定适宜的自我激励水平都是至关重要的。天赋异禀的孩子常常被误导，不知道自己在哪里有天赋，比如一个孩子在数学上有天赋却被告知他应该成为医生或工程师，即使他对这些职业不感兴趣。

智商测试是衡量智力的标准之一，但天才儿童在这个"盒子"之外，他们并不总是符合智商测验的标准。显然智商测试能反映智力水平，但如果施测者没有受过天赋和学习障碍方面的教育，那么一个有天赋的孩子很可能会被错误地贴上标签、错误地识别或完全遗漏。

当我们过于关注孩子的能力、成就、胜任力、表现、机能和素质时，我们的社会就辜负了我们最聪明和最有创造力的孩子。每一种外部衡量标准都会削弱而不是促进对创造力和发散性思维的投入。天才们需要找到他们的热情所在，这样他们才能发展个人目标，参与有意义的项目，无论是个人还是团体项目。我们需要真正看到一个人，并认识到他非凡的潜力。我们需要全人教育，不是给他们贴上无能或残疾的标签，而是要看看他们的潜力能给社会带来什么。拥抱创造性和发散性思维将带来无限的可能性。你远比你的环境更广阔。永远记住这个简单的真理。正如伟大的斯蒂芬·霍金所言："虽然我不能移动，我必须通过电脑说话，但在我的思想里，我是自由的。"

## 双重超常

"双重超常"——听起来很特殊对不对？在某些方面确实如此，但在另一些方面则是让人难以理解的沉重。双重超常是指一个人很有天赋但同时又有学习障碍。这可能会导致各种能力和成就衡量标准的混淆。以下是我自己对双重超常的理解。

从很小的时候起，单词就像汹涌的河流向我冲来，在暴风雨中肆虐。有时我不知道为什么这些单词或单词表会在我的脑海里跳跃数天，数周，数个月，甚至数年。然后，"砰"的一声，当我写作时，这些单词漂移过来变成了一个句子，就像群星组成了一个星座般。文字在我的脑海里翻腾，就像自动播放的歌谣。当我还是个孩子的时候，一有诗和故事的灵感我就写下来，每次我都要写好几个小时。我还喜欢在想象中沉下心来，连接或者拆解文字的网格。小学时，我写故事的行为并没有受到鼓励，甚至也没有受到重视，所以我把日记和故事都留给了自己。我在语言或英语课上从来没有取得过优异的成绩，课上我时常感到厌烦。但在家里，当我写作和想象时，我感觉到平静。

高中时，当太阳从洛杉矶的山顶升起，家人还在安睡时，我已醒来，心满意足地完成了一个 4 页纸的微积分定理证明——一种对我来说意义非凡的通用语言。纸上的证明里存在着一种普遍的秩序感，字里行间中让我感到安心。我雄心勃勃，喜欢做作业，喜欢学习并投入具有智力挑战性的问题。沉浸在智力的流动中，沐浴在安静的混乱里，数学在我的脑海中盘旋。我的成绩在高中有所提高，虽然我从来没有得到过全优。但我是一个好学生，也被认为是一个聪明的孩子，可是我的成绩并不能反映我的能力和智慧的一小部分，它们总是不匹配。

在美国加州大学戴维斯分校，我希望能为帕金森病患者设计新型药物，我母亲也曾患过这种病。我从心底里渴望成为一名有机化学家。当我第一次参加有机化学考试时，可怕的事发生了，我没有完成考试。我空了 30 分的化学计量题没有做。那次考试我只得了 63 分。其他丢分的点是因为在复制苯环反应时出现了错误。我去掉了碳链，创造了一个不存在的化合物。我的心一沉。下课后，我尴尬地去找教授，把我的成绩拿给他看。他笑着说："很不错。你通过了，因为班级平均成绩是 58 分。"

但那不是我想要的回应。我知道有些地方不对劲。我抽泣着打电话给父母，想要离开大学。我想退学。我觉得自己很失败。即使是现在，当我写这本书的时候，想起这件事还是会让我感到强烈的悲伤，因为我不希望发生在我身上的事情再发生在其他孩子身上。我很困惑，考试时发生了什么？我哪里做错了？考试前我正在辅导我的学习小组，所以这一切到底是怎么发生的？我以为我已经掌握了所有学习材料。然后我妈妈说，"我觉得你有学习上的问题，你可能有阅读障碍。去学生中心做个检查吧。"

一个星期后，我接受了测试，了解到原来我加工视觉材料的时间是同龄人的 2 倍。这是一个重大的缺陷。我的视觉加工速度很慢，视觉记忆加工也很慢。我曾经是，现在也是一个双重超常的人。我在其他领域的得分都能超过 99% 的人，而我的视觉加工能力却远远落后于 49% 的人。这就是我双重超常的原因。在那一刻之前，我从未意识到自己的双重超常，我完全不知道自己被矫枉过正了，也不知道我看待和感受世界的方式真的与众不同。我睁大了眼睛，了解到自己双重超常后，我接受了自己以神经多样性的方式认识世界。我对自己有了更大的同情，接受了自己是双重超常者的事实。知道了自己的优势，以及如何帮助自己学习适合我的大脑和特定加工方式的信息，我有了底气。

一旦发现视觉加工差异会干扰我的学习和工作，导致不必要的精力损耗和不合适的学习习惯，我就根据自己特定的学习风格，磨炼出了更好的学习和工作方式。我教会自己如何更有效地学习，我开始感受到更大的能量流动。学习变成了一项令人振奋而非充满挑战和枯燥乏味的活动。找到学习的便利条件、工具和技巧丰富了我的学习过程，增加了我的信心。我能够更快、更有效地掌握材料，投入更多的热情，因为我不再挣扎。通过反复尝试，我为我独特的大脑优化了学习过程。我拥抱并信任我的整个存在，神经个性的两极和光谱——天赋、长处、弱点、挑战和创造力——我对生活满怀激情和怜悯。

## 双重超常的人生路并不平坦

根据我的经验，双重超常的人生路并不平坦。尽管我体验过成功，也同样体验过失败、挫折和痛苦。作为一个双重超常的人，因为我看世界的方式与众不同，我没有意识到潜在的神经系统因素触发了我每天所经历的低水平焦虑和压力反应。在研究神经系统的过程中，我了解到我的视觉加工如何反复激活视觉和听觉的焦点和注意转移。我还了解到，视觉和听觉刺激会在我的身心中引发压力，在某些情况下，这些感官体验会让我感到疼痛。

研究表明，有视觉加工差异的人如阅读障碍者，在发育过程中存在不同的神经迁移模式，从而导致他们会用非典型的神经模式和脑回路进行感官加工。具体而言，在脑发育早期，当大脑具有高水平的神经可塑性和生长发育水平时，非典型的神经元迁移模式塑造了神经回路和大脑网络，用于视觉和听觉的感知与加工，而这在阅读障碍者中有所不同。目前，已知有基因参与轴突导向和神经元通路的发育。尤其是阅读障碍人群的轴突导向（特定的基因和蛋白质组，可以引导大脑中的神经元和通路）存在基因表达的不同。

总的来说，遗传驱动了阅读障碍和其他视觉加工差异者大脑中不同的神经发育和通路。轴突引导信号的改变导致不同的神经元迁移模式，也使大脑发展出了不同的脑通路。重塑的神经元网络在大脑中创造了一系列不同的通路，这些差异发生在体验感觉信息的过程中。

这些神经可塑性的变化并不是视觉系统所独有的，听觉系统的模式也发生了变化。视觉和听觉通路的这些变化，为具有视觉加工差异（如阅读障碍）的个体以不同的方式体验和感知来自环境的感官输入提供了条件。这进而转化为与视觉和听觉相关的差异行为。这些感官体验可以在更高的意识水平中被感知，表现为刺激、分心、过度刺激和疼痛。另一方面，它也可以被体验为狂喜、开心、奖励和高度刺激。识别个体感觉加工的体验强度水平是至关重要的。

很多时候，当孩子表现出 ADHD 行为时，他们可能是在对分心和痛苦的感官输入作出反应。想象一个令你头痛的声音，你会作何反应？有人会退缩并忽视这个声音（被诊断为注意力不集中/退缩型 ADD/ADHD），也有人会对声音过度反应（被诊断为多动型 ADHD）。一个孩子可能会被误诊为 ADHD，而实际上他们表现出的是对听觉刺激的压力反应。在这种情况下，重要的是确定行为的原因，而不是在行为被错误识别时直接进行诊断，这可能会影响孩子原本的生活轨迹。

例如，我完全没有意识到特定波长的光是如何导致我的注意力在无意识中转移的，因为我的视觉加工，它们对我而言是过度刺激。这种过度刺激和注意力转移激活了我身心的低水平压力反应。随着时间的推移，这种过度刺激和压力导致了焦虑症状，对阅读和视觉信息的持续关注变得如此沉重以至于这些工作量变得让我难以负荷。我的大脑和身体因压力信号而关闭，教室内外的学习使我精疲力竭，因为我的大脑和身体对我认为的有害刺激——不同波长的光——作出了反应。

特别要说明的是，我的视觉系统已经发展并适应了我的视觉加工方式，即以连续快速扫描广阔的远景（如草地）为中心，而不是在非自然光下对黑白印刷品进行近距离视觉输入。我不知道的是，荧光灯会使我头晕目眩。当我长时间暴露在非自然光下时，我会有视觉偏头痛，我的视野模糊不清，周围环境都变成了白光。衣服上黑白相间的条纹或格子图案，让我头晕恶心。我了解到当我阅读时，我的眼睛是不同步的，文字图像也不一致。这表明一只眼睛占据了主导地位，而另一只眼睛周期性不接受视觉信息并关闭。为了从环境中摄取信息，我的一只眼睛过度聚焦了，这导致我阅读时精疲力竭。现在，我读书时会戴一副有彩色滤光片和棱镜的特殊眼镜，以便更好地帮助我的眼睛在阅读黑白文字时跟踪和聚焦。

此外，诸如车流或吸叶机等不自然的声音会让我痛苦且高度分心。有时，即使是时钟的滴答声也会过度刺激我的神经系统。现有研究表明，有阅读障碍的人的视觉和听觉处理的轴突导向和发育是不同的，这是由于视觉和声音感觉通路发育的不同。如果幼儿不能表达或缺乏语言技能来描述他们的感受，这对他们来说将会是一个很大的挑战。当我们想到聪明的头脑时，我们肯定会想到它有独特的心灵和思维方式。这些特殊的发散网络允许真正不同的思维方式和模式，这在我们的文化、家庭和学校中并不常见。

非常规的网络和模式在许多双重超常领域中很常见。例如，神经多样性运动的领军人物坦普尔·格兰丁（Temple Grandin）描述了她如何通过图像而不是文字来看待世界，她的语言是通过她脑海中的图像来表达的。通过图片表达语言是超越常规的，但它确实存在，就在我们的多样性之中。

双重超常的人在一个或多个领域具有较高的能力，但同时在其他领域面临挑战。大脑特殊化的代价是在单个领域有卓越的网络加工，而另一个领域中的非常规路径则不那么流畅，甚至发展滞后。这就是异步大脑和身体体验的定义，即所有领域的发展并不均衡。这些特殊化的差异至关重要，因为它们允许我们跳出思维定式，这对我们的进步必不可少。鼓励孩子接受他们的差异并在他们的独特性中找到力量是很重要的，同时我们应帮助他们以自己的方式茁壮成长，并确定他们在哪些领域需要支持。人一旦自由自在，透过双重超常的镜头看待世界，便可以激发出无限的想象力和探索。

## 聪明却缺乏动力的孩子

那是在一年级 R 女士的课堂上，那一学期她批改了我们的读音课本。当她走向我时，我知道自己有麻烦了。我完成了所有的拼读练习，但课本上的图片都没有上色。不是一张图片，而是所有的——将近 80 页的图片我都没有上色。

我要给自己辩护：第一，作为一年级的学生我已经掌握了线条内部着色的技巧。第二，在我看来为拼音书着色有点浪费时间，重点是拼读而不是上色。第三，当你能在户外骑着自行车上山、下山，并想象自己正在去一个遥远的地方旅行时，谁还想在春天涂色呢？还有，已经掌握了线内着色后谁还真的想要涂色呢？

可惜 R 女士不这么想，她也不认为我的任何辩护是有效的。相反，她让我在小组阅读期间去图书馆练习涂色，事实证明，因为我是阅读障碍者所以我需要的不仅仅是涂色。去图书馆其实没有那么糟糕。图书管理员很同情我，给我读《爱心树》(*The Giving Tree*) 和《汉塞尔和里特尔》(*Hansel and Gretel*)，甚至在我被送回教室之前把它们借给了我。我总共涂了两页半的颜色。

放学后，R 女士在停车场遇见了我妈妈，告诉她我不给书本涂色的叛逆和毫无理由的行为。她说我需要在周末前完成所有的着色，否则我会得到一个更低的分数，甚至可能不及格。

是的，能否通过语言课，取决于我能否把我拼读书上每一页都涂上颜色。

因此妈妈带我去了玛丽·卡伦德餐厅，在那里我们一起吃馅饼，一起给我的拼读书上色。我的母亲是一名幼儿教师助手，她解释说，生活中有"无聊的工作"，就比如给拼读书上色。但是，她强调说，生活中无聊的工作和服从指示就是我要面对的挑战，我必须完成这些无聊的工作，这样我才能越过各种障碍，到达彼岸，那里会有更好的东西在等着我。她同意无聊的工作令人厌烦，但有时我们还是不得不做。

我母亲教给我的另一件事是，你可以用最少的努力快速地完成无聊的工作，并让它变得有趣。她和我一起涂色，我们根据这些画一起编故事。她教我如何用最少的力气快速地涂，轻轻按压蜡笔，同时用右手喂自己一口桃子派。她是个左撇子，但双手都很灵巧。我记得当我和她一起吃馅饼、涂颜色的时候，我一点也不觉得无聊，我们编故事的时候，我脑子里充满了乐趣。我还记得我一直笑个没完。

这是一个经典案例，一个聪明的孩子看起来缺乏动力。但我是感到无聊，而非懒惰。当我感到无聊的时候，我的大脑就没有投入学习材料。我的大脑无法做它应该做的事情：思考，投入地思考。因为我已经掌握了上色的技巧，再加上所学材料对我而言没有实际的意义，所以我完全没兴趣。我没有挑战感，也没有学到新东西。我渴望有吸引力和挑战性的信息，而不是初级的学前着色。毕竟我在一年级的时候就已经远远超出了那个着色的阶段。

# 不活跃的大脑是不满足的大脑

研究表明，一旦一个人掌握了某项技能，每次重复所掌握的技能时，大脑活动就会降低并变得迟钝。相反，当一个人在学习一项新的技能时，大脑会更活跃、更投入。大脑的活动与新奇程度和对当前材料和任务的投入程度直接相关。当大脑接触到有意义的学习材料时，动机就会增加，因为奖赏系统会被激活，产生大量像多巴胺这样积极的神经化学物质，并产生奖励和动机的循环。多巴胺是一种使人快乐的化学物质，与奖赏加工、动机和专注有关。当存在让人兴奋和有意义的物质，且行为与大脑中正在发生的反应相匹配时，一个积极的循环就会驱动动机和行为。总的来说，为了让大脑投入，学习材料需要在适当的水平，需要足够新颖以达到最佳的大脑激活状态、注意力和动机水平。当大脑活跃时，积极的神经化学物质就会被释放出来，奖赏回路兴奋，个体就会受到激励。

但是，当孩子或成人没有受到适当的挑战时，他们的大脑就会不那么活跃，学习时大脑变得迟钝，奖赏加工减少，动机减退。重要的是思考，当大脑、思维和身体相互作用时，能量就会流向可以流动的地方，当能量被阻塞时，思维和身体就会受阻。大脑的整体体验和表现减弱，动机下降，因为已经掌握的重复任务会减少大脑活动，从而导致积极的神经化学物质的分泌减少。然后，孩子/成人的行为与大脑的加工并行，孩子很快就会感到无聊，并寻找其他可以让大脑参与的路径。这种反应便可能转化为适应不良和破坏性行为。

R女士是坏人吗？不是的。她只是不知道如何调动我的大脑，她不知道我正受无聊之苦。而且，她教我的东西和我想学的不一样。她告诉我，在她的课堂上，准时完成任务和听从指示是最重要的。但这些都是我当时觉得不重要的事。在我看来，完成自然拼读才是重要的任务。对 R 女士来说，我不给拼读书里的图片上色是懒惰和蔑视的表现，她希望我遵守她的课堂规则。但她没有注意到的是，我不投入是因为无聊，而非故意不敬或不尊重。她误解了我的行为。她需要知道什么能激励我，而不是在我失去动力的时候让我顺从。如果她能和我谈谈，尝试着找出我行为背后的原因就好了。

我们呼吁人们采取行动，鼓励教育工作者、家长、心理学家和心理健康专家来定义孩子明显的（或被认为的）缺乏动力、蔑视、懒惰、叛逆和未能在"他们的水平"上工作的核心原因究竟是什么。这些行为的一个潜在原因是他们感到无聊、对所提供的材料不感兴趣，他们需要与智力相称的材料，这样他们的大脑才能完全或部分地投入。当信息和经验与他们的水准不一致时，他们会采取行动从其他来源寻求奖励，他们的行为表明他们正在遭受痛苦。一个积极投入的大脑会产生大量积极有益的神经化学物质，从而开启动机回路和多巴胺的积极循环。激活的神经回路和积极的神经可塑性增强刺激了他们的学习，使他们保持积极。在这种情况下，他们可以茁壮成长，并在智力、情感和社交层面上获得回报。

## 斯坦福大学的科学家们认同我 6 岁时的想法：别再留更多的家庭作业了

关于家庭作业和学习的真相是——过多的家庭作业对学习和投入程度有负面影响。与我们被灌输的信息不同，美国斯坦福大学（Stanford

University）学者丹尼丝·波普（Denise Pope）和她的同事们阐明了一个事实：过多的家庭作业会对学习产生负面影响。研究表明，当学生的家庭作业量与他们的发展和情绪水平不匹配时，家庭作业会给孩子及其家庭都造成显著的压力和焦虑。美国全国教育协会（National Education Association，NEA）规定，作业量应该与学生的成熟度相匹配，每升一年级增加10分钟作业时间：一年级的学生有10分钟的家庭作业，高中三年级的学生每晚最多做2个小时的家庭作业。在一项调查中，家长们报告说他们上幼儿园的孩子带回家的作业就要花25～30分钟才能完成。事实上，幼儿园小朋友不应该有任何家庭作业。在许多社区，家长对家庭作业和孩子们背负的期望发出抗议，拒绝让孩子做家庭作业。当我在R女士课上的时候，这项活动在哪里？我肯定能从抗议家庭作业的活动中受益，我敢打赌我的大多数同学都会同意。除了那位字迹工整、所有作业都及时完成了的老师的宠儿。这是一个罕见的例外，甚至可能是虚构或幻想出来的对象。真的存在完美的学生吗？

我一直相信自己的直觉，拒绝做无聊的工作，因为它们无聊至极，除了积累毫无意义的分数和作为提高分数的缓冲外，没有任何意义或目的——就我而言，我的成绩把我推进一个深洞，我必须爬出来才能看到光明和意义。我还在思考，我究竟为什么要做这个作业？它太无聊了。

教育学家和神经科学家同意我6岁时的观点，即无聊的家庭作业实际上会阻碍学习，并最终影响学习积极性。教育工作者、老师、家长们，我们能不能不要再留家庭作业了，能让孩子们去做他们喜欢的活动吗？孩子们喜欢玩耍，喜欢和其他小孩交往，喜欢沉浸在他们的想象力中。我们能把他们从深夜的无意义作业和压力中解救出来吗？让他们尽可能无忧无虑地生活，让他们做小孩子。

丹尼斯·波普等人的研究发现，当高中生被繁重的家庭作业压得喘不过气时，他们的行为参与度会下降，幸福感也会受到负面影响。这项调查是在美国加州 10 所优质学校的高中生中进行的，他们评估了学生的生活质量和家庭作业负荷与行为参与的关系。4317 名学生在晚上平均要花 3.1 个小时完成家庭作业。该研究特别发现，家庭作业量会影响学习和健康。这些儿童常常在孤立的社会环境中学习到深夜，这限制了他们与家人、朋友和社区居民相处的时间，也限制了他们参加自己想体验的活动的能力。56% 的学生报告说家庭作业是主要的压力源，43% 的学生说考试是头号压力源。只有 1% 的学生说家庭作业不是主要的压力源。

在调查的自由回答环节，学生们表示他们由于作业太多而失眠，还有头痛、胃痛和体重减轻等其他健康问题。可悲的是，由于家庭作业占用了这些学生太多的时间，他们很少有时间进行社交互动和联系。这导致学生遭受了更大的社会孤立，增加了他们的焦虑和抑郁情绪。太多的家庭作业会影响生活质量。我们需要教育我们的孩子在他们觉得有益和受激励的活动中收获更多的乐趣和参与感。丹尼丝·波普博士反对仅仅为了分数而布置毫无意义的繁重功课，因为这根本就不利于学习，而且会令人沮丧，并对心理、情感和行为产生负面影响。具体而言，家庭作业需要有目的性，以投入和学习为中心。

所有这些不需要动脑筋的作业加起来意味着什么？考试吗？标准吗？索纳莉·科利（Sonali Kohli）2019 年在《洛杉矶时报》（*LA Times*）上发表的一篇文章指出，参加美国州标准化考试的加州公立学校学生中，只有不到一半的学生达到了所在年级的语言水平，只有 40% 的学生达到了他们所在年级的数学水平。我们在哪里走错了？

不幸的是，这正凸显了美国教育系统中面临的其他问题。布里奇斯研究生院的教务长苏珊·鲍姆（Susan Baum）博士是双重超常教育的革命性倡导者，她指出，美国国家标准每年都非常苛刻，孩子们的学习困难重重。她认为这些标准与儿童的学习能力发展不同步。这种情况在所有学校都有发生，孩子们被要求学习超出他们发展水平的知识，导致他们错过了许多课程和标准测试的内容。她敦促我们开始测试儿童，并根据他们的教育和发展情况来调整教学。

另一个问题是，这些学生中的许多人代表了低收入社区不断增长的人口，而这些学生处于巨大的劣势之中。例如，美国加利福尼亚州约有20%的儿童生活在无法满足基本生活需求的家庭中，近80%的加州贫困人口生活在至少有一个成年人工作的家庭中。这些在经济贫困家庭中长大的孩子不仅仅是从裂缝中生长，他们更像是生活在洞穴里，几乎没有什么资源可供利用，尤其是最需要的时间、注意力和指导。由于这些儿童很少有机会获得教育干预和资源，他们面临相当大的风险被错误识别或是误诊为问题儿童。不可否认的是，低收入社区的压力源会影响孩子的学业成功，以及他们的情感、精神、身体和行为健康。这一点尤其令人担忧，因为据估计，20%的学龄儿童是神经多样性者。这可是一个教室里五分之一的孩子。教育工作者在一个教室里要管理30~40名学生，这使得提供给有天赋和双重超常学生进行个性化教育的空间很小。这些孩子都被错误地识别或遗漏了。有限的资源和资金对这些儿童的未来和整个社会而言都是个大问题。

对于学术机构的财政限制没有简单的解决方案，但我们要保持清醒，因为加州公立学校中40%的孩子还没有达到所在年级的数学水平。我们需要确保这些孩子能够理解复利和平衡预算等概念。这些孩子将成为我们社会的一部分，对我们的社区至关重要。他们正在成为——也将成为我们的未来。教育、资源和机会不应是特权，它们是基本人权。我们是时候认识到这一点，并帮助这些很可能辍学，甚至脱离社会的学生作出改变。我们需要为教育机构和教师提供他们所需的一切经济、情感和精神支持，以便他们能在课堂上安心地引导和培养学生。我们需要团结起来寻求积极的解决方案，使这些学生能够在学校和生活的各个方面茁壮成长。

## 双重超常的情绪过山车

小时候，我觉得我内心的全部阴影都被锁在了金库中，在世界其他地方是看不见的。这是我自己的感受和我所收到的一系列关于我如何不适应正常生活的负面反馈的结合，尤其是在课堂上。

上小学时，我不被人理解。我头脑的复杂性与论文、小组作业和考试成绩之间存在着巨大的脱节。我承认，我不喜欢小组作业。被认为是"问题儿童"的负面影响对我来说是显而易见的。我在课堂上领先，对眼前的话题感到厌烦，忘记在问没完没了的问题前要先举手的规矩。这一切是如何运作的？这一切是如何关联的？为什么这点很重要？随着时间的推移，我压抑了那部分自我，因为我经常问太多问题而被人白眼，更糟的是被留校。于是我内心的声音安静下来，我变得与世隔绝，隐藏自己的天赋。

我的工作杂乱无章，有时很马虎，到处都是拼错的单词和未完成的作业——这样的例子不胜枚举。我没有任何"好学生"的样子。因为我的词汇量很大，所以拼写复杂的单词很有挑战性。而且，我的手跟不上我的思想、单词与句子的洪流。直到今天依然是如此。我无法把我的所思所想全部写下来，有时我觉得我的思想就像无法被禁锢在纸上的野马。我的马达输出远不能赶上我思想奔腾的速度。

我一次又一次收到的潜在信息是："你真是个讨厌鬼"和"我能让你停止打扰我的课堂吗？"我总是被告知要坐着不动，保持安静，做一个听话的小卒，完成我的工作，一遍又一遍地重复这样的循环，才能成功——或者至少对我而言，不会惹上麻烦。日复一日，我开始相信我其实并不聪明，我的才智没有价值，提问很烦人，尤其是当我质疑权威的时候。由于这种恶性循环，我退出了传统的小学教育体系。我开始沉默寡言，不再在教室里表露我的好奇心，我隐匿为黑板上的灰尘。可更糟糕的是我开始怀疑自己的能力。因为我的视觉加工差异没有被识别出来，所以我还以为是自己不够聪明，我开始感到羞耻、焦虑和抑郁。

**怀疑和沮丧：因不知道自己的视觉差异**

当你无法表现出自己真实的能力时，你就会对自己有失妥的评价，当你知道外在标准无法衡量你的内在能力时，你便会与世界脱节。我生活在极大的耻辱中，因为我对我有视觉加工差异的事毫不知情。我充满了负面情绪，对自己是否能过着所谓的正常生活并保持现状充满了怀疑。我知道我有能力，我常常能掌握脑海中的学习材料，但我无法表达自己的理解，我不明白为什么。这让我不断地感到失败和沮丧。因为我矫枉过正了，有时工作量会翻倍，我永远无法真正调和自己内在的能力和外在的表现。

当我被确认为"双重超常"时，我对自己有了更好的理解，我能够重新架构我的思维和自我认知。我的视觉加工差异使我可以选择拼写和写作的方式，并以我特定大脑线路的生物结构为中心。一旦我明白我的学习差异是由我独特的大脑模式和加工方式决定的，我就可以为我的差异之美保留空间。我能够驯服批评的声音和消极的自我对话，重塑我的思维和自我认知，从而使自己摆脱与他人不同的耻辱感。

**羞耻：拼写比赛带来的挫败**

我害怕一年一度的拼写大赛。通常我在前几轮就出局了，不得不接受既让人愉快又令人恐惧的失败和公开羞辱。还有什么别的活动会在你当众失败后，还公开羞辱你呢？我邻近的孩子们总能分到我会拼写的单词，但我完全不会分给我的单词。我对每一个我想写下的字母都无比怀疑，然后大脑就完全空白了。这些字母在我脑海里乱作一团，我再次自我怀疑，于是不可避免地把单词弄混了。就这么简单，我出局了。我羞愧地坐着。没有什么比写错这个词更尴尬的了。一位老师曾经说我把所有的字母都弄得乱七八糟。

当越来越多的学生和我一起站在失败这边时，我意识到我们组成了一支军队。

当时我们不知道其实我们可以集体反抗。我们不知道我们可以选择说"我不接受"。想象一下，如果我们都拒绝拼写，并且约定好对于出现的每个单词都只说字母"A"。最终老师就会明白：我们都不喜欢拼写比赛。

要么就只为那些表现出色的学生举办比赛，他们会练习和发展他们的技能来增强脑力。让那些对拼写不感兴趣的孩子选择其他活动，比如画画、唱歌或打曲棍球，这些活动将吸引他们参加并增强他们的大脑活动，因为他们有独特的积极神经可塑性。为什么不更新教学方式并寻找能吸引孩子的学习材料让他们茁壮成长呢？你越早教会天才/双重超常学生选择活动的价值，他们就能越好地开始训练自己的思维来适应自己的价值体系。也许对于那些热爱拼写和大声拼出单词的人来说，每年的拼写比赛就是一种合适的活动。

**焦虑：大声朗读的挑战**

小学时，我千方百计避免大声朗读。我捂着脸，把自己缩得尽可能小，向天上的诸神祈祷，希望老师不要叫我朗读下一段——如果要叫的话，也请简短一点，最好就读一句话。我害怕犯错，因为我的眼睛移动不同步，我无法让它们集中在一条直线上。印刷品有时会让我头晕目眩，产生幻觉，然后头痛不已。当我大声朗读时，我经常跳到前面，试图快速读完它。我的眼睛在字里行间跳来跳去，我阅读和误读的方式与我的眼球运动一样杂乱无章，而且节奏也是错误的。当我大声朗读时，焦虑的大脑网络充分起效，皮质醇在我的血管里跳动，充斥着我的器官。本能的恐惧充斥着我的全身。我想尽快结束这一切。因为我的视觉加工差异，我的阅读表现与我的智力水平极不匹配。我强烈地感觉到大声朗读是对我的曲解，但这只是让整段经历更加令人沮丧。

我讨厌大声朗读，直到我的儿子斯宾塞出生，他是我隧道尽头的光。

我在读研究生期间，最喜欢的亲子时光之一就是为他讲故事。每天晚上临睡前，斯宾塞都会坐在我的腿上听我给他读10～14本书。有些书我们都很熟悉，比如《波波的消防车》(*Maisy's Fire Engine*)、《晚安大猩猩》(*Good Night Gorilla*) 和《古纳什小兔又来了：错认案例一则》(*Knuffle Bunny Too：A Case of Mistaken Identity*)。读书给他听时，我学着用手指着我正在读的那一行让他跟着读，如果我读错了，我就和他一起笑。斯宾塞3岁时开始读书，不久之后，他就给我读书了。

直到今天，他还在教我单词的定义。我最珍贵的礼物之一就是他在三年级时为我制作的词典，让我可以在写作时用华丽的单词代替平庸的词汇。他是我的向导。因为我们共处的时间、我们的疗愈过程和大声朗读，我现在能大声朗读作品，比如我在诗歌朗诵会上能诵读诗句、书籍以及在我的讲座中朗读鼓舞人心的名言。我喜欢大声朗读；对我来说，阅读文字是一门神圣的艺术。他来到我的生命中绝非偶然。我们在彼此身上找到治愈。斯宾塞唤醒了我既是读者又是作家的本性。

## 用蝴蝶效应解锁双重超常的魔法大脑

高中时，我在一所女子高中——美国阿尔维诺高地学院 (Alverno Heights Academy)——经历了一次转变。不知怎的，在面试中，招生办主任看到了我内心的某种东西，或许是一种希望。她有女儿，而且她也不适应那种包装精美的女性形象，她知道我体内有某种东西正在蠢蠢欲动。她看到了我心底的微光，回看了我之前的学业表现后，她对我信心倍增。她决定引导我走向我的未来，让我走进了阿尔维诺。

在阿尔维诺，我学会了进化论、礼仪、舞蹈，我学到我可以尝试任何事情，学到了如何成为一个坚强的女人，如何坚持、接受和热爱不同的文化，学到了如何感恩生活，学到了提出问题和追求知识都是有价值的。我也有时间让我的大脑各部分同步，这样我的书法就能进步了。我成熟了，有了自己的知识体系。我学习了科学、文学、艺术和体育。教育需要丰富的资源，阿尔维诺是一个富裕的天堂，它坐落在洛杉矶国家森林旁边，郁郁葱葱的青山高耸入云，就像一个避难所。

大学一年级的英语课上，我了解到蝴蝶效应。科学家爱德华·洛伦茨（Edward Lorenz）首先基于他对天气模式的预测描述了蝴蝶效应。有一天他在用计算机模拟天气预报时，错误地复制了原始数据，并删除了小数点后的第 100 位。这个错误导致了完全不同的天气预报和模型。他将这种现象比喻为"蝴蝶在巴西扇动它的翅膀，导致了得克萨斯州的龙卷风"。这一观察结果与混沌理论一致。混沌理论认为，像蝴蝶扇动翅膀这样的微小影响，可以改变遥远地方的天气变化，改变空间和时间的事件进程。

大学一年级教英语课的 F 女士在我身上看到了一些东西，也许正是蝴蝶在扇动翅膀。她把我写的一个短篇故事作为通过激活感官和抓住读者来叙事的例子大声念给全班听。我喜欢写作，但当时我不知道我写得相当不错。当我挣扎着写东西的时候，我就会想起 F 女士在我身上看到了那些我不知道是否存在的东西。洞悉蝴蝶效应的那个瞬间，我把自己的内心对话变成了"我能写作，我是个作家。"一个最小的举动可以改变一个人的人生轨迹。当你为一个非传统的学生打开一扇门、揭示一条道路时，你会让他们明白：他们是可见的。有了这种可见性，他们就可以展现他们魔法般的本质。老师和家长应帮助孩子们发现他们的魔力。模拟蝴蝶效应，解锁双重超常的魔法心灵吧。

## 想象力是双重超常者的优势

据记载，莎士比亚（Shakespeare）的名字有14种不同的拼写方式。他的独特拼写方式十分有名——缺少双辅音，在"sleeples"中省略第二个"s"，用"y"代替"i"，他的手稿总是很潦草。这听起来像你认识的某个人吗？正字法的艺术是正确拼写单词。但是一个双重超常的人的思想是无序的，不循规蹈矩，无拘无束。双重超常个体的优势是想象力。神经模式、神经激发和神经网络是不同的，差异性的思维和发散思维正是双重超常个体的表现。

在我们的社会中，怎么就从把想象力和创造性表达视若珍宝，变成了将这些同样的东西当成创造力的挑战和障碍呢？也许是因为应试教育和为确定掌握程度及合理性而制定的标准测量削弱了创造力的重要性。学习通过考试需要注意力集中的技巧，但可能无法衡量智力或者想象力。它只是测试了一个人对手头问题的了解程度。这位世界上最伟大的剧作家的拼写方式与我们今天教室里双重超常孩子们的拼写方式相似。莎士比亚的不规则拼写是一个独特鲜明的标志，这使学者们能够确认他的作品。

成为双重超常是富有想象力的体验。小学和高中时，我很难记住单词的正确拼写。我知道笔试时的拼写错误会扣分。我的确有非常丰富的词汇量，但如果我不知道如何拼写像"cartography"这样复杂的单词，我会用一个更简单的单词"map"来代替它，这样我就不会因为拼写错误而失分。我只能这样抵消并简化自己的词汇量。因此我的考试答案从来都没有反映出我的全部知识。我简化了我的工作以求得更高的分数，我的目的是得分数而不是展示自我。

英语拼写的随意性可以通过创造性地将"fish"拼写为"ghoti"来说明，其中来自"tough"的"gh"音是f，来自"women"中的"o"音是i，来自"caption"的"ti"音是sh。把它们拼在一起，你就有了"fish"的另一种拼写。在某种程度上，这推翻了自然拼读法的概念，或者为它提供了一个例证——也可能两者兼而有之。

我清楚地记得我改变了我的语言和说话的方式，因为我不知道如何去拼写特定的单词。我用更简单的书写方式来简化我的语言以避免因拼写错误而被扣分。我在两个方面矫枉过正了。第一，我创造了新的拼写方式；第二，我改变了我的语言以使读者更容易理解。通过这种方式简化我的写作，我的措辞不能准确地反映我对学科的了解以及我的高层次思考。我的拼写能力太差了，连累着我的真实能力、我的表现和我的潜力，我的表现与我脑海中所想的全然不符。

流畅的拼写对我来说是创造性的、富有想象力的、未经过滤的。当我流畅写作时，就像飞行员把飞机转向一侧，地球突然垂直，月亮斜向一边的那一刻；所有的物质都还在，但已不在常规的位置。单词成为一种自动连接，一种创造性的拼写，一个行动，一个瞬间，一种神经个性的表达。在教育时，我们会测验学生的拼写和书写，但这并不是衡量复杂思维和智力的正确方法。我们所做的只是在测试一个人的视觉记忆和精细运动功能，而不是他们的智力或创造性思维。

现在我们有程序和软件可以纠正手写和拼写、标点和语法错误。老师、家长、教育工作者、临床医生、卫生保健专业人员和整个社会：请不要再通过拼写来判断一个人了。要帮助他们找到提高拼写能力的方法，但也要意识到他们的大脑结构是不同的。这种差异允许创造性拼写和语言想象力的存在。对有创造力和想象力的人，最重要的一点就是给予他们时间。双重超常个体的一个特点是同时拥有非凡的天赋和非凡的缺陷（社会交往、学习记忆、感觉加工或是工作记忆）。大脑体验需要使用发散性思维，这在大多数情况下会激活非常规和非传统网络。通过孩子的快乐建立成功，并尽量减少对缺陷的负面反馈。我一生都是双重超常个体，但我直到大学才知道，这让我感到困惑。直到现在我才完全接受这件事。

双重超常就像光谱，在任何给定的时刻，发射的颜色取决于波长和光速。所以，双重超常个体，我为你们写了这首诗。你们如此与众不同。

### 光谱

窗外射进早晨的虹光

跳上瓷砖

跳上墙

偷偷跳进厅堂

哪有两个早上的虹

会一模一样？

不一样的美丽

不一样的亮

透亮

透亮

# 从新的角度揭开神经类型的面纱

典型神经（Neurotypical）指的是在神经解剖学、神经连接、感知和响应环境刺激方面正常的大脑。通常在神经科学研究中，代表这种规范的是典型的神经描述，是对大脑和行为秩序的一般性描述。正如在所有科学中的一样，混沌和无序程度不断增加的理论也适用于思想。识别非常规思维的新世界秩序包括不同的神经类型，它们具有独特的神经环路、解剖结构和来自环境和自传式记忆的信息加工方式。

神经类型指脑容量、网络模式、神经线路和身体感知的差异，这些差异导致不同的神经、行为、情绪、感觉、运动感知和反应。

## 独特的神经类型有什么特点？

- 非典型、非标准的神经回路加工；
- 非典型的神经加工、反应和本质；
- 非标准的大脑和身体体验；
- 不是普通孩子；
- 不是普通成年人；
- 独特的天赋因存在方式和加工世界的方式不同而被掩盖；
- 独特的行为、强化的情绪加工、增强的感觉反应、增强的身体素质、非凡的想象力和多样化的社会参与。

约 10% 的儿童被认为是天才，9.4% 的儿童被诊断为 ADHD。1.69% 的人口处于孤独症谱系中，高达 10% 的人口被认定有阅读困难。4%～20% 的人口可能有书写困难。总的来说，这些神经类型覆盖了近 40% 的人口。

因为这些诊断之间有重叠，所以保守估计大约有 20% 的人属于某一种神经类型。这意味着教室里五分之一的孩子是神经多样性者。但正如我们在上文看到的，这个数字可能会更大。

根据美国国家心理精神卫生所（National Institute of Mental Health，NIMH）的追踪数据，大约 19.1% 的人报告有焦虑症，7.1% 的人报告有严重的抑郁症。心理疾病的诊出率呈上升趋势。在家里、教室里、我们的社区里，如果这些人感到不安全从而无法通过语言、行为或情绪表达他们的情感和精神健康状态，那他们可能会被遗漏。

詹姆斯·T. 韦布（James T. Webb）博士是非营利组织"支持天才情感需求"（Supporting Emotional Needs of the Gifted, SENG）和"大潜力"出版社（Great Potential Press）的创始人，他是一名世界级领袖，是天才的拥护者，他一生致力于提高人们对这些弱势群体有关的差距的认识。尤其在他的私人实践和研究中，他发现这些神经类型中的许多人经常被误诊、误解和误判，这给他们的社会生存带来了更大的挑战，导致他们在缺乏适当支持的情况下挣扎一生，也终将导致更多心理问题，如焦虑和抑郁。

最近的一项关于门萨俱乐部[①]的研究中，露丝·卡尔平斯基（Ruth Karpinski）和我们的团队发现，与全国平均水平相比，门萨成员的焦虑和抑郁水平增加了 20%，这表明门萨成员可能面临着更大的心理健康疾病风险。具体而言，当个体被误认和误诊时，他们面临着无法获得适当支持和公共服务的巨大风险。这会导致不必要的痛苦和创伤。我们需要抚平他们的痛苦以更好地指导这些孩子，并最大限度地减少他们面临的心理和情绪健康挑战，这样他们才能从痛苦中解脱，茁壮成长。

---

① 由高智商人群组成的俱乐部。——译者注

在所有的神经类型者中,以神经个性为中心,大脑、身体和整个人的发展是不同步的。从我们早期对肖和他的同事工作的探索来看,大脑在青春期时会按照自身不同步的时间轴来发育。让我们回顾一下,从8岁半到14岁,大脑额叶皮层会出现发育性的扩张。额叶皮层是执行功能、计划、完成任务、情感显著性、时机、奖赏和动机的控制中心。它是认知、工作记忆和行为的母脉。在异常聪明的孩子身上,这种发展需要更长的时间并伴随有更大的扩张。在这段时间里,大脑发育得更快。我们需要记住,当我们考虑神经类型时,我们要考虑的是被教导的个体。特别是当你有孩子的时候,节奏很重要,教导方式和教导内容的目标很重要,教师与材料的情感联系也很重要。一次又一次的研究表明,持续接受负面强化的孩子在学习上会受到阻碍,而且更容易焦虑,更害怕冒险。当个体进行任何形式的创造或思考时,负强化会破坏他们的学习和创造力。

## 帮助不同神经类型的孩子成长

看到每个孩子的天赋和局限非常重要。当我们看到一个孩子在课堂上可以读远超其年级水平的资料,但由于手部疼痛难以书写,因此无法通过写作充分表达自己的想法时,他们的能力和表现之间就会出现脱节。作为引导者,我们需要重新评估我们所教授的内容以及我们从孩子那里获得信息的方式。我们有其他方法可以测试孩子,让他们分享他们的知识,而不是在孩子对写作已经很痛苦时还让他们写下来。他们可以学习打字、录音、口头回答问题,或者找到其他实用的解决方法。当我们思想开放时,孩子们就可以分享自己的知识并茁壮成长。

在教育系统中，我们经常让孩子们接受预先设定好的、曾经很有效的一些课程。当一个聪明的孩子坐在被传统教学模式和学习方法所困的教室里，而这些方法并不适合孩子的学习方式时，我们就需要开发适当的替代方案。这些独特的神经类型的一大风险是被误认和被误解，这会极大地影响他们的自我形象、自尊以及他们在生活中的真实才能。如果一个孩子因为错过了使用或发展他们真正天赋和才能的时机而发育迟缓，他们就会面临情绪、精神和行为方面的挑战。因此，如果我们看到一个孩子表现出了不同步的行为，我们的工作就是帮助他们找出这个问题的根源。

对于我的聪明孩子斯宾塞这位非传统学习者来说，有必要问他如何帮他解决他的特殊需求，以便他能最大限度地投入学术和非学术学习中。了解这些堵塞究竟发生在哪里，有助于了解孩子内心不和谐的根源，并基于此指导家长和教师。对斯宾塞来说，最重要的是他需要写作、组织和时间管理方面的支持。现在他上了高中，他已经有了坚实的系统，这个系统能在实践和认知训练中，透过特定的行为习惯培养他的技能。为了找到最适合他大脑加工、学习、情感、心理和行为独特性的系统，他进行了多次的假设检验和试错。但一旦我们做到了，他的自我认知和对自己天赋的理解就会展现光芒。

当我们思考着让神经类型走进课堂时，我们需要问自己，让思想、身体和精神蓬勃发展的最好方法是什么。学习本身即一种有益的体验。当我们学习有吸引力和激励性的新东西时，脑内会自然而然地发生很多事。积极的神经递质如多巴胺的大量涌入，会回报积极的长期学习。最重要的是孩子们想要学习。孩子们天生有上进心和好奇心。当这些孩子有了富有意义的学习材料后，动机和学习过程自然会随之而来。而当我们看到孩子动机减退或无动机行为时，我们也应该知道我们正在面对的是创伤的后果。这种行为告诉我们可以在哪方面应用新的方法来促进学习，使我们这些聪明的孩子在安全的环境中展现他们的天赋。

## 神经类型有哪些？

为揭开大脑类型和行为起源的面纱，将这些简要说明纳入各种神经类型中可能会很有用：

- 天才：天才具有与智力、想象力、创造性、情感、感官和/或身体加工和行为等相关的扩展加工和认知。这与通过核磁共振成像、功能性核磁共振成像和其他神经成像技术揭示的大脑容量、加工和网络有关。大脑解剖和身体接受能力会对神经—身体体验产生影响，包括在世界中的存在方式和活动方式。

- 双重超常：拥有非凡的天赋和挑战，可以掩盖个人的真实能力和表现测量。大脑的解剖结构和连接往往可以揭示个体在行为、社会、情感、精神、身体和智力加工方面的差异。通常情况下，双重超常个体是很难识别的，因为标准测试的范围很广，而他们又在总体上表现一般。双重超常个体通常被观察到的是大脑发育不同步、行为不同步和表现不同步。

- 感觉敏感性、加工增强和差异：涉及单个大脑感觉区域或所有五个感觉区域内的体积与大脑连接。在整个身体和大脑的感觉神经系统中，已知的感觉系统（包括听觉、视觉、触觉、味觉和嗅觉）都会增强。这种增强的加工过程可以导致不同的感官体验，这些体验可以被加强、改变，甚至过度刺激，以至于普通的体验会变得接近狂喜或痛苦。感觉加工的差异会出现在信息识别过程和不同的学习风格中，如听觉加工的差异、阅读障碍、计算障碍及阅读、写作、拼写、执行功能、情绪和身体调节方面的挑战。

- 情绪大脑——焦虑和抑郁：大脑情绪加工有差异，大脑解剖和回路不同，其中回路与行为、运动、感觉和情绪反应的增强相对应。对感知和想象到的恐惧的预期会增强。众所周知，焦虑感增加的人的大脑功能存在差异，由于脑回路和加工处理不同，个体通常会有更强的感官体验。了解焦虑的根源对指导个体至关重要。一个看起来没有动力和无法投入的孩子可能正在经历焦虑或抑郁。

- ADHD 活跃/不活跃：注意力集中模式不同。主动注意、高度集中和非主动注意间隔出现。执行功能、工作记忆、长时记忆以及操作存在差异。大脑加工的差异对注意强度和注意力的增强有情绪、行为和感官方面的影响。

- 孤独症谱系障碍：涉及社会和情感互动的不同模式。加工过程、神经解剖学和大脑连接在感知环境和内部状态时是不同的。连接和加工非传统的存在基础，并跨越感官、运动、情感、想象、精神和物理领域来体验世界。有明显不同的沟通模式。

- 运动加工能力的增强和差异：精细运动能力和粗大运动能力的增强或改变。运动加工的延迟或进展可能与身心加工、神经系统加工、脑网络、神经解剖学或全身加工有关。这些心理运动差异（在某些情况下可以是次运动或超运动表达）会带来一系列广泛的运动加工差异，如写作、行走、书写（书写困难）、阅读、玩耍、运动等。

这些神经类型中的每一种都会对传统的学习环境提出挑战，这些环境忽略了他们在世界上的神经多样性存在方式，无法满足他们独特的思想和身体的学习风格。提到学习和教育时，个体需要适合他们学习风格的环境，他们必须在社交、情感和精神上都参与其中。当儿童和成人处于自身的状态或者区域中时，他们的能量流是无限的，他们处于一个积极的奖赏、积极的大脑连接和加工的循环中，并产生大量积极的神经化学物质如多巴胺，这些物质可以增强学习动力。这就形成了学习和投入的良性循环。当孩子们对正在学习的材料产生情感联结时，当他们感到安全时，他们的学习过程就会得到强化。

但是，当孩子们感受到消极情绪和创伤时，他们的学习就会受到阻碍。当我们身处心流时，我们很容易投入并能引导能量，这是有理有据的，但如果我们处于感到威胁的环境中，我们就会把精力集中在基本的生存上，这样我们的能量就会分散，并被引导到其他事情上。我们的精力就这样被浪费了，我们看起来心不在焉，对任何事都毫无兴趣。我们需要引导孩子在正确的方向上利用他们的能量，展现他们的本质和天赋。

神经类型是人类多样性钟形曲线[1]的连续体和分布。我们的工作是了解如何引导异常值[2]，以及如何让他们在生活中处于最佳位置。不仅是在课堂上，而是在他们生活的方方面面，让他们在社会、情感、精神、身体、智力、感官、创造性、想象力方面的需求都得到满足。

## 非传统学习者有什么共同的优势和挑战？

### 共同优势

- 有说服力的言语表达
- 极富想象力

---

[1] 又称正态曲线，反映了随机变量的分布规律。理论上的正态分布曲线中间高、两端逐渐下降且完全对称，形状像一座钟，故称钟形曲线。——译者注
[2] 在统计学上，超过平均值正负两个或三个标准差的测量值。——译者注

- 鲜明的创造性
- 创新性的问题解决者（跳出条条框框进行思考）
- 进入状态时保持强烈的参与感和持续的专注力
- 内部动机
- 高动机
- 对细节高度关注
- 出色的多任务处理能力
- 超乎寻常的好奇心
- 高度投入
- 兴趣广泛
- 高级的幽默感
- 强烈的正义感
- 强烈的同理心
- 高度情绪化
- 有天赋/特殊才能

## 共同挑战

- 书面表达困难
- 沟通困难
- 焦虑风险增加
- 抑郁风险增加
- 高度移情
- 情绪紧张
- 感官差异与增强

- 完美主义
- 组织技巧困难
- 时间管理困难
- 注意力困难
- 任务完成困难
- 过度刺激
- 高度的正义感
- 固执己见
- 辩论和谈判
- 难以从心流状态抽离
- 学习成绩参差不齐

每种力量的另一面都是一种挑战，而每种挑战都蕴含力量。培养这两者，并找到正确的解决方案是绝对必要的。我们要在优势中寻找宽慰和积极的能量流，建立桥梁，为挑战敞开大门。检验想象中的所有可能，不断试错，持续自我检测，建立假设和解决方案，这些能帮助我们过上快乐的生活。找到平衡，让孩子快乐，并在其本性中感到自在。鼓励这些学习者保持冷静是必不可少的。因为环境、物质和内部状态对他们而言可能是过度的刺激，所以帮助这些非传统学习者，以一种不会让他们负担过重、不会破坏或干扰他们学习的方式激活他们的大脑是很重要的。

神经类型、学习和环境需要同步作用，以让孩子达到最佳的投入水平并达成目标。适合特殊的大脑，也就是说，当学习与心身精神、社会和情感成分相匹配，并且学习材料具有恰当的挑战性和吸引力。每个人都有自己独特的脑纹和探索世界的方式。

## 关注优势而非缺陷

我们生活在一种痴迷于解决问题、并寻找需要改进的地方的文化中——无论是大范围还是小领域，总在不断调整，追求无缘邂逅的完美。这种缺陷学习早在我们学会说第一句话或迈出第一步时就开始了。制衡对一个有序的社会来说是好事。从我们醒来的那一刻到我们闭上眼睛入睡的那一刻，我们一直都在思考。一天中将近99%的时间里我们都沉浸在自己的想法中。而这些想法中有很大一部分都集中在缺陷上。我们的思绪集中在我们所错过的一切、我们做错的事以及我们的不完美，我们好像永远做不对。这超越了心猿意马，是一种完全消极和自我批判的思维。当我们看向学校里的孩子时，我们常常过分关注他们需要改进的地方，而忽略了培养好的方面。

我并不是说我们现在应该忽视有缺陷的部分，但我认为我们需要接受它们的本来面貌，并认识到它们是需要怀着同情心去指导的领域。在某些情况下，它们不需要修补。我们需要平衡我们的思维，这样我们的全部注意力就不会集中在我们感知到的巨大缺陷上。当大脑进入缺陷模式时，能量就会随之而去，我们很容易过度专注于有缺陷的领域，而忽略了好的方面。即使是在挑战中，吸取教训，也可以成为个人和集体成长的机会。

尤其在聪明和双重超常的孩子中，如果他们一直被灌输他们因为自己的非常规思维而永远不会达标的观念，那他们就会开始相信这一点，并可能因为自我形象低下而面临让自我和天赋失声的风险。他们会对自己的天赋失去信心，不愿分享自己真实的自我。因此，很重要的一点是，我们既要培养孩子有缺陷的领域，也要培养有优势的领域，这样我们对它们的关注才能保持平衡。而且我们要给孩子们机会去拥抱他们的非常规思维，让他们在自己的思维方式和存在方式方面有成功的机会。在一个孩子身上培养这两者，会让他们形成积极的自我形象。

我们应该避免过度关注错误和需要纠正的内容，而是将注意力集中在正确的地方。我们应致力于为孩子们找到一种平衡的方法，重新关注聪明孩子的思维方式，并鼓励他们对原创思维进行积极联想。我们可以为个人成长和个人发展培养积极向上的思维模式。这会让大脑形成关于自我形象与自信的积极神经可塑性，让孩子们成为真正的自己。

当现有体系对孩子不起作用时，他们会经历压力，各种程度的创伤，恐惧和焦虑，这些都会干扰学习结果和学习动力。创伤会改变学习过程和大脑结构，产生不必要的生理反应、行为并破坏他们的动机，这些消极的感受支配了学习过程。学习中断，孩子出现适应不良行为。当学习变得更具挑战性时，孩子就有可能陷入动机减退、自卑、习得性无助和抑郁。此时，孩子不再相信他生活的环境适合求知和学习，也没有了学习动机，因为周围的环境被孩子认为是不安全的，所以他们缺乏注意力。

这种对学习的拒绝直接影响了孩子的神经可塑性和神经回路，塑造了他们的大脑和他们对生活的认知。主导的回路会变成一种不良模式（效率低、不发达、生产力低），大脑模式和功能较低，个体会否认自己有更高层次的思考和加工的能力。这与由积极神经可塑性减少引起的表现下降和不令人满意的行为模式和功能直接相关。

当我们准确识别出创伤学习的起源时，我们就可以提供适当的支持、策略和设施，以增强积极神经可塑性的发展，为积极的适应性行为搭建连接，为孩子们的积极投入带来积极的结果。当我们集中精力并通过学习增强积极的体验时，我们就鼓励了积极情绪、行为和关系的发展，并点燃了投入学习的心灵。

# 太阳耀斑和拯救海伦

知识即爱、光明和远见。

——海伦·凯勒（Helen Keller），美国作家、教育家、社会活动家

失去视力和听力后，海伦·凯勒一直处于无声静默的状态，直到她遇到了一位天才老师安妮·沙利文（Anne Sullivan）。海伦·凯勒一度被认为是一个性格乖张、难以管理、情绪失调的人，但一位拯救生命、改变人生的老师看到并理解了她，找到了打开海伦心灵的大门。触摸一个看起来不可思议的孩子，需要老师的耐心、洞察力和非常规的教学策略。通过适当的培养、教导预期的行为以及个性化的学习计划，海伦·凯勒学会了阅读、写作和说话。

安妮·沙利文开启了海伦·凯勒的心灵。她发现海伦可以感觉到音节和单词的振动，并最终成功使用了感官学习这一新颖的教学方法。安妮·沙利文敏锐的观察力如太阳耀斑——瞬间的光亮，瞬间的洞见——解放了海伦·凯勒的思想，并揭开了那层神秘的面纱。她是一位强大且不屈不挠的老师，她教导海伦积极融入社会，让她的声音被更多人听到，倡导人权。海伦·凯勒是第一个从大学毕业并获得文学学士学位的盲聋人。随后，她成为一名全国公开演讲家，并出版了十本著作。这是教师能够改变儿童生活的一个案例，让孩子成为社会中活跃的一员，帮助塑造文化并引导人们看到他们故事的真实面貌和内在本质。海伦·凯勒塑造了社会和文化看待残疾人的方式，并让社会看到神经多样性思维的价值，改变了未来的方向。她为残疾人创造了关注度，让残疾人在社会上得到了平等的认可。

## 如何在教育和生活中支持神经类型者的学习？

- 在所有学习环境中提供安全感：家庭、学校和课外活动。
- 确定学习差异的根源，并针对儿童的学习需求和学习风格给予适当的支持和指导。为儿童提供针对心理、生理、情感和行为需求的导师、教练、治疗师和丰富课程。
- 为双重超常个体提供合适的住所，让他们在家里、学校或工作场所中都能茁壮成长。这做起来也许很简单，比如我们可以把所有的荧光灯换成光波长度柔和的灯、允许他们使用听写软件、在课堂上提供一个笔记员，或者在考试或项目上为他们留出额外的时间。
- 让他们按照自己的节奏学习。思想、大脑和身体的联系是异步发展的。要认识到在某些领域，他们会表现得非常出色；而在其他领域，由于发展的不同步，他们可能会陷入苦苦挣扎。让他们和其他人明白，即使擅长数学，他们也可能在化学方面遇到挑战，而这并没什么。你不会期望100米的世界纪录保持者在打曲棍球时也能表现出色。学业上也是如此，并非所有的学科、才能和能力都是平等发展和创造的。
- 保持耐心。个体的加工速度可能会有所不同。有的孩子解决三维问题可能很快，但与此同时，做简单的减法和加法问题对于他们而言极具挑战。为加工速度的差异留出时间和空间。随着时间的推移，大脑的发育和网络将变得不那么杂乱。给孩子充足的时间去思考，让他们按照自己的时间线去成长。

- 鼓励和培养他们的发散性思维，拥抱他们的独特性。
- 让孩子们知道他们并不孤独。有很多杰出的人都是双重超常：演员基努·雷韦斯（Keanu Reeves，阅读障碍）；演员乌比·戈德堡（Whoopi Goldberg，阅读障碍）；游泳运动员迈克尔·菲尔普斯（Michael Phelps，ADHD）；作家阿加莎·克里斯蒂（Agatha Christie，书写困难）；歌手贾斯廷·廷伯莱克（Justin Timberlake，ADHD和强迫症），演员谢尔（Cher，ADHD和阅读障碍）等。
- 关注他们的优势，帮助他们解决困难。注意不要过分专注于修补缺陷。我们应该提供机会，让他们能够发挥自己的天赋，这使他们能够蓬勃发展并体验成功。
- 注意你的语言。对于双重超常的孩子来说，获得他们需要的服务是很重要的，但同样重要的是，不要给他们贴上残疾的标签。被贴上与众不同或残疾的标签会损害一个人的自信和自尊。注意你使用的语言，专注于他们非凡的、与双重超常特性融合在一起的独特性吧。
- 鼓励他们与志同道合的人交流。儿童在社会关系中需要安全感。把机会集中在让他们感到安全的兴趣上。当他们参与有意义的活动时，很有可能会自然地发展出有意义的关系。
- 对他们独特的存在方式、大脑网络和体验模式给予无限共情。教会他们每天练习自我共情。

## 双重超常个体茁壮成长的秘诀

对于天才和双重超常个体来说，找到秘诀的侧门是一个可以改变他们生活轨迹的关键转折点。一扇门可以成为变革、成长和扩张的中心，但如果这扇门被锁上，个体被留在另一边，饥肠辘辘，渴望进入，却无法进入。

要记住总有一扇侧门。天赋异禀和双重超常的孩子需要灵活的思维去寻找那扇侧门。回想起来，我生命中的大部分时间都是通过侧门或后门度过的。有时候，我要打破锁和门闩才能进去。有一天，当我在一个项目中苦苦挣扎时，我亲爱的朋友，已故的萨姆·克里斯坦森（Sam Christensen），给我讲了一个关于他成长的故事。他的父母规定他只能从家里的前门进出：这是家庭礼节。但是他们家的房子除了有前门外，还有侧门、车库门和后门。如果允许他进入这些门，他就能更快更容易地到达他想去的地方。他建议我从侧门进入（或接近我的问题）。侧门里有魔法。有天赋的、聪明的、双重超常的个体需要一个侧门才能生存。他们从厨房门、后门、阁楼门，有时还从卧室的窗户爬进他们的家，发展他们的思维布局并解锁他们的魔法。通过选择另一扇或几扇门，帮助他们揭示他们的本质。

这些孩子和成年人中的一些人走上了非传统的道路。他们可能在家上学，需要家教、教练，在求学过程中需要休学一年，或者在某些情况下不去上学。有些孩子在课间休息和午餐时在美术室画画、在图书馆读书或者在音乐室弹吉他。至关重要的是，我们要在这些孩子在学校里遭遇毁灭性的经历——他们的成绩很差，迷失在深渊中——之前就正确地识别他们。我们需要在他们眼中的光芒消逝之前找到他们。我们需要为他们提供侧门和窗户，让他们重新获得魔力，并让他们通过非传统的存在方式在世界中感受到力量。我们需要为他们提供有意义的教育机会，使他们的智力、情感和感官在他们学习的过程中被激活，让他们处于心流之中。当他们感受到心流时，将会魔力横生。

INSIGHT INTO
A BRIGHT
MIND

**03**

# 忽快忽慢的大脑：
# 重新认识天赋

创造力与打破预期模式、以不同的方式看待事物有关。

——爱德华·德博诺（Edward de Bono）

英国心理学家

亲爱的聪明的小孩：

别再担心啦，世界终会跟上你的步伐。被误解的一面是你的宝藏。这并不意味着一切会很容易。事实上，它可能是极具挑战性且痛苦的，生活需要你运用自己的想象力。你会感受到打破常规的价值和美好。这将引导你看到人类多样性的广阔视野。你是一位老师，耐心是一种美德——是你最好的资产。神童、大器晚成者、早起者、空想家，无论他们在哪里找到你、认出你——你都是一颗超新星，迸发着生命之光。相信自己的声音，虽然微弱，但那是你自己的声音，所以说出口吧；相信你的愿景，从当前世界的理想中脱离吧。你从千里之外看到陆地，一片别人无法想象的陆地。落日独属于你——大海里闪烁着千百颗宝石。相信你的才能，分享你的多样性。我们需要你与世界分享你的天赋。踏上陆地，走出阴影，让我们变得比梦想中还要好。教导我们吧，我们已在等待，我们准备好了，我们正在聆听，快出来玩耍吧。

爱你。

你的大姐姐

# 真正的智慧：个体如何发挥自己的天赋

解读天才大脑的过程就像打开潘多拉魔盒，每次打开它，就会有一些来自神经个性、异步成熟和存在的新东西飞出来。大脑是诠释天赋的一种方式，但智力却超越了大脑，是一种探索世界并与之交互的方式。

许多神经科学研究已经证明，天才之所以为天才，是因为他们有着更强的智力水平、情绪感知、创造力和运动加工能力，这些扩张的脑容量和脑网络在天才的智力和情感强度中起着至关重要的作用，许多神经科学研究都围绕着与某种特定智力相关的脑区的扩张展开。我在生活中遇到过一些人，他们的智力和能力无法用纸笔来表达，也无法用标准的成就测验来衡量，但他们却教会了我一些无法在书本和应试中找到的东西，这是一种永恒的智慧。真正的智慧、天赋超越了大脑解剖学，是关于个体如何发挥自己天赋的方法和原因。天赋超越了时空，天才可能领先了自己的时代很多年，过着充满智慧的生活。

在我的人生旅途中，有一个人让我感到谦卑，那就是我的儿子斯宾塞。他的词汇量总是比我大得多，他自开口讲话以来，每天都会教我新的单词和概念，且这些东西并不是来自课本或环境，而是他天生就知道的。虽说它们从哪里来的是个谜，但其实并不重要。天才和双重超常儿童天生就会使用更多的脑力，作为社会成员，我们能做的就是帮助他们善用自己的能力，正如心理学家西格蒙德·弗洛伊德所说："智慧的声音是柔和的，但它不会停止，直到它被倾听。"

神经科学的进步使我们对人类大脑、大脑的线路、大脑特异性、独特个人经历的加工和整合有了更为深入的了解。

## 天才的大脑成熟度在哪些领域与常人有差异？

- 大脑异步发育和成熟，尤其是在青少年时期，额叶皮层会广泛扩张；
- 感觉、运动、视觉处理和执行功能方面的脑容量扩大；
- 神经元微观结构的加工效率更高；
- 髓鞘纤维增加，即跨脑区信息传递更强；
- 在信息处理方面表现出快速或延迟的差异；
- 学习速度更快；
- 当面临更大的智力挑战和体验更强的心流状态时，大脑会高度激活；
- 表现出非凡的感官接受性和敏感性；
- 情绪加工相关的脑区更为成熟；
- 大脑中许多汇聚的神经网络在心流状态下被"点亮"，如MRI成像所示；
- 在加工信息时表现出灵活新颖的思维方式。

天才个体丰富多样的大脑以其非凡的脑力为核心。有一点是不可否认的：天才艺术家、音乐家、计算机程序员、舞蹈家、喜剧演员的大脑都会出现专门的扩张。更重要的是，这些大脑扩张是天才个体所独有的，凸显了要以开放的态度看待天才的重要性。

需要考虑的另一点是，天才如何使用他们的整个大脑，如何以同步或异步的方式进行差异化加工和特殊加工。我们在过去30年中所获得的关于人类大脑的知识，仅仅触及了人类的范围、潜力、多样性和思维的表面。

请记住，在潘多拉魔盒的底部是希望，通过由浅入深的探索，我们可以期待和想象，引导天才儿童们度过他们的旅程。

# 超越书本的智力

对不同的人来说,"天赋"一词有着不同的含义,与"天才"一词类似,两者都超出了标准测验和书本知识。天赋始于身体、大脑和思想,以观察世界的不同神经模式为核心,通常是非常规的,在感官、创造力、情感、身体和智力加工方面具有更大的开放性和意识。自古以来,对人类智力的好奇心就驱使我们围绕人类思维展开了无数研究。

美国心理学会(APA)对智力的解释如下:"人们在理解复杂想法、有效适应环境、从经验中学习以及通过思考来克服阻碍的推理能力等方面都存在差异。"斯皮尔曼二因素论[①]中的 G 因素是指一般认知功能和基本加工能力的衡量标准,即广义的智力。智力又包括晶体智力和流体智力,这两者是截然不同的。晶体智力被定义为个体在一生中获得的知识丰富程度,通常会伴随年龄、教育程度和经验的增长而增加;流体智力则是分析推理的能力,通常取决于信息加工速度、执行功能和记忆。许多关于大脑的研究都采用智力测试来衡量智力。

正如第 2 章所讨论的,智商得分只是智力和能力的近似值,每种测验测量的都是特定的、不同类型的智力,智商并不是衡量智力的唯一标准。例如,创造力也是一种智力。

爱因斯坦对这种广义的智力观作出了相当精彩的注释:"衡量智力的标准是改变的能力。"

---

① 斯皮尔曼二因素论由英国心理学家和统计学家斯皮尔曼提出,他认为智力由 G 因素(一般因素)和 S 因素(特殊因素)组成。G 因素反映个体的一般智力能力,表现在一般生活活动中,包括个体发现问题以及学习掌握的过程。S 因素代表的能力只与少数生活活动有关,是个体在某方面的表现异于他人的能力。——译者注

智力超越了学术，超越了书本。一个人一旦经过测验，被认定为有天赋，他就永远是天赋异禀的。天赋不会消逝，它是一个终身的旅程。此外，当一个人的智力水平超越了 99% 的人，他在这个世界上的体验就是独一无二的：他们找到势均力敌的同伴的概率是万分之一。然而，对孩子来说，与志同道合的他人建立联系是至关重要的，鼓励他们与他人建立联系的最佳方式就是共同的兴趣爱好。尽管优于 99% 的人使得他的经历相当个人化，但却不一定是孤立的，相反，可以通过与具有共同兴趣或热情的他人建立联系，从而形成联结和社区。只有当每个人的智力都受到重视并被看见时，他们才更有可能发挥出自己的天赋和存在价值。

# 多元智力

1983 年，霍华德·加德纳在其著作《心智框架：多元智力理论》（*Frame of Minds*：*The Theory of Multiple Intelligences*）中提出了多元智力理论，并在早期论述中将智力描述为学习和操纵信息的过程，个体在八个特定领域具有能力。

## 多元智力包含什么？

- 音乐智力——节奏与和声
- 空间智力——视觉
- 言语智力——语言
- 逻辑智力——数学
- 身体运动智力——动觉[①]

---

[①] 控制自己的身体并作出适当反应。——译者注

- 人际关系智力
- 自我认识智力
- 自然智力

后来,或许是为了探索正义这一概念,同时受到自我实现的启发,加德纳提出了智力的另外两种可能,即道德—精神智力和存在智力。在过去20年里,涌现了很多关于多元智力理论的著作,包括该理论在教育神经科学领域的应用。

## 加德纳怎么描述多元智力?

- 空间智力是指想象和操纵大规模空间信息或小范围局部空间信息的能力。宇航员、建筑师或游戏玩家就具有较高的空间智力。
- 身体动觉智力是指运用自己的身体或部分身体来解决问题或进行创造的能力。
- 音乐智力是一种对音乐元素(节奏、音高、音调、旋律等)的适应能力,从而产生演奏或创作音乐的能力。
- 语言智力包括对词义、声音、语气和语序的敏感性(就像诗人一样),学习语言的能力,以及像律师一样使用修辞的能力。
- 逻辑—数学智力描述了观察模式、将符号或逻辑关系概念化,以及像数学家、统计学家、化学家或物理学家那样进行演绎推理的能力。
- 人际智力(或社交智力)指的是以共情、理解、考虑情感和动机的方式与他人互动的能力。教师、销售员、调解员、治疗师或咨询师需要较高的人际智力。
- 自我认识智力(或自知智力)描述了理解自己的情绪和动机的能力,以及计划和利用自己的特定特征的能力。加德纳解释说,自我认识智力并不限定于任何人或职业，是普遍存在的。
- 自然智力（未包含在加德纳的原始著作中，是后来添加的）指捕捉我们与环境互动、识别和区分自然世界特征的能力。农民、猎人、厨师、植物学家或生物学家一般具有较高的自然智力。

加德纳多元智力理论应用于教育领域的基石是，学习者需要有能力去理解他们获取信息的方式，并被鼓励探索所有的学习模式。加德纳批评教育机构狭隘地关注语言智力和逻辑数学智力，而忽视了其他方面的智力。每个人都不应局限于单一维度的智力，而是拥有多种学习能力，这些能力可以通过训练提高。通过了解自己与生俱来的智力，个体能促进自身的成熟和自我接纳。根据他的理论，个体有自己特定的学习模式，也有潜力跨所有领域学习，因此应该鼓励他们在所有领域进行探索学习，引导学习者更好地了解自己的学习风格，从而发掘自己的优势。

智力超越书本这一观点，强调的是个体发育和大脑成熟具有高度的独特性。在他的理论中有一个重要概念，即人类的思维具有特定的专门化，允许基于神经个性的个体主义的形成，这种神经个性是以特殊的神经解剖学、神经通路、与环境相互作用而产生的神经可塑性为中心的。我们的大脑会模仿我们的学习方式和适应性来加工信息。此外，智商测试捕捉到的仅仅是智力光谱内很窄的波段，智力的广度远超书本。能够在面临挑战时展现出同理心，是一种将知识转化为智慧的高水平加工能力，教导孩子们明智地使用自己的天赋并进行适当的鉴别非常重要。学术只是汲取智慧的领域之一，孩子们需要在他们生活的方方面面蓬勃发展，包括创造力、社交、情感、身体、精神和感官。

特别要注意的是，学习环境会促进智力发展和大脑结构发育。有研究已证明了这一点，该研究比较了在丰富和贫瘠环境中长大的啮齿类动物，丰富环境中的啮齿类动物的大脑皮层细胞密度增加，这是智力提高的生物学证据。不足为奇的是，与没有在丰富环境中长大的啮齿类动物相比，在丰富环境中长大的啮齿类动物更善于解决问题。通过神经可塑性连接新的神经网络是一种终身能力，它与个体的学习方式、环境互动交织在一起。

## 天才的大脑地图

许多检测与智力相关的生物学指标的智力测量都使用神经成像技术，它能获取大脑图像并将其绘制成大脑地图。大脑地图由不同区域组成，许多区域都具有其特定的功能。如灰质由神经元和神经胶质细胞组成，脑成像技术可以捕捉到研究者感兴趣区域的神经元和树突密度。神经元是我们将提到的主要细胞类型，它们是信息加工的基本计算组件。神经元为信息的聚集提供了一个网络，使得我们可以加工、解释、管理和存储其中的信息，以便在当下和未来提取和使用。

在许多研究范式中，具有较高智力水平的天才表现出脑区扩张和大脑活动的增加，包括灰质和白质在内的大脑总体积也被证明与智力测验的得分相关。汤普森（Thompson）及其同事的一项研究表明，脑区差异与智力测验结果有关。尽管我们知道在智力测验中，大脑存在区域差异、网络差异和功能差异，但研究人群中个体之间的功能和差异也很重要。重复研究表明，灰质体积和脑解剖的遗传因素之间存在显著关系。

值得注意的是，科学家对 37 项神经影像学研究进行的元分析证实了脑容量与智力呈正相关，这表明天才个体的生物差异与神经解剖学有关。研究天才个体的神经解剖学为智力加工、表现和功能差异提供了实证，天赋异禀的个体会以自身独特的方式来体验这个世界。

许多研究表明，智商较高的人的额叶皮质、前扣带回皮质、颞叶皮质、顶叶和枕叶皮质的灰质区域的成熟度更高。

## 与大脑扩张和智力加工有关的脑区有哪些？

- 额叶皮质对高级思维和智力加工至关重要，如复杂的决策、动机、激励、自我控制、计划、假设检验和情绪调节等。天才儿童和青少年的额叶皮质有很大的扩张，这可以解释变异性、异步性和智力的增强。众所周知，额叶皮质在30岁左右发育成熟，这个发育过程贯穿人的一生。值得注意的是，天才个体的发育迟缓可能与其额叶皮层的成熟有关。
- 前扣带回皮质是一个涉及执行功能、决策、情绪、信任和奖赏的脑区，也是平衡情绪、道德和正义的基石，这些都是天才个体的核心行为特征。
- 颞叶和顶叶对触觉、味觉、嗅觉、语言解释、语言形成和情绪感觉整合等感官加工都至关重要。通常有天赋的人都有更强的自我意识和感官接受能力，言语智力高的人通常有更强的情绪体验。
- 枕叶是大脑中专门负责视觉加工的区域，是我们感知周围视觉环境的关键。针对有数学天赋的青少年的研究表明，他们与空间加工有关的视觉皮质表现出扩张。

这些区域中的每一个都与大脑扩张、智力加工有关，包括天才个体如何以更强的意识和更深入的探索来回应和感知世界。

在观察大脑的激活状态方面，fMRI技术允许科学家通过测量个体的血氧水平依赖信号来观察个体在执行特定任务时的大脑活动。许多研究人员一直对了解高天赋儿童的大脑加工过程感兴趣，并观测了他们在执行认知任务时的大脑活动。例如，科学家吉克（Geake）和汉森（Hansen）在天才儿童和同龄人完成字母序列任务时，观测了他们的脑区激活，发现语言能力较强的天才儿童的大脑两侧额叶、顶叶和枕叶区域以及双侧前扣带回皮质的激活增强。令人惊讶的是，语言智商与天才个体额叶皮质的血氧信号之间存在线性相关关系，这表明语言智商较高的儿童与普通儿童存在生物学基础和代谢上的差异。

同时，这些研究有力地表明，与年龄相当的同龄人相比，天才儿童在加工语言信息方面有更广阔的大脑区域和更强的大脑激活。这些研究还表明，额叶皮质在高难度的认知任务中发挥着关键作用，且高智商个体的前额叶皮质活动可能会增强。对于那些在智力、情感能力方面有所增强的天才个体来说，研究结果有助于我们理解大脑解剖及语言能力提高所带来的差异。这也表明当进入心流状态时，与信息加工相关的新陈代谢活动的速率会更高。

诸如此类的重要发现有力地表明，天才个体的神经解剖学网络得到了扩展，这与他们的功能和加工能力有关。此外，他们在对刺激和信息作出反应时有较高的激活基线，就像奥运会长跑运动员拥有独特的生理机能（如较高的最大摄氧量）一样，天才也拥有其独特的生理天赋。天才拥有更大的脑容量和扩展的神经网络，与信息加工有关的新陈代谢活动也更旺盛，从而使他们的认知、心理、情感、感觉和身体处理能力得到增强。重要的是，这些研究提供了一个窥视天才大脑的机会，并强调了整个大脑为认知能力协同工作的重要性，构成超强能力和智力水平的不仅仅是单一的脑区。更重要的是，认知表现具有高度的神经个体性，有时未知的神经通路却能提供最卓越的洞见。

## 越大越好吗？

有证据表明，智商越高的人的脑容量和体积越大，这往往与他们的认知能力相关。然而，"越大越好"的观点是对人类大脑和人类经验的过度简化的理解。从进化的角度来看，在所有哺乳动物中，大脑的扩张确实反映了智力的发展，这是事实。但在更高级的灵长类动物中，这种相关性是与额叶皮层等区域性扩张具体相关的——与高阶认知和加工相关的网络的扩张是智力提高的原因。最重要的是，大脑是如何作为一个整体来加工信息，并通过操作概念将信息转化为知识，从而提供更高智力的。

巨头畸形（Macrocephaly），或者脑袋更大并不一定意味着智力更高。在某些情况下，较大的脑体积与发育延迟相关，并会干扰大脑的正常成熟。某些孤独症者会表现出发育迟缓且大脑更大的症状，这一直是一个令人困惑的例子，对目前认为大脑体积更大即认知能力更强的观点提出了挑战。

科学家发现，在传统的大脑发育过程中，大脑皮层由六层神经元组成，这些神经元被称为微柱，它们的投射模式和功能具有高度特异性。微柱就像神经元群，在局部脑区和跨脑区内具有与功能和输出相关的特定神经放电，就像城镇中的局部街道一样。当神经元层次紊乱时，大脑的发育、成熟、加工和功能都会面临挑战。另外，在有孤独症和发育迟缓的人群中，他们的脑容量更大是因为更宽、无序的微柱和分层。特别是，当微柱分层发育中断时，信息加工、功能和认知能力就会遭遇挑战。由于细胞结构紊乱导致细胞层错乱，大脑线路在发育过程中发生了改变，从而在认知和行为方面呈现出显著差异。

科学家最近在研究人类大脑的微观结构时发现，尽管大脑的整体体积一直是智力的预测指标之一，但智商越高的人，其树突（神经元最精细的结构）越少。树突像树枝一样延伸到其他细胞，被称为树突分支，在神经细胞之间进行信息传递。在智商较高的个体中，神经元末端的树突轴化密度较低。这是怎么回事呢？科学家提出，智商较高的大脑在神经元的微观结构上运行效率更高，细胞间通过突触进行交流，在大脑发育过程中，大脑会经历一个称为"突触修剪"的过程，在这个过程中，大脑会消除过多的突触，这使得神经元在微观结构上能够更有效地交流。这与我们所认为的大脑成熟的想法相反，我们往往认为突触越多越好。其实相比之下，更少、更发达和更具体的分支可以更有效地传递信息和能量。重要的不是大脑的体积，而是发生在局部微结构和整个大脑的加工过程。

值得注意的是，大脑在全域传递信息的方式取决于其作为一个器官的工作方式，其核心是微观结构上的信息和能量传递，这对提高认知和能力至关重要。一个人的脑容量可以更大，但如果网络和通路形成不当，就会在发育、认知、感官接受和加工、本体感知、情绪和行为等方面出现问题。但是，如果区域性扩张的发展具有内聚性细胞层模式和适当的投射神经元、通路和全脑线路，那么更大的脑容量就会有助于提高信息加工和认知能力。这更取决于区域内、跨脑区的连接性，以及整个大脑如何协同工作并适应环境和信息。

因此，这不仅仅是"越大越好"那样简单。

# 为什么天才做一些事很快，做另一些事却很慢？

白质是构成信息高速公路的组织，信息通过它传输到整个大脑，能量流在很大程度上取决于加工速度和大脑白质束的发育情况。大脑中白质的测量结果可以反映轴突的投射和厚度，以及髓鞘（神经细胞周围形成的绝缘鞘）的数量，从而提高能量流的传导性和效率。白质束本质上是大脑的高速公路。这些通路允许大脑区域之间进行信息交流，就像高速公路允许我们在城市之间旅行一样。信息传递的速度因白质束本身的属性而异，如白质束的丰富程度、距离以及跨脑区连接的强度。

为什么有些天赋异禀的人处理某些事情的速度会特别快，而处理其他类型的事情却似乎要花上好长时间呢？例如，可能有一个孩子在 6 秒内就能拼完一个魔方，却需要 5 分钟才能写出自己的名字。同一个孩子在完成不同的认知任务时，其加工速度怎么会有如此大的差异呢？这种差异可能是儿童大脑中白质束的发育方式造成的，因为白质束的成熟在儿童个体内部是不同步的。例如，大脑解魔方的路径就像埃隆·马斯克（Elon Musk）的地下超高速公路一样，是一条无缝而径直的路径。相比之下，书写自己名字的路径可能就像穿越亚马孙丛林，要用砍刀劈出一条小路才能到达另一边，每一步都需要在许多可能的小径中进行选择。

早期研究表明，智力依赖于白质束和髓鞘的完整性，而更快的神经传导速度与更大的轴突直径和一致性有关。白质以及轴突直径的普遍增加，在大脑整体的认知成熟和信息加工速度方面发挥着关键作用。例如，在 40 岁左右时，髓鞘开始减少，这被认为是认知功能减弱的一部分，在整个生命进程中，髓鞘直接关系到认知功能。

智商越高的人，整个大脑的白质连通性和凝聚力越强，信息加工和操作能力也就越强。天赋异禀的人大脑中的白质束增加更明显。研究人员发现，与直接影响语言能力的非语言能力相比，白质的测量值与语言能力的相关性更大。特别是，连接布洛卡区和威尔尼克区（大脑的语言区）的白质投射对个体之间的差异很敏感，并影响智力成就，这意味着，语言能力与大脑中的白质束直接相关，语言加工能力更强与大脑各区域之间在语言处理和生成方面更好的连通性有关。在认知任务和智力方面，天才往往表现出更快的加工速度，而他们的神经解剖结构和白质束——允许信息在脑区间传播的信息高速公路——也会影响他们的智力成就。

彭克（Penke）和他的团队研究了大脑中的白质束，发现全脑白质束的完整性与一般智力加工速度的提高有关，更为完整的白质束——纤维沿同一方向路径运动有助于提高信息加工的速度。相反，当白质束较为紊乱时，从一个区域到另一个区域的信息加工速度会减慢和延迟。

天才们通常会表现出快速和延迟两种加工速度，这取决于当前的任务。这种差异在很大程度上与大脑如何形成网络以及髓鞘纤维如何铺设通路有关。此外，由于大脑发育的异步性，有些人可能需要更多的时间才能使大脑通路成熟，从而实现更流畅的加工。通过实践练习，人们可以发展和调整通路，随着时间的推移实现更高的一致性，从而提高加工速度。

天赋的另一个维度与高度的好奇心和开放性有关。天才儿童可能会对所谓"简单"的问题产生更大的好奇心，从而导致反应速度变慢。例如，有人可能会问他们香蕉的颜色，标准答案显然是黄色，但他们可能会出人意料地回答说，"香蕉可能是白色、奶油色、黄色、青绿色、黄绿色、棕色，甚至是带棕黄色斑点的"。确实，这些描述都是准确真实的，因为香蕉皮通常是黄色的，但里面却不是，而且香蕉的颜色从来都不是不变的，它的颜色会随着成熟而变化。天才儿童可能会专注于香蕉颜色的所有可能性，而不是给出显而易见的快速答案，这种探索自然要比单一、简单的答案花费更长的时间。因此，我们明白，虽然白质连通性和一致性是天才的一个预测指标，但又绝不仅限于白质的发展，而是大脑整体的成熟和加工。

通常情况下，天才儿童的信息加工速度更快，大脑白质束的连接范围更大，使整个大脑的能量和信息流更大，但个体差异也很大，有时快速加工的白质反而会产生较慢的反应。

## 挑战让大脑在心流状态下流光溢彩

在心流状态下，智慧的大脑充满了活力，脑区之所以会被激活，是因为脑力被充分调动起来，就像所有气缸都在工作的发动机。在许多研究中，数学天才在解决难度不断增加的复杂数学问题时，大脑表现出明显的激活状态，这反映了他们的"心流"状态，在这种状态下，他们全身心投入，感觉积极向上、精力充沛。当他们处于"心流"状态时，他们的大脑会在fMRI成像上亮起来，因为他们正在处理与自己水平相当的、引人入胜的任务。当处于心流状态时，一个人的大脑激活成像是明亮而充满活力的，他能体验到更大的动力和奖赏。这是由于神经递质多巴胺的活动，多巴胺是一种负责奖赏和激励的神经化学物质，当个体从事与自己水平相当的活动时，整个大脑都处于激活状态。

最近一项对在数学方面早慧的青少年的研究表明，与同龄人相比，在解决复杂的数学问题时，随着问题难度的增加，他们会同时使用左侧和右侧额叶皮层，且激活程度更高。与典型神经类型的同龄人相比，有数学天赋的青少年表现出的大脑激活是双侧的，而且有更多的大脑区域被激活，尤其是大脑右半球。这表明天才大脑信息加工能力的提高不仅归因于更大的脑容量，代谢处理能力的增强也是一个重要因素。当个体全力投入信息加工时，大脑就会像发光一样释放出积极的神经化学物质，让他们体验到"心流"状态。天才的大脑模式好像是为了在更高的激活水平上工作而构建的，以便匹配他们的特殊能力、奖励和动机。

数学天才的顶叶和额叶区域的激活增加，这与他们在视觉空间加工和逻辑推理方面能力的提高有关。

科学家发现，在数学天才中，智商与胼胝体（连接大脑左右半球的神经纤维带）的体积呈显著正相关，这证明了在大脑半球之间有效传递信息是提高智力的关键因素。此外，有数学天赋的青少年脑中连接大脑额叶、基底神经节和顶叶区域的白质束有所增加，这可能是这些天才青少年的流体推理、工作记忆和创造力增强的原因。高效互联的大脑可以提高智力，因为信息易于在大脑半球之间传递，提供更多的奖赏，以及用更具创造性的方式进行信息交互。

总而言之，这些研究共同证明，要想让孩子们茁壮成长，就必须让他们接受智力水平更高的挑战。通常来说，当大脑得到充分调动时，天才大脑就能以其最高的效率愉快地工作，当孩子体验到适当程度的投入和挑战时，其他行为困难也会相应减少，因为这样的活动或任务能够有效吸引他们。当大脑完全投入时，多巴胺等积极的神经化学物质会激增，从而使他们体验到更多的心流状态、奖励和动力。当他们的智力和认知能力得到满足时，就会发挥其本质和潜能。必须指出的是，这种参与并不局限于单一的脑区，而是整个大脑在心流状态下协同工作。当孩子处于心流状态时，他们会按照自己的能力水平工作，并体验到更多对他们来说有意义的学习材料。这时，他们的大脑会被点亮，能充分体验到心流状态所带来的巨大的快乐。

## 越聪明，同理心越强吗？

情绪稳定是个体情绪和谐的标志，情绪理解能力增强、更强的同理心以及对正义的渴求是高情商个体关键的情绪和行为特征。情商被描述为具有更强的同理心和心理理论（Theory of Mind，TOM），即理解和预测他人经历或感受的能力。情感上富有天赋的人通常被认为对自己和他人的情感理解更深刻，并能表达出更广泛、更强烈的情感来体现他们的内心状态。

加德纳在他的多元智力理论中提出，人际智力越高的人同理心也越强。此外，我们了解到，他们大脑中专门用于情绪加工，同理心和更丰富、更深入地体验情绪的区域的神经解剖成熟度也更高。根据吉姆·韦布（Jim Webb）、苏珊·丹尼尔斯（Susan Daniels）和琳达·西尔弗曼（Linda Silverman）的研究，有情绪天赋的人会表达出强烈的情绪，他们的情绪往往会被那些不合拍的人所误解和忽视。大脑解剖学、神经通路和行为模式可以帮助我们深入了解那些极具同理心和情绪智慧的头脑。另有研究表明，高情绪天赋的大脑有更多的脑力用于情绪加工和理解。

例如，据报道，智商越高的人，大脑中负责情绪加工的脑区体积越大。具体来说，科学家研究了智商与大脑高级情绪中心之间的关系，发现智商高于平均水平的人，其前扣带回皮层和额叶皮层的灰质体积更大。这两个大脑区域对于认知功能、情绪加工、决策、奖赏、共情和身体稳态都至关重要。前扣带回皮层和额叶皮层这两个区域的体积越大,表明个体对世界的觉察和探索世界的能力越丰富,认知能力和情感能力也越强。有情绪天赋的人对正义、公平和道德有着更为深刻的使命感。

这些脑结构对于情绪平衡至关重要,即具有更强的道德意识观、自我洞察力、直觉、更强的沟通能力、更好的恐惧调节能力、更灵活的思维以及更强的共情能力。这些区域的脑容量越大,情绪加工能力、情绪知识和情绪理解能力就越强。这有助于我们理解,情商和情绪意识的提高是基于神经通路和神经解剖学的。我们的生理设定是不同的,源于我们各自的基因,并通过自身的选择来发展我们的神经网络,进而增强我们的情绪意识。当我们的意图和意识建立在个人情绪阈值之上时,行为实践就能培养出更为平衡稳定的情绪状态。

与一般智力水平的人相比,聪明的人经常描述自己对事物的感觉更强烈、更深刻,并且情绪反应更强。在一项关于白质网络与智商的关系的研究中,研究人员发现,高智商人群的右侧钩束体积增大,而右侧钩束是大脑中将电脉冲信号从边缘区(情绪的第一反应区)传递到额叶皮层(情绪行动和决策区)的关键区域。右侧钩束在处理共情方面起着至关重要的作用,共情是理解他人感受、行为和行动时的一种关键情绪。一项针对右侧钩束受损的退伍军人和中风病人的研究显示,他们在表达共情时会出现障碍,情绪效价①和情绪理解能力也会下降。右侧钩束的连接作用至关重要,因为它连接着眶额皮层、颞极、脑岛和杏仁核,这些区域对于解码和传递

---

① 指人们将对事物的情绪体验分为正性和负性两种。通常而言,愤怒和恐惧等具有负效价;而高兴、喜悦具有正效价。——译者注

整个大脑的情感信息至关重要。右侧钩束是传递情感信息和共情的重要白质通路，由于其在天才大脑中的扩张，它在整个大脑中处理情感信息的作用可能是理解天才人群情商和共情能力增强的一个因素。

神经科学研究表明，高情商的大脑可能天生具有更高级的情感加工能力和更强的同理心，他们大脑的成熟和与生俱来的行为可以促进情感理解和加工能力的提升。因为有些人天生具有更强的情感能力，因此，培养有情感天赋的人，帮助他们理解自己的强烈的情绪加工能力是他们的天性，这是至关重要的。在理解和支持个人处理各种复杂情绪的基础上，培养自我同情，鼓励积极发展，并促进他们对自己体验世界的强烈方式进行自我接纳。

有研究支持高智商与利他主义、奉献精神之间的联系。在一项试图理解数学天才少年的社会和情感行为的调查中，研究人员使用了"最后通牒游戏"，这是一种经济决策游戏，用于衡量人的经济和认知决策。"最后通牒游戏"以经济学范式为基础，探讨了个人如何在分享或获取经济回报的基础上进行合作或背叛，使研究人员能够深入研究人类的利他主义。

在最后通牒博弈范式中，"提议者"有权提议如何在他和"响应者"之间分配10美元，"响应者"可自由选择接受或拒绝，如果接受提议，双方就会得到提议者方案中分配的金额；如果响应者拒绝提议，则双方都得不到钱。从战略上讲，提议者通过提出金额小的、不公平的提议（如1美元∶9美元）来获益，而响应者接受所有提议，即便是金额小且不公平的提议也会获益，因为不接受的话就是零获益，要想在最后通牒博弈中取得成功并获得收益最大化，博弈者必须采用社会适应心理策略，如公平、合作和声誉。

虽然有天赋的青少年在数学上比同龄人更有谋略，但在解读对手行为上比较弱势，导致他们在游戏中的总体收益较低。有数学天赋的青少年不能运用适应性策略，与年龄相仿的同龄人相比，他们对不公平感的反应更为强烈。他们拒绝接受建议的比例高于平均水平，甚至包括"公平"的提议，这导致他们的总收益较小。

这种对公平和正义的强烈关注表明，大脑中的神经通路可能直接导致了天才个体的利他主义，越聪明的人似乎更乐于奉献和利他，这解释了他们的情商和亲社会行为。他们天生会给予，天生会分享，天生更关注社会。尤其是，赠人玫瑰，手留余香，多巴胺会大量涌入我们的大脑，这是一种持久的积极回报。这凸显了天才的情绪智慧是如何通过更广泛的社会关怀、同理心和道德感来表达的，以及一些人如何对人类和地球表现出更多的情感关怀和正义。情绪智慧是穿越艰难时刻的一盏明灯。

## 超脑和超体

天才们在体验和认识世界时会有更强的自我意识和开放性，他们使用专门的脑网络，其特殊的脑网络和信息加工方式是整个大脑能够进行深度思考、感受和存在的基础。内心世界和外部世界是不同的，天才个体的体验远远超出了智力范畴，但往往因其非常规的行为和思维方式而被误会、误解和误诊。如前所述，天才的发展是不同步的，他们的智力和情感反应可能超出了社会的规范，并被解读为古怪和特立独行。

露丝·卡尔平斯基是两个天才男孩的母亲，这两个男孩以独特的方式探索世界，她试图深入了解他们的天赋和面临的人生挑战。她的两个儿子都聪慧过人，但在学校里却在社交、情感和学业方面举步维艰，这反映出他们具有的天赋和 ADHD 的双重诊断。眼看着儿子们克服重重困难在世界航行，露丝想进一步了解这种情况是否在全美国的天才儿童家里也同样存在。于是，在不惑之年，露丝决心重返大学专攻心理学。实际上她自己也是一个天资聪慧的人，为了揭示天赋所带来的真正挑战和影响，她对美国门萨俱乐部的 3715 名成员展开了调查研究。门萨俱乐部是一个接纳智力百分位数在 98% 以上人群的组织，因为露丝和儿子们都是门萨俱乐部的终身会员，她想了解天才们是否在心理、身体、情绪和生理方面有更高的患病风险。许多智力研究的重点都是将智力的提升作为衡量学术、职业和社会经济成就、雄心抱负、寿命延长的标准，或者探索智力的提高与职业和经济成就的关系。很多文献都缺乏对天才心理、身体和情绪健康的探索研究。于是，这种情况助长了一种刻板印象：假如你聪明过人，你就有优势，就能应对一切，并且就已经拥有了一切。

露丝和奥德丽·科尔布（Audrey Kolb）都是美国匹泽学院（Pitzer College）的学生，她们突破常规，设计了一份旨在研究天才个体心理、生理和情感健康状况的调查问卷。研究回顾了詹姆斯·T. 韦布、苏珊·丹尼尔斯和卡齐米日·东布罗夫斯基（Kazimierz Dąbrowski）的研究成果，并围绕着这样一个理论展开：天才在感官、情感、心理、身体和创造性表达方面都有超强的发展潜力，而这些能力使得他们在生活的各个方面都面临非凡的天赋和挑战。我们的研究基于这样一个前提，即天才通过"超脑、超体"这种增强的加工过程来体验世界，而这种非凡的体验又伴随着更大的心理和生理挑战。问卷包含 8 个具体领域：情绪障碍、焦虑症、ADHD、孤独症、食物过敏、环境过敏、哮喘和自身免疫性疾病。在每一个类别中，无论是心理还是生理疾病，门萨成员报告出的患病率都显著高于全美国平均水平。在这个群体中,个体报告的焦虑症和情绪障碍的诊断率接近全美国平均水平的 2 倍,环境过敏的诊断率约为平均水平的 3 倍。

我们的研究支持这样一种观点,即大脑和身体的兴奋可能与身心状况的患病率相一致。比如我们都知道,天才大脑中与情商有关的区域增多,大脑各情感区域之间的连通性也更大,这可以提高情商和同理心。此外,这种扩大的神经解剖结构也会增加患抑郁症和焦虑症等疾病的风险,尤其是高度亢奋会使得大脑超负荷工作,并导致神经免疫反应的强烈激活,进一步引发一系列身心双向过程。其中神经免疫化学物质的缓慢流动改变了个体的身体、精神和情绪加工过程,这种激活最终导致大脑和身体的超敏接受性和反应性。

这一原创理论打破了文化和社会仅以智力为核心来评判聪明与否的理想。诚然,智力是天才茁壮成长的必要条件,但要在现实世界里开花结果,还需要满足社交、情感、身体、精神和感官方面的需求。

天才个体总是以更高的接受能力和反应能力来体验周围的环境,这是一种增强的生存方式。该项研究为我们探索天才的身心健康打开了新的思路,让我们能帮助那些因为生理设定备受折磨的个体,并鼓励他们积极投入实践。

### 我们可以从哪些方面引导天才儿童?

- 适当地识别;
- 提供情感、心理、身体、感官和创造力方面的安全感;

- 提供能够探索和犯错的安全环境；
- 让他们有机会沉浸式参与体验深度学习，获得更高级别的学习和满足他们在智力、情感、心理、身体、感官和想象力需求的学习；
- 提供能让他们最大限度地参与心流体验的机会。

## 发呆是在进行创造性思考吗？

创造力就是自得其乐的智力。

——阿尔伯特·爱因斯坦，物理学家

富有创造力的大脑会使用非常规的脑网络模式，更容易表现出发散性思维。最新研究发现，可以根据研究参与者大脑的连通性大致推测出其创造力程度。研究还发现，在创造性地解决问题的过程中，大脑中会出现三个子网络：默认模式网络、突显网络和执行功能网络。有趣的是，除了在进行创造性思维时，这些子网络通常不参与工作，这一发现展示了一个富有想象力的大脑处于心流状态时是如何进行跨脑区、跨半球沟通的。对于想象力和创造力而言，正是不同脑区的协调促成了创造性的问题解决。三个子网络同步工作的发现揭开了"右脑和左脑"的古老神话，揭示了大脑是如何利用多个脑区产生创造力的。那么，这三个子网络是做什么的，又为什么会在创造性思维中协同工作呢？

默认模式网络涉及情绪、自我和关于他人的记忆，它在我们走神、计划未来、思考过去、休息和冥想时被激活，这一网络对于我们理解走神如何通过获取深层次信息来点燃想象力至关重要。这一发现或许可以解释我们所说的"心不在焉"或"头脑发热"等创造性行为，也许这正是深度创造性思维过程所需要的。

突显网络对内部信息和来自环境的信息进行分类。突显网络被认为会分析来自默认模式网络的想法和情绪。在大脑中，收集想法和记忆、整理想象力的交响乐就是从这里奏响的。

执行功能网络位于额叶（背外侧前额叶皮层和眶额皮层），进行与注意力、工作记忆、认知性抑制控制（如流体推理、问题解决和认知灵活性）有关的重要认知活动。这些区域可能负责把创意想法付诸实践。基于试错记忆的测试和计算出多重结果对解决问题至关重要。

这项研究非常具有价值，表明高创造力需要大规模的脑网络的参与。个体会利用独特的大脑网络进行广泛的想象，从而创造性地解决问题并找到新颖的解决方案。此外，研究参与者自我报告的创造性行为与创造性思维之间存在很强的相关性。这就引出了下一个问题：如何在日常生活中激发更多的想象力？也许，可以通过做白日梦。

请记住，下次当你觉得你的朋友、伴侣、孩子或同事看起来"心不在焉"时，他们可能正在进行深度的创造性思考、发明或艺术创作。

INSIGHT INTO
A BRIGHT
MIND

04

# 超敏感官：
# 感受丰富却过载频发

眼睛被称为心灵的窗户，它是智力借以欣赏自然的无限创造的第一工具。

——达·芬奇（Leonardo da Vinci）

意大利画家、博学家

亲爱的第六感：

你的身体是否疼痛难忍？衣服套在身上却总有像针刺一般的感觉？人群是否过于吵闹？他们的声音是否让你的耳膜轰轰作响？吹叶机的噪声和车流声会损害你的身体吗？音乐会让你后颈发凉吗？听贝多芬的《第五号协奏曲》"皇帝"第二乐章时，你手臂上的汗毛会竖起来吗？强光会让你产生视觉偏头痛吗？阅读黑白印刷品会让你头晕目眩吗？条纹呢？自动扶梯呢？某些气味会刺激你出现呕吐反射吗？猕猴桃或鱼皮等食物的味道和触感会让你感到恶心不适和食欲不振吗？生活在自己的躯体里也会感到痛苦吗？他们会倾听你吗？他们会剪掉你 T 恤上的标签，调暗刺眼的灯光，压低声音吗？他们听得见吗？让我们来帮助他们理解吧。

让你终生难忘的儿科医生

# 刺激过度的 21 世纪

我们生存的世界已不再是纯粹的自然界,"人工"世界持续充溢着刺激,甚至常常让我们刺激过载。人造的声音、灯光、气味、材料、化学品、甜味剂,以及其他一系列的人造感觉体验,这些体验远远超过我们的神经系统、肉体乃至心灵的适应能力。我们通过大脑中不断丰富、寻求快乐的中心感受这个世界,在这里,休闲娱乐和"人工"生活(手机、应用程序、互联网、计算机程序、电子游戏、电视、广播等)24 小时触手可及。但是我们既没准备好,也未进化出能够持续处理娱乐的能力,这导致我们的大脑和身体出现一系列生物上的不匹配,即感觉系统过载。就好比生活在这样一个世界:我们的系统持续出现故障,以至于身心短路,永远处在重启状态。

我们超负荷且精疲力竭的神经系统向大脑和身体发出了撤退信号,诱发一连串应激反应的神经化学物质,最终导致了焦虑、恐惧情绪,严重时还会导致惊恐发作。这反过来又改变了我们的心理和生理行为,使我们变得更加情绪化,注意力不集中,运动反馈增强,疼痛回路感知增强以及社交退缩加剧。有些人甚至可能会出现好动、注意力难以集中、严重易怒、疼痛增加的身体表现,并且因为这种环境下诱发的恐惧、焦虑情绪加剧,他们会倾向保护自己的眼睛、耳朵和皮肤免受感觉输入的影响,甚至可能完全自我封闭。此类行为和生理反应的产生,是因为这些人拥有对触觉、视觉、听觉、味觉和嗅觉刺激高度敏感的神经系统。

所有这些行为都会导致个体在他们的表现、能力和加工方面出现不同步。他们在传统的学校和工作环境中也会面临更大的挑战,因为环境中发生的事情往往被认为是"常态",但对他们来说却会引发真正的、感觉神经系统上的损伤,破坏他们的能力和天赋。这些神经类型的人可能会经历各种各样的误诊,比如焦虑、抑郁、ADHD、注意缺陷障碍(ADD)、强迫症(OCD)、对立违抗性障碍(ODD)以及其他情绪障碍,并且他们也会表现出身体、精神和情绪上的痛苦的压力体验。

当这些人在世界航行时,他们的感觉体验扰乱了日常生活、活动、关系和生活质量。由于在过度刺激的感觉环境中航行所面临的挑战,他们仿佛与环境和他人脱节,无法完全表达自己。

## 高敏感的感官如何影响天才个体?

感官加工存在差异的个体会表现出不同的神经特征,且在感觉加工过程中也会表现出与他人不同的神经模式和神经回路。具体来说,目前研究发现,这些增强的感觉加工体验实际上是具有生物基础的。最新的研究通过核磁共振技术,揭示出部分人群的脑部白质连接和模式存在差异,而这种差异的核心可能就是感觉加工差异。同样,感觉加工差异和感觉超敏性也存在于多种神经类型之中,如 ADHD、孤独症谱系障碍、阅读障碍、书写困难、脆性 X 综合征(Fragile X Syndrome)以及其他诸多发育障碍,但是由于鲜为人知,感觉加工差异往往被人们忽视、误判或误解。

通常来说,感觉加工增强的儿童和成人在处理"正常"的刺激时就会遇到麻烦,比如电影院、吸尘器发出的噪声或者人造光源。甚至即使是轻微的触摸也会让他们感到痛苦。在一些情况下,敏感儿童会回避拥抱、牵手等肢体接触。但是,第二天,他们可能就会追求那种相同的感觉体验,这被称为感官寻求行为（sensory-seeking behaviors）。这些相互矛盾的行为给父母、临床医生和教育工作者带来了困扰，因为人们并不了解这些行为差异的根源，也不了解怎样为儿童的感官知觉和反应创造安全的环境。因此我建议，不要着急，可以慢慢探索感官寻求和感官回避的经验。

这类儿童大部分也在其他领域显得不协调，例如在精细运动技能（握笔或写字等活动）、本体感觉（知道自己在三维空间中的位置）和平衡问题（保持身体平衡和协调）等方面面临越来越多的挑战。这些挑战可能导致孩子被贴上笨拙的标签。许多身体上的不同步现象都与大脑发育不同步有关，大脑发育不同步会影响个性、社交能力、注意力和气质。

感官超敏感会干扰社交互动，因此这些儿童和成人会错过微妙的社交线索和面部表情。这可能是因为他们的注意力都集中在难以承受的感觉体验上。这种反应会影响个体的行为，使他们变得更加孤僻，因为他们要应对自己的身体和感觉反应，忙于调节过度活跃的神经系统。

另一个挑战则涉及情绪控制、镇定和错过他人的情绪暗示。强烈的感官体验会导致过度警觉，需要他们集中注意力，所以他们的基线反应就是直接的边缘系统（原始）情绪，因为他们正处在痛苦和折磨之中——他们的注意力高度集中在处理感觉创伤之上。

这些挑战可能会对学龄儿童、职场人士与他们的亲朋好友的社会交往产生巨大影响。因此，这些孩子经常受到同龄人的高度审视，经常感到不适应，他们会经历大量的社会孤立，并且很容易成为受害者和欺凌对象。这些孩子的延迟加工和感觉超载会干扰他们的社交联系与沟通。神经系统已经为情绪与感觉信息、身体体验、环境感知和个人记忆交织在一起做好了准备。因此，对于感官过度敏感的人来说，他们的身心已经为增强体验、反应和过程绘制了蓝图。这些感官意识扩展的差异部分源于大脑线路、模式和感官印记，这些都是通过一个人的感官历史和自传体记忆形成的。

神经科学中有关感官过度敏感的研究，强调了我们的大脑区域是如何通过多种感官交织在一起的。例如，当一个人在处理听觉信息时，所有感官区域都在隐秘地运行。当听觉过度反应时，视觉刺激也会受到影响，整个感官系统就会处于一种超负荷状态，工作记忆和情绪调节也会发生改变。大脑并不是一个固定的单元——事实上，大脑正在加工多个领域的信息——并且感官过度反应在大脑通路中有着独特的机制，这些通路专门用于感官加工、情绪调节和工作记忆。这些体验和在世界航行的不同方式与大脑的发育方式、大脑网络和通路如何传递感觉信息、感官加工的增强如何直接与神经元模式相联系有关，在这些神经元模式中，感官加工与记忆和情感交织在一起。

了解感觉的诱因至关重要，这是引导孩子更好地了解自己的神经系统以及大脑对感官信息的反应的第一步。识别触发因素使得他们能够采取习惯化的技巧，帮助他们重新调整心态，从而减少刺激引发的情绪和反应性行为，转而为发展积极的神经可塑性提供路径。

据统计，有 5%～16% 的学龄儿童存在感官加工差异。传统的学校环境和教育系统会损害他们独特的学习能力，因为这些儿童的大脑发育与感知、内感受（对内部身体状态的认识）和行为一样，都会出现不同步的情况。感官过载的孩子表现出来的行为会被描述和标记为不同步的、古怪且令人费解的。关键在于，我们必须认识到，被贴上"坏"标签的行为本身可能就是一种误解，或者是我们没有能够准确识别出孩子们是如何承受和表达痛苦的。被我们贴上"出格"标签的行为往往是一种症状和求救信号。所以我们必须留心观察、开拓思维，才能发现这些行为的起源。一个孩子可能看起来很冷漠、对抗、有挑战性、心不在焉、情绪失调，但实际上他们正在遭受超感官反应的折磨。在我们的课堂、家庭乃至文化中，我们都需要更好地识别这些行为的根源，以帮助引导孩子们更好地适应，更加积极地沟通。

## 丰富的感知帮助个体整合性格

21世纪初，波兰的精神病学家兼心理学家卡齐米日·东布罗夫斯基以其"积极分裂"（Positive Disintegration）理论而闻名，该理论围绕着人们表现出来的高级发展潜力展开。特别一提的是，东布罗夫斯基认为，对自身经历的更好感知使人能够充分展现自己的高级发展能力，他把这种能力描述为多维度的。在这个过程中，人们会发生深刻的心理转变。该理论关注个体经历心理解体的关键环节，即通过个性重新定义性格，并表现为积极的重新整合的完整性。经历一段深刻的心理转变，个体可以更好地定义自己的性格。东布罗夫斯基对高智商的理论研究也有所涉猎，他认为由于其丰富的感知和保持开放状态的能力，天才们更有可能经历积极的解体过程。

他的理论的关键部分集中在5个加工和感知增强的领域，这被称为过度兴奋（OEs）。这些领域包括心理运动、感觉、智力、想象力和情绪，在每一个领域，更聪明的人都会拥有更丰富的体验。研究人员、教育工作者和天才们认为，这些差异非常有助于定义和解释天才个体的内心体验。天才研究领域的许多著名研究人员和心理学家［例如，皮耶霍夫斯基（Piechowski）、西尔弗曼、韦伯、丹尼尔斯等］也主张，一个人越聪明，在他的生活中，增强的加工能力就越突出，其影响力也越大。

## 过度兴奋（OEs）是什么？

- 心理运动型过度兴奋的最佳描述，是运动功能的兴奋性增强。心理运动型过度兴奋的人经常运动、能量水平高、说话快、需要剧烈的身体活动，并且渴望着持续的活动。许多心理运动型过度兴奋的人可在包括运动、舞蹈和表演在内的体育活动中找到乐趣。

- 感官型过度兴奋的特点，是在听觉、嗅觉、触觉、味觉和视觉方面的感官体验的升级，这种体验能够令人难以置信地增强，并使人感到狂喜或痛苦。感觉型过度兴奋的人所经历的更强烈的感官意识可以让人深刻体会到三维世界，但这种感觉加工有时也会让人不知所措，并可能导致他们退缩和脱离。同时，强烈的感觉也会导致疼痛。

- 智力型过度兴奋，是指获得知识、寻找和理解真相，以及分析和整合信息的强烈欲望。智力型过度兴奋的天才有着惊人的头脑，并试图去吸收全世界的知识。这些人可能会花费数小时沉浸在书中或沉思，他们对世界有着敏锐的理解，并且是坚定的问题解决者。

- 想象型过度兴奋，被描述为一种增强的想象力游戏，在这种游戏中，想象型过度兴奋的人创造了幻想和现实相融合的世界、拥有想象中的朋友。他们作为梦想家而存在。想象型过度兴奋的天才具有创造性，并且强烈渴望沉浸在他们虚构的世界和人物中。

- 情绪型过度兴奋，表现为敏感、强烈的感觉，复杂的情绪能力，强大的移情能力以及深刻的情感表达。一个具有高情绪天赋的人可以与人类、动物和地球建立深厚的情感联系。同时，他们在人际关系中也表现出更强的同情心、同理心和敏感性。

重要的是，一个聪明的人可能拥有一种、几种或全部类型的过度兴奋。但我们应该认识到，过度兴奋并不局限于天才，尽管这些特征似乎在天才中更为常见。越聪明的人，他们的生活越可能被这种过度兴奋所影响。值得注意的是，过度兴奋影响着天赋体验的复杂性，以及以认知、行为、情感和神经多样性为中心的人类经验。

## 感官增强的优势与困扰

感官过度兴奋可以被描述为感官加工增强，对于天才来说，这种增强就意味着体验到更大的强度。研究者在一群聪明人身上发现，他们在单一感觉、多种感觉或所有感觉的组合中可能存在感官加工增强的情况。通常被认为是正常的刺激物也会让他们体验到非常强烈的感觉，诸如强光、衣物标签、救护车警报声、食物质地、食物口味和香水等。在标准环境下，感官加工增强的范围可能在1～10的范围内，而具有感官增强的人会在更大的范围内感知，即达到接近100的程度。这种丰富的感官体验可以提供非凡的天赋（比如运动员、艺术家、音乐家、厨师、诗人、品酒师或科学家的天赋），但同样的天赋也会带来与这种加工增强有关的巨大挑战。例如，在搭建乐高积木时，触觉敏感可能会带来快乐和心流，同时它也会让衣服标签像针刺在皮肤上一样，引起瘙痒、刺激感，甚至诱发皮疹，并激活个体的应激反应。

天才儿童的父母们在感官敏感性问卷中给出的回答表明，与智力一般的儿童相比，他们的孩子对环境的敏感性更高，其情绪和行为反应也更高。同时，天才儿童在感知世界时经历和感知的层次更高，与常模存在质和量的差异。天才个体增强的感觉体验可能包括听（听觉）、看（视觉）、闻（嗅觉）、触（触觉）和尝（味觉）。

如果误解了与天赋密切相关的感官过度兴奋，就可能会错误地将其识别为对抗性的行为，同时忽视了孩子痛苦的根本原因。它们还可能表现为压力源，如身体、心理和情绪痛苦。感官过度兴奋会诱发个体的焦虑和应激反应，例如，那些感官增强的人因为基线加工水平非常高，他们就会感觉自己正在接收更多的感官信息。感觉和认知的超负荷可能导致脑力消耗，引发应激反应和慢性低水平皮质醇，并且对压力的反应增强了感官加工，以至于将无害刺激视为威胁。

## 天才对声音更加敏感？

研究表明，与同龄人相比，天才儿童在感知声音时，大脑活动更为强烈。值得注意的是，脑部扫描结果显示，他们在声音抵达耳朵之前就已经"听到"了这个声音。天才儿童对即将到来的声音产生的早期脑部活动，意味着他们提前预期了实际到达耳朵的声音。一旦声音出现，天才儿童的脑激活反应更早且更强烈；一旦声音终止，尽管声音不再存在，天才儿童的脑活动仍然持续进行。与同龄群体相比，这些儿童的负责听觉加工的神经网络表现出了更强的活动，如信号峰值出现较早，听觉皮层内大脑信号的幅度和持续时间也有所增加。

综上所述，天才儿童对声音刺激作出了三种不同的感觉增强反应：声音在声波到达之前就被感知；大脑对声音的激活反应更强烈；即使在声音结束后，大脑的激活也会持续一段时间。这一证据支持了这样一种观点，即有天赋的人对声音的感觉会增强，这直接告诉我们有天赋的个体是如何与世界互动的。这一感觉加工能力增强的证据与感觉加工时的大脑扩张、大脑活动相吻合，为天才个体具有明显增强的感官体验提供了佐证，这些体验影响着他们的行为、情绪、感官印记和自传体记忆。

这支持了这样一种观点，即与普通人相比，天才们具有更高的感官敏感性和增强的神经网络，至少在声音方面是这样的。此外，增强的神经网络的证据也表明，天才个体的感觉整合与常人不同，他们对外部刺激的加工方式不同，而且处于更高的水平。

这项研究以及其他研究都表明，感官敏感性的提高可能是天才儿童情绪和行为反应增强的原因。特别是，专门用于感觉加工的神经网络增强可以潜在地解释行为症状，因为感官压力源可能会导致焦虑和抑郁症状的增加，甚至导致在天才人群中对多种障碍的误诊和错误用药，其中包括ADHD、ADD和对立违抗性障碍。最重要的是，对天才儿童感觉的统合和强度进行适当的评估，可以避免误诊和不当治疗，从而更好地帮助天才儿童在生活的各个方面取得成功。

类似的研究也表明，诸如交通噪声、警笛、吹叶机的噪声等普通但非自然的声音会增加焦虑和应激反应。这些非自然声音的频率是不协调的，这会分散我们的注意力，使人不知所措，并刺激我们的听觉和神经系统。由于注意力变得非常分散，集中注意力具有挑战性，我们会发现我们需要作出努力来消除这些噪声的影响。在某些情况下，就算使用最好的降噪耳机，也可能无法忽略这种声音和减少听觉上的损伤。一旦交感神经系统激活，诱发应激反应，个体的感官知觉反应就会升高。这会导致身心平衡的变化，最终改变个体的行为，在这种情况下，一个高度敏感个体的行为可能会被误解为 ADD/ADHD 的症状。敏感个体在集中注意力方面可能面临更大的挑战，由于注意力转移，他们的情绪波动可能更大。由于感官超负荷，他们会出现更频繁的情绪失控，他们控制自己的能力也会耗尽。

另外，神经科学家在同一项研究中发现，听"绿色"的声音，即大自然的声音，能激活个体的副交感神经系统，降低心率、压力激素和焦虑感，从而使个体放松身心。宁静的声音，如鸟鸣声或溪流，有利于帮助人们恢复精神、镇静神经系统。这对于那些具有增强的听觉加工系统的个体来说尤为重要，因为他们可能因不同的声音体验到无与伦比的快乐或者难以忍受的疼痛。

现在想象一下，你面对的是具有增强的听觉加工系统的个体。基于追踪大脑活动的研究，我们了解到天才儿童听见声音时，大脑活动更强烈，他们体验到的声音更大，时间更长。在敏感性提高的情况下，非自然或人工的声音对天才个体的心理和生理造成的影响可能会加重，他们会感受到充满了感官超载和过度刺激的极端和恶劣的环境。在极端情况下，他们的感觉体验可能会逼近疼痛水平（伤害感受），他们的环境会产生持续的痛苦信号。

对于高敏感的人来说，在世界中航行极具挑战性，因为伤害感知的进化反应会向整个大脑和身体发送警告信号。因此，个体会将世界看作一个危险的地方，这会激活他们的恐惧、焦虑以及慢性压力。这种循环的应激激素改变了他们的大脑连接和行为反应，让他们被视为是脱离生活和日常活动的。这种可感知的退缩反过来使个体呈现出在社会上、精神上和身体上的孤立。他们的行为可能会被误解，而事实上，由于独特的不愉快的感官环境，他们正遭受着感官疼痛、恐惧、焦虑和压力。

对于一个听觉加工能力强的人，非自然的声音会激活他们的应激反应，甚至可能导致严重的后果，认识到这一点是很重要的。因此，必须识别个体感官过载、感官疼痛产生的根源，以便于找到途径帮助他们调节自身神经系统和反应。在建立积极的神经回路和行为，以及为他们的成功和生存提供适当的空间时，了解一个人体验世界的特定方式至关重要，这使他们能够在更平衡的神经系统、心智和身体中茁壮成长。所以，我们鼓励那些对声音敏感的人沉浸在大自然中，用宁静的自然声音填充他们的声景，这可以帮助他们应对压力和焦虑，并能使他们的情绪整体得到平复。

## 光敏感如何影响天赋个体？

聪明的儿童和成年人对于高强度光线的反应会存在光敏性和视觉加工的差异，这一定程度上影响了他们的日常生活和状态。畏光（Photophobia），或称光敏感，会干扰我们感知周围环境的能力，是一种对光的不耐受反应。同样，当感觉神经系统不堪重负，"正常"活动异常激烈时，神经系统可能不受个体控制。光敏感可能会被光的类型、强度、时间、波长以及光的闪烁强度等因素触发。据估计，有5%～20%的人受此影响，其程度各不相同。诸如阳光、荧光灯和白炽灯等光源都可能引起这些人群的不适反应，他们需要通过眯眼、遮挡和闭眼来恢复和重置自身的神经系统。

光敏感的个体很可能会出现视觉性偏头痛、头痛、疲劳和刺激感。由于视觉系统和视觉加工持续感到负担，他们的日常生活会变得具有挑战性。这一定程度上会导致严重的后果，即个体会出现剧烈的身体疼痛，进而引发情绪紧张以及心理调节失常。在这种强度下生活，会使得个体回避他人、社交和社区互动，极大地影响其心理功能与情感加工，从而面临更大的社交孤立、焦虑和抑郁的风险。80%的光敏感者报告称患有偏头痛，而这种偏头痛约98%的时间都会让人身体虚弱。通常来说，由于光敏感缺少充分的研究，也缺乏个人经验的生理基础，很难被临床医生诊断出来。因此，在解决和治疗个体症状的同时，确定是什么因素触发了他们的光敏感，这一点至关重要。一般来说，这类人看起来心不在焉，甚至表现出忽视当前环境或漠不关心的样子。在光敏感人群中，两种类型的ADHD（将在第6章中讨论）似乎都存在。值得注意的是，对于那些将环境视为有害感官体验的人来说，脱离和回避环境是一种天生的生物保护机制。不幸的是，在许多情况下，当儿童或成人由于视觉输入、感知和内感受而出现感官超载时，高水平的注意力分散就会紧随其后。解读身体状态的身—心加工过程会持续地超负荷运转。

具有视觉加工差异或障碍（如光敏感、阅读障碍和计算障碍）的儿童会表现出高度分心、情绪波动、刺激性增加和慢性疲劳。有人工光源和感觉输入的环境可能会对具有视觉加工差异的儿童造成重大挑战，在极端情况下，可能干扰并阻碍他们学习以及与环境和他人的互动。长时间阅读和学习可能会使他们的视觉疲劳且不堪重负。通常，这些存在视觉过度刺激的孩子的表现，与他们的实际知识和能力水平是不平衡的，进而干扰他们的产出。不幸的是，他们高度的感官加工干扰了他们的信息加工水平和注意力水平，损害了他们取得成就的潜力。他们可能被错误地贴上ADHD、社交障碍和其他缺陷的标签，实际上他们在努力应对自己的感官环境。

## 人造光源会诱发炎症吗？

人造荧光灯的使用是在近60年间发展起来的。在最近的一项研究中，科学家们发现荧光可以引发脊椎动物的炎症和免疫反应。为了了解人造光对脊椎动物的生物学影响，科学家们测量了与人造光暴露相关的基因变化。他们得到了一个惊人的发现：暴露在荧光灯后，昼行性、夜行性脊椎动物的皮肤、大脑和肝脏中的免疫反应和炎症基因都有所增加，这是嵌入在脊椎动物基因组中的一种主要的保守遗传反应。值得注意的是，这种情况发生在昼夜节律不同的脊椎动物物种中，并且在所有脊椎动物中都存在炎症和免疫反应的增加。这项荧光灯测试是一个例证，说明了我们如何应对人造光源和因它而发生变化。现代世界在不知不觉中让我们面临着更多暴露在荧光灯之下的风险，从而直接加剧炎症。

在高度敏感人群中，这可能是另一种激活炎症的感官反应，他们的神经系统已经不堪重负，光又成了导致心智和身体高度反应的隐性因素。环境中不起眼的触发因素，会在生物学和遗传学角度上产生炎症的暗流。在家里、学校和外界环境中，长时间暴露在荧光灯下，会导致一个人处于极度兴奋的神经状态，经历压力反应和焦虑。这是一种单一的人造刺激，已被确定为能够激活脊椎动物的炎症和免疫反应。

我们必须认识到，世界中的人造因素是可以诱发炎症的。如果个体的大脑连接和加工方式不同，环境刺激会大大提高诱发炎症的可能性，并对其身心造成压力。我们需要警惕那些可能对敏感人群造成影响的刺激，我们创造的更自然的空间将更有利于人们的工作、学习、参与和生活。

# 彩色镜片：帮助阅读障碍者的神经黑客

阅读障碍被描述为一种影响学习语言、阅读、写作、拼写、语音学、正字法、视觉记忆、视觉回忆、阅读理解和沟通的视觉加工差异。对于有阅读障碍的人来说，阅读、书写、写作、拼写和视觉回忆都具有挑战性，在传统的学术环境中尤为如此。正因为他们的智力与学术能力和表现不匹配，有阅读障碍的儿童和成年人可能会经历一种脱节。大多数传统的作业都以阅读技能为中心，所以有阅读障碍的聪明孩子可能看起来不同步，他们的学业表现低于他们的能力水平。显然，阅读障碍是一种学习障碍，需要有针对性的教学方法和适合他们学习风格的教育环境。

据估计，15%～20%的人有学习障碍，如阅读障碍、计算障碍或书写障碍。在这些有学习差异的人中，有50%同时被诊断为ADD或ADHD。在接受额外教育服务的人群中，70%的人存在语言学习差异。因此，大多数具有学习差异的儿童主要在语言和注意力方面表现出问题。

在阅读障碍中，视觉加工受到眼球扫视的干扰，即眼睛在两个点的固定位置之间跳跃，而不是两只眼睛同步工作使眼球平稳运动。例如，当有阅读障碍的儿童阅读时，他们的眼睛会从一行跳到另一行，使得视觉跟踪、阅读、记忆和理解变得困难。由于眼球不同步，注意力和焦点也会随之转移，导致孩子的注意持续时间和理解能力受到影响，从而影响其视觉再现和记忆。通常来说，由于视觉加工和注意力转移带来的挑战，有阅读障碍的个体在阅读和学习时，所需的时间和精力大约是正常人的2倍。因为注意力和专注度受到影响，在某些情况下，这种差异看起来像是ADHD。

在2018年的一项研究中，研究人员使用了彩色镜片来测量有阅读障碍的儿童和正常儿童的阅读能力、理解力和速度。研究人员发现，使用绿色镜片大大提高了阅读障碍个体的阅读理解能力。科学家把阅读障碍儿童和他们的同龄人进行比较，测量了他们的阅读理解水平。研究报告显示，在佩戴绿色镜片的情况下，与同龄人相比，有阅读障碍的儿童在阅读时能够更快、更准确地记住信息。他们解释说，彩色镜片在2个方面起到了作用。首先，彩色镜片阻挡了干扰阅读障碍者阅读的光线；其次，通过减少扫视次数，使眼睛在词与词、行与行之间进行阅读时更平稳地过渡。因此，科学家提出，彩色镜片最有可能促进皮质活动，并减少视觉扭曲。

这种"神经黑客"，即使用过滤镜片，让眼睛能够协同工作，从而使个体注意力更集中，记忆力更强，阅读理解能力更好。同时，这种镜片也有助于控制眼球运动，使阅读障碍个体能够处理和聚焦阅读材料，并最大限度地减少注意力转移，帮助控制感官。佩戴这种彩色镜片的人能够优化他们的神经连接差异，能够更加轻松、愉悦地参与学校活动和学习，因为他们的感觉系统从环境损伤引起的战斗、逃跑和冻结反应中解脱了出来。更重要的是，具有视觉加工差异的儿童可以通过这种新颖的方法提高自己的阅读能力，佩戴这种彩色镜片可以使他们茁壮成长，并与其他人分享他们的创造性思维。

## 达·芬奇：天才源于视觉差异

科学家推测，达·芬奇可能有斜视，这是一种双眼视觉加工差异，表现为部分或完全无法保持眼睛对准聚焦目标，导致偏离的眼球受到抑制，从而产生单眼二维视觉。4%的人有斜视，一般可以采用眼镜和眼部锻炼来矫正，以加强眼部肌肉和双眼视力。通常情况下，单眼注视会增加视觉、心理和情感上的疲劳，并可能导致斜视者需要额外的时间来完成任务，因为只有单眼能进行视觉聚焦和注视。

这项研究所采用的方法已经得到验证，据此可以推断出许多著名艺术家的斜视情况。特别是，科学家评估了达·芬奇的 6 幅自画像，发现他的眼睛注视外部的平均角度为 $-10.3°$。这使得达·芬奇能够同时具有双眼视觉和单眼视觉，为他的三维艺术提供了支持。在文艺复兴时期，达·芬奇重塑了精确绘制人体解剖学的进程。他的斜视以及视觉系统的不同发展方式，创造了不同的大脑连接模式，他确实在用不同的方式"看"世界。他的视觉改变了艺术和医学世界的历史。

这揭示了差异的重要性：那些曾被认为是"异常"和"非典型"的东西实际上成就了达·芬奇的卓越和创新，因此如今达·芬奇被公认为有史以来最伟大的艺术家之一。通常，我们认为异常或偏离的东西，可能正是一个人必须与世界分享的天赋和本质，它能启发人类对无限可能性的认识。多元和差异蕴含着无限的创造力和美感，艺术界对此进行了证明：大脑的连接方式和差异模式为我们提供了洞察不同色调和光线的广阔视角。由于达·芬奇的独特性，他是最早使用单眼和双眼视觉，以及山脉和山丘的远近透视来创作逼真、精确的人体解剖图的艺术家之一，是一个真正的文艺复兴者。双重超常的天赋个体以不同的方式看待世界，是独特的思考者。在我们的文化中，我们需要拥抱这些不同的方式，以整合并为一个新的文艺复兴创造出空间和时间。

# 挑食或许是因为味觉超敏感

进食过程中，我们所有的五种感官都会发挥作用。进食本是一种令人愉悦、高度依赖感官的体验。在野外，食物可能是救命稻草，也可能会终止我们的生命。而拒绝食物是一种生命演化的本能，因为一些特殊的食物可能是有毒的，会引发致命的过敏反应，一些食物可能已经变质，或者可能充满有害的微生物。从颜色到气味，任何因素都可能触发对食物的反应。

天才/双重超常儿童增强的感觉加工可能涵盖所有感官模式，包括听觉、视觉、嗅觉、触觉和味觉。几项个案研究报告称，天才儿童对噪声、疼痛、挫折和情感强度的反应更为强烈。特别是，天才儿童可能对衣物上的标签、荧光灯、气味、食物以及环境中的其他声音有更强的感官反应。部分天才儿童和双重超常儿童对触觉信息的反应更为敏感，这通常达到了疼痛的程度，即刺激物诱发疼痛，被认为是有害的。个体对疼痛感知水平的增加可能会导致压力，引起对感知到的有害刺激物更大程度的分心和过度关注。如前所述，天才儿童的父母称，与同龄人相比，他们的孩子对环境更敏感，情绪和行为反应也更为强烈。

在所有感官领域中，增强的感官反应会延伸到天才的食物选择上。在某些情况下，特定的食物质地可能会让人没有食欲，甚至引发呕吐反应。对天才来说，食物的气味也可能是另一个触发因素，他们会为避免特定的气味而拒绝食用某些食物。此外，敏锐的味觉可能会使天才更加关注自己对食物的选择，并避免选择让自己没有食欲的食物。值得注意的是，天才儿童经常被贴上"挑食"的标签。将这些天才儿童形容为"味觉增强型"或者"有更具选择性的味蕾"，可能更为合适。通常来说，拒绝食用某些食物会被人误解。事实上，对视觉、听觉、触觉、味觉和嗅觉的反应的增强，会驱使个体进行特定的食物选择和饮食习惯。健康的饮食习惯也可能在减少感官敏感性的影响方面发挥着作用。

基于所有这些原因，在促进健康的生活方式的同时，开发一种满足天才儿童感官敏感性和营养需求的饮食至关重要。

## 阿曼达的生活充满强烈的感觉

想象一下，一个感觉加工能力增强的孩子，在标准学习环境中的学校生活。根据前面的章节，我们知道大脑的发育并不同步，身体和思维之间的联系也并非一致，因此在整个生命中，感官加工能力的精细调整会贯穿一生，即经验会塑造感知。对于一个感官高度敏感的孩子来说，传统的学校环境可能会让他们感到痛苦异常，几乎无法适应。

阿曼达（Amanda）正是其中之一，让我们认识一下她。阿曼达是一个富有创造力的艺术家，同时她也有孤独症。当阿曼达走在学校的长廊时，白炽灯让她头痛欲裂。教室里的铃声、喋喋不休的交谈声和柜门关上的撞击声引发了她的恐惧，以至于几乎每天她都会哭着冲向校长办公室，乞求让父母来接她回家。对她来说，从一个班级走到另一个班级就像是一条鲑鱼在干燥的陆地上逆流而上，因为她对感觉刺激的反应已经达到了疼痛的程度，她的整个身体都感受到疼痛。每走一步，皮质醇都在她的血管和身体中涌动，以至于穿越校园时，她就陷入了战斗、逃跑、冻结的状态，最终在校长办公室里无法动弹。她蜷缩成一团，倒在地板上，所有的灯光都熄灭了。阿曼达关闭了自己，开始装死，在学校行走就像穿越塞伦盖蒂大草原时被一群狮子追逐一样致命。她的大脑、身体和心灵无法区分"无害"和"有害"的感觉刺激，导致她直接陷入了恐慌模式。

在经历了大约一个月的这种常态之后，阿曼达的父母迈克博士（Dr. Mike）和朱莉·波斯特马（Julie Postma）不得不作出一个改变——一个重大的改变。他们决定让阿曼达在家上学，以挽救她的生活。她的父亲解释道："对于她来说，外面的世界会带来身体上的痛苦，而我们不能再看到她受苦了。"当他们开始在家教育阿曼达——一个高度富有创造力的视觉艺术家，她逐渐能开始管理和控制感官加工。但另一个问题也浮出了水面：在新的学习环境中她变得孤单无助。她开始出现严重的社交孤立迹象，受到焦虑和抑郁的困扰。她错过了能让她分享对艺术的热情，并与他人建立关系的社交活动。

在线艺术社区成了她的救命稻草。在那里，她与世界各地的其他艺术家分享艺术作品。当阿曼达创作一件作品时，她是流动的，她是有生命的，通过她的艺术表达，她被别人感知和倾听。她不再因抑郁和焦虑而沉默，她能够创作和分享自己的艺术和想法，与世界各地的人建立联系。阿曼达的父亲说，她的一句名言是："又是一个我没有用到数学的日子。"她的父亲形容她聪明伶俐。阿曼达目前在线销售她的艺术作品，父亲也相信她可以通过销售自己的艺术品谋生。尽管如此，阿曼达还在与自己的卓越天赋作斗争，她仍然很难适应现代社会。现代信息输入量如此庞大，会使她产生不安全感。这些卓越的天赋伴随着巨大的挑战和难以适应普通环境的挣扎。

作为一名天才和双重超常儿童的教育者和倡导者，她父亲想要纠正人们对天才和双重超常人群的误解。他说："一个主要的误解是，当你拥有天赋，特别是双重超常的天赋时，你似乎是懒惰的，没有产出。但事实上，他们需要花费大量精力来切换大脑中的'代码'，并与各种参数进行斗争。他们的加工速度较慢，做事情也就更加困难。当他们拥有更多时间时，他们就能够完成令人惊叹的工作。因此，花时间了解这些儿童和成年人，真正了解他们是谁是十分必要的。"此外，在一个没有安全感的环境航行需要消耗大量的能量。当身体感到痛苦，且同时存在一到多个触发因素时，他们就会感到无休止的折磨。

迈克尔·波斯特马（Michael Postma）博士认为，第二个误解是，大脑的感觉系统与边缘系统相连，这可能会导致行为问题。这些孩子经常因为与众不同而受到惩罚，这在他们心中产生了很大的消极影响。这些孩子也会经常被误诊，这是另一个需要解决的问题，因为他们的主要需求和理解并没有得到正确识别。从抚养孩子、与家庭和双重超常儿童合作的经验中，他感受到，沉思默想和恐惧是这些孩子面临的巨大挑战，这会演变成类似强迫症的模式。对他们来说，恐惧和担忧可能是正常的，而且他们很难摆脱这种担忧模式，因为他们有一个不同的精神存在。他说："我们需要更多的宽容和灵活性来对待差异。"

## 感觉记忆路线图

感觉记忆储存在大脑的边缘皮层中，这是一个同时加工情绪和感觉信息的区域，二者相互交织。感觉系统与大脑的边缘（情绪中心）区域高度整合。边缘网络负责多种加工过程，如动机、学习、记忆和情绪。我们的情绪与感觉记忆紧密交织，进而转化为自传体记忆，其中包含着情绪和感觉的详细信息。

特别是那些令人不快事件的感觉记忆——"闪光灯记忆"（极为生动的视频片段式记忆，与高度情绪唤醒和负面记忆有关）可以驱动特定的神经回路。当感觉记忆触发情绪反应时，一个人的大脑和身体的边缘区域都会激活，神经回路自动驱动这种反应，并成为一种条件反应，这种反应具有更高的感觉接受性和更强烈的情绪。

创伤性的感觉印记是在感觉和经验同时被视为痛苦的情况下产生的，此时各个层面——身体、情绪和心理——都处于超负荷状态，从而激活了恐惧。由于恐惧袭来，应激神经化学物质淹没了神经系统，记忆印记被强烈激活，并编码为创伤性的感觉体验，因此感觉体验直接激活了应激和恐惧回路。这种感觉记忆会导致个体退缩，脱离他们的环境，希望以此能减轻与感官压力事件相关的疼痛、痛苦和恐惧。当个体遇到类似的感官体验时，创伤性的感觉记忆会被激活并呈现出来，以至于个体可能会持续生活在恐惧中，等候下一次遭遇这种让人衰弱的感官体验。

当感觉记忆编码时，就好像大脑中的一道闪电与令人不快的感觉体验配对。然后情绪中心开始掌控大脑。边缘皮层是情绪加工的场所，并帮助我们进行与动机、长时记忆和情绪相关的行为。边缘系统尤其与负面的、潜在的可能挽救生命的情绪有关。如果它被持续激活并被负面经历编码，那么个体只会出现负面和不适应性的反应，并表现为负面行为。对于我们的感官和感觉记忆来说，情绪加工与我们的自传体记忆交织在一起，指导和决定了与自身经历相关的特定行为。如果感觉处于超负荷状态，特别是恐惧中，那么个人记忆就会深深地嵌入大脑。因为在进化过程中，恐惧承担着保护和安全的责任。但是，如果感觉记忆超过了系统的负荷能力，那么它可能会在大脑中创建一个循环的恐惧回路，感觉印记会被加强，从而导致更严重的抵抗和退缩反应。

如果感觉记忆被编码为一种创伤性的体验，那么边缘皮层就会接管这种体验，我们大脑中的高级加工功能就会处于离线状态。首先，边缘皮层的信息流始于杏仁核，即加工我们对恐惧的情绪反应的区域。然后，感觉印记的创伤被储存在海马体中，以供长期记忆使用。最后，关于感觉创伤的信息传递到眶额叶皮层（OFC），这里主要负责进行决策和情绪背景的效价判断。当大脑处于恐惧状态时，眶额叶皮层的高级加工功能就无法激活，大脑、身体和心灵会被恐惧所充斥，进而驱使着这种创伤性体验的产生。

当感觉记忆被编码在创伤通路中时，感觉加工、学习和情绪记忆就具有了与感觉反应相关的创伤模式。因此，感觉记忆中心不堪重负，负担过重，并受到情绪记忆的刺激。其中，情绪驱动着体验和环境，而体验到的感受是受到威胁和不安全的。当感觉印记与边缘皮质激活相结合时，人们就会避免任何会产生这种感觉体验的环境，过着一种充满恐惧和逃避的生活。

## 感官超载、焦虑和恐惧的恶性循环

感觉过载、焦虑和恐惧的循环研究表明，当一个人的视觉和听觉刺激的感觉系统连续超负荷运转3~5个小时时，部分研究参与者报告自己出现了类似幻觉的体验。由于感觉过载，个体的自然基线和感觉加工的重置会被打乱，处于超负荷状态。这个人就无法进行恢复性的感觉重置，他们的系统失控了。他们的身心体验就好像一直处于如坐针毡的超级警觉状态。这种超级兴奋的状态使去甲肾上腺素（NE）感觉加工处于高度觉察的水平。

在最近的一项研究中，研究人员在参与者加工视觉信息时控制他们去甲肾上腺素的水平。NE 水平减少的参与者的觉醒状态会下降，对视觉信息的处理能力也会减弱。因此，适当的 NE 水平对于感觉加工和维持兴奋状态是必要的。此外，NE 由位于中脑的蓝斑核区域分泌。NE 对于正常睡眠和觉醒周期来说是必需的，也是唤醒所必需的。

相反，当压力反应被持续地或"紧张性地"激活时，个体会由于焦虑而处于持续的紧张状态，神经激素升高，身体进入战斗、逃跑、冻结或瘫倒模式。高水平的应激激素会反过来改变其他系统，包括 NE 系统和睡眠系统。由于 NE 是唤醒所必需的，感觉加工增强的个体的 NE 水平的改变可能导致个体的过度警觉状态。这种慢性状态进一步增强了感觉接受性，激活了神经化学回路，增强了对周围环境的唤醒程度和敏感性。因此，一个感觉加工能力增强的人对感觉反馈的神经化学和生理反应也增强了。

大脑区域的扩展可以解释从狂喜到疼痛的各种感觉增强。当过度刺激的感觉触发或激活伤害感知时，就会导致个体在社交和环境方面的退缩，不适应环境，以及由于压力和疼痛的反应而产生的互动。处于恐惧和痛苦中的个体会进入基本的本能生存模式。这可能发生在所有感觉领域，也可能仅发生在一个领域，但重要的是要理解这些回避行为与可能被错误识别的高级加工有关，而且它们往往被误解。

在一部分聪明的人中，感觉加工得到了增强，他们的体验更深，情绪交织得更复杂。我们的体验是基于身体和心灵对奖励处理的微调方式。提升的体验与奖励和厌恶是并行的——对被视为痛苦或有害的刺激产生厌恶。当环境刺激过度时，有必要引导那些感觉加工增强的个体到安全的地方。教会他们如何在世界上安全航行至关重要。

## 感觉加工增强或有差异的人都有什么表现？

### 听（听觉）

- 听到声音时捂住耳朵并蹲下；
- 很容易被吓到；
- 对他人认为在"正常"范围内的声音高度易怒；
- 听到声音时表现出行为和情绪的爆发；
- 很容易被声音分心，注意也会被打断；
- 在倾听和回应方面面临挑战；
- 面临听觉加工的挑战；
- 听觉加工延迟；
- 面临沟通方面的挑战；
- 面临听觉记忆的挑战；
- 听觉疲劳；
- 一般性疲劳；
- 本体感觉差异；
- 笨拙；
- 注意力转移；
- 有更大的可能产生痛感；
- 情绪变化；
- 情绪爆发；
- 社交回避风险更高。

### 看（视觉）

- 面临视觉加工方面的挑战；
- 视觉加工的视觉记忆改变；
- 面临写作方面的挑战；
- 面临阅读方面的挑战；
- 非自然光可能会引发光敏感；
- 富有想象力的拼写；
- 灯光或视觉模式的爆发；
- 情绪易怒；
- 视觉偏头痛、头晕和晕动病的概率增加；
- 视觉疲劳；
- 视觉光环；
- 在视觉信息方面受挫；
- 本体感觉差异；
- 笨拙；
- 注意力转移；
- 更容易感到痛；
- 较易疲劳；
- 情绪改变；
- 情绪爆发；
- 社交回避风险更高。

### 触（触觉）

- 对衣服上的织物和标签高度敏感，可能引起皮肤刺激或皮疹；

- 可能寻求高感觉触摸；
- 可能会逃避任何感官接触；
- 可能会避免拥抱或其他表达喜爱的形式；
- 对触摸敏感；
- 食物的质地可能引起呕吐反射；
- 对触摸反应大时会引发疼痛反应；
- 一般性感觉衰竭；
- 情绪波动；
- 容易不堪重负；
- 本体感受差异；
- 本体感觉差异；
- 注意力转移；
- 情绪波动；
- 情绪爆发；
- 更高的疼痛发生率；
- 笨拙；
- 社交回避风险更高。

### 尝（味觉）

- 非常特殊的饮食选择；
- 避免进食；
- 测试"新"食物的能力有限；
- 感官上的味觉触发因素可能会引起厌恶反应；
- 呕吐反应易激活；

- 成为品酒师的可能性更大；
- 社交回避风险更高。

### 闻（嗅觉）

- 与记忆尤其是情绪记忆有关的强烈气味；
- 气味感觉会引起厌恶反应；
- 躲避气味；
- 对可能引发偏头痛的气味反应强烈；
- 对气味的敏感度可能引发呕吐反射；
- 成为品酒师的可能性更大；
- 社交回避风险更高。

## 如何克服感觉加工的增强和过载？

一个人是否会克服感觉加工的增强和过载？会和不会，这在很大程度上是个体差异和神经多样性的问题，取决于环境、遗传、大脑连接、大脑适应性、练习和神经可塑性。更多时候，一个人在一生中需要持续应对这些加强的感觉体验。随着时间的推移，个体可以识别出其感觉压力源的触发因素，并学会避免和/或习惯（减轻对感觉触发的反应）它们。这需要时间、注意力、意图、专注力、练习和耐心来管理这些技巧，以抑制和明确挑战。

正如我之前提到的，响亮的非自然声音和白炽灯以及波长会引起我的视觉偏头痛和头痛，干扰我的注意力，在某些情况下甚至使我完全无法集中注意力。我仍然会因为这些感觉体验而产生触发反应，但我也知道自己对光敏感。因此，我会佩戴特定的眼镜，通过蓝色滤光片和棱镜将波长降到最低，以阻挡独特的、破坏性的波长。此外，我也会随身携带降噪耳机，以避免可能在我身上引发压力和焦虑反应的不必要声音。因此，通过屏蔽刺激，我可以保护自己的神经系统免受过载，也不会认为环境充满痛苦和不愉快。尽管环境和周边可能同时存在大量的触发因素，但我可以更好地识别出刺激来源，帮助自己避免可能会造成大量身体、心理、情绪失调的干扰和疼痛的刺激。这有助于让我的神经系统平静下来。

对于具有强烈感觉体验和反应能力的个体，可以开始剖析与其增强的感觉和情绪反应能力相关的感觉触发因素和情绪。我称这种方法为"调查和测量"。研究表明，通过口头或书面表达来识别和标记触发因素可以帮助个体减轻与不愉快体验和情绪相关的挑战。

## 怎样厘清你的感官体验，识别你的感官极限？

首先，调查环境。通过调查环境，个体可以意识到周围的情况。有了这种意识，一个人可以根据他们的感觉体验、情绪、身体感受以及思维或经历来评估他们的体验。

其次，个体可以根据他们对体验的测量将环境从1～10进行评分（10分表示最具挑战性的，而1分表示非挑战性的），从而更好地确定他们体验的强度水平。这使得我们能够更好地理解和确定构成我们感觉记忆的情绪反应和自传体叙事。重要的是，当我们能够识别主要的挑战时，就可以更好地解决如何管理体验的问题，无论是从一开始就屏蔽感觉刺激，还是开始

> 逐渐适应被感知为有害的刺激。
>
> 对感官体验的仔细关注和考虑，可以帮助孩子更顺利、更有效地穿越各种风景和自然环境，以同情之心理解他们的个人局限性，并提高他们与他人口头和非口头分享他们漫游世界的经历的能力。

# 人人都有内在指南针

科学家约瑟夫·基尔施温克（Joseph Kirschvink）和下条信辅（Shin Shimojo）研究发现，人类是对磁场敏感的生物。众所周知，蜜蜂、鲸鱼、蝙蝠、牛、狗、鱼和其他脊椎动物都能感知到地球的磁场。关于人类是否能感知和体验地球的引力特性，这一点一直存在很大的争议。科学家们的现有证据表明，人类能够感知到地球的地磁引力。也许，人类可能会有第六感，能够感知引力的变化、吸引力和特性。

在美国加利福尼亚州帕萨迪纳市的加州理工学院的实验室中，一个团队使用脑电图（EEG）测量了人们的脑电波，该技术可测量个体活动中的大脑活动。参与者戴着带有电极的头盔，这些电极可以测量个体的脑电波，而这些波形会在计算机程序上显示出来。在将参与者放置在经过 60 度重力校正的重力中性舱中，使室内的重力几乎为零后，研究人员会向其中发射一束重力波。研究团队报告称，当他们发射电磁波时，参与者进行感知的大脑活动被激活了。一些参与者感受到了地磁的吸引作用。现在，我们有证据表明，人类和其他物种一样可以感受并感知地球的地磁波。可以想象，人们在不同程度上受到地磁引力的影响。这是我们正在了解的人类在感知周围环境中获得丰富体验的另一个领域。

我们仍在揭开思维和宇宙的神秘面纱，以及探索它们如何交织在一起。我们需要意识到并倾听每个人的经历，引导这些独特的孩子和成年人不受束缚地自由生活。高度的感觉加工是一段终身的旅程，因此，了解我们的个人阈值和反应水平对于镇定地航行在这个世界至关重要。

这项关于第六感研究的惊人发现表明，人类如何与我们的世界和环境互动存在无限可能性。当我们继续质疑时，我们就会继续揭示，并继续超越我们的期望，提高对我们在这个世界中体验到的巨大独特性和多样性的认识。我们每个人都有一个内在的指南针，在世界中独特地航行，我们需要相信这个内在的指南针，它引导着我们更好地与他人分享我们对世界的体验。父母自然而然地了解并理解他们的孩子，看到孩子的独特天赋，他们可以帮助孩子了解其在这个世界上的最佳生活方式。我们每个人都有自己的地磁吸引力，也有自己探索宇宙的内在指南针。

INSIGHT INTO
A BRIGHT
MIND

**05**

# 情绪高敏感：
# 是天赋也是阻碍

如果你一生中唯一说过的祈祷是"谢谢"，那就足够了。

——迈斯特·埃克哈特（Meister Eckhart）

德国哲学家

亲爱的心灵：

你必须知道你"太敏感了"。你只是需要克服它。你太执着了，你太夸张了。像一个戏剧女皇或戏剧之王。

这只是个玩笑。别这么难过，我只是在开玩笑。

那些对你说这些话的人并不了解你的情绪，这些情绪就像结在一起的、微小的拳头，在你的身体里狂怒着、跳动着，重重地压着你的心灵。你看到，你听到，你感觉到，你背负着别人的痛苦和磨难。你是情绪的浩瀚海洋。这些情绪超越了水面，超越了可见的波浪，超越了微小的涟漪。它们是无形的能量，在深海热液喷口的炼金术中酝酿——是生活在你体内的极端分子。你在感受，你的身体在痛。尽管诱惑是野兽，但不要让这些感受麻木。我向你保证，它们是你的宝藏。

通过练习，你将学会燃烧、修复、恢复、改造和重生。

让我告诉你，亲爱的心灵，你不必承受它。让我们一起学习如何驾驭情绪的时空，如何抛弃和释放不属于我们的一切，把它交给鲨鱼。它们会欣然享用，大快朵颐。首先，和我们一起在浅水区游泳，告诉我们你内心的各种情绪。说出来，让我们了解那些海浪、风、潮汐和心结，我们就能沐浴在海洋深处，沐浴在蓝黑色的深海中，在那里，我们将一起驾驭这些海浪、潮汐、心结和情绪。

我准备好了和你一起游泳。

深海潜水员

## 情绪分享实际上是经历传递

我们生活在充斥着短暂快感的文化中,大众科学宣称存在"幸福基因",人们因为诸多麻木的恶习而情感匮乏。我们沉迷刷手机,迷恋购物、酒精及其他物质。我们的文化让我们不去感受自己的感觉,同时却利用我们对自己不满的情绪来推销商品。

当我还是个小女孩的时候,别人常常说我太敏感了,他们说我不需要对待事情太认真,而应快速处理我的情绪。虽然我认同不应该太将自己当回事,应该笑看自己,接受自己的不完美,但我也相信人们需要交流和分享情绪。情绪给予我们有关自我保护的信息,这有助于我们了解自身对某事的感受,情绪还能赋予我们洞察力,以便调整行为并付诸行动。我并不是在说让我们被情绪淹没,任其左右,我想说的是:我们所有人都有不同程度的情绪,这些情绪本质上构成了我们作为人类的一部分。

当他人和你分享他们的情绪时,实际上是在传递他们的经历。特别是当孩子与你分享他们的情绪状态时,倾听是相当重要的,它是一种尊重的表现。在他人的脆弱时刻说对方太敏感会伤害到他们,毕竟他们所经历的情绪就是他们的现实。具体来说,他们的情绪是他们体验世界的方式,每个人大脑的连接方式都不同,因此每个人对于情绪的加工和理解都是独特且多样的。

如果你对自己情绪的觉察非常敏锐,当然可以去感受它的全部。这里并不是说应该沉湎情绪之中,而是指保持情绪的本来面貌,不加评判,也不试图改变它。让它呈现当下真正的样子。让情绪如同波浪一般流动,却不被它的洪流所卷走,接纳情绪的自然流露,而非过度依附于它。你承认情绪的存在，但不专注于改变负面情绪，或是执着于愉悦的情绪。只需让它自然地存在，真实地流露，不试图忽视或改变其背后的暗流，任由其在你体内流动。与此相对的，则是对于情绪的产生原因、方式的执着，以及对情绪操纵的冲动。简单地承认情绪往往能提供对内在状态、设定点和现状的洞察。

我们特别需要给予自己时间和空间去感受情绪的各个层面，就像技艺娴熟的冲浪者一样乘风破浪。对于孩子们，我们需要倾听他们的情绪状态。当孩子们在分享情绪时，他们需要有安全感。培养孩子们认可他们的感受，不过度执着，不完全抛弃，也不要被情绪淹没，而是成为明智的驾驭者，认识到情绪只是情绪而已。将这种做法付诸实践，对于孩子们的发展、自我意识的提高和自我潜能的实现是无比宝贵的。

这是对自己和他人的首次关怀之举：允许情绪在你和他人之间存在。情绪融入了我们的身体、心灵和思想。我们的思维、身体状态和情绪相互交织，如同一张网，让我们形成了神经个性。我们通过独特的感觉、记忆、故事和不断涌现的想法来感知周围环境，评估我们的周遭。我们的情绪告诉我们对当前状态的感受，它在传递信息方面至关重要，这些信息包括我们身边的环境、人以及我们对安全性的感知。情绪提供了学习和发展的信息，同时也是我们通过行为进行沟通的一种方式。我们的思维可以激发情绪，就像情绪可以激活我们的记忆或感觉一样。我们的情绪、感觉和思维相互影响，促使我们采取行动。

## 头脑中每天都有很多想法是好事吗？

迪帕克·乔普拉（Deepak Chopra）曾表示，我们每天大约会产生60000～80000个想法。尽管这一说法的依据并不确定，但似乎这个数字是基于诺贝尔奖得主丹尼尔·卡尼曼（Daniel Kahneman）在20世纪70年代进行的研究所推断出来的，该研究通过测量瞳孔扩张来反映心理努力。假设我们平均每秒产生一个想法，在一天16～18小时的清醒时间里，每个人可能会有57000～64000个想法。

尽管这个估计数值看起来已经非常大，但仍需要承认我们的想法是持续不息的。我们常常同时涉及许多思维活动。例如，当我们在去超市的路上在心里制定购物清单的同时，可能还在倾听孩子讲述他在学校里一天的故事，同时还关注着车载广播中的新闻。这是印刻在我们基因、心智和文化上的思维方式，确保我们的安全和生存。我们的思维让我们能够理解所在的世界和环境。

每天头脑中涌现超过50000个想法对我们有益吗？健康吗？我们需要拥有更多吗？当我们清醒时，我们能否引导思维，让它朝着对我们最有益的方向发展？这涵盖了我们在意识状态下的思维，但当一个人在做梦时呢？他们在那时也在思考吗？每秒一个念头？或是一秒内产生几个念头？那到底什么才能称为一个想法呢？是一个词吗？一句话？一连串的念头？又或是一系列的白日梦？那些同时存在又相互冲突的想法呢？如何看待冥想呢？真正的冥想，是思维集中且空无杂念？事实上，我们的思绪是持续不断的，每天的想法的数量是否重要呢？

如何管理我们的思维，是思维实验的核心所在。引导我们关注思想的本质，这样我们最终能理解更深层次的故事。通过塑造我们对想法和故事的反应和行为方式，我们能激活替代的神经网络，从而将注意力集中在有助于培养积极的思维模式和与我们的思维相关的积极行为的想法上。思想并非敌人，塑造我们心态的是对思维的反应、信念以及我们自己编织的故事。我们如何才能努力引导我们的思维，创造积极的神经模式，重塑大脑以促进更有益的改变呢？如果我们理解经验是持续思维的体现，是对我们思维的反应，那么我们就能够做到这一点。

例如，在一项脑成像研究中，对人们脑海中想象的恐惧与真实经历的恐惧的反应进行了测试。在扫描仪中，当人们观看引发实际恐惧的剪辑视频时，他们的大脑显示出与要求简单地想象可怕场景时相同的神经激活。大脑无法区分真实的和想象的恐惧，无论是真实的还是虚假的，情绪都会引发相同的神经激活。这就是好莱坞电影在操控情绪方面如此出色的原因。我们自己的思维和故事具有强大的影响力，可以改变我们的神经模式、生理机能和心理健康。我们有能力改变我们想象中的故事和情感联系，从而塑造我们的反应模式和心态。

思想、情感、情绪构成了一个相互关联的连续体，一种循环模式。在这种模式中，情绪在我们的身体和心灵中都能被感受到。由于我们的故事与情绪和身体感觉交织在一起，所以我们的感觉会激活情绪和思维模式。在《慧眼看中风》(*Stroke of Insight*)一书中，吉尔·博尔特·泰勒（Jill Bolte Taylor）讲述了一段亲身经历，她感知到一种情绪，这种情绪的化学反应在她的大脑中几乎需要 90 秒的时间才会被登记下来，进而促使她作出反应。虽然这一时间缺乏科学验证，但它强调了情绪有一定的持续时间，它受化学和神经过程影响，能引发生理反应并激发行动。博尔特·泰勒强调通过觉察，我们首先可以认识情绪，进而影响思维。

情绪生物化学的一个基本原理是，我们的情绪首先在边缘皮层中被感知，然后在大脑高级区域的二级结构中被感知，进而我们会采取与情绪相关的行动。这些过程受到肽类神经递质的驱动，它们通过提供化学信号以传递信息。如果我们真的在野外遇到了捕食者，希望我们的反应比90秒要快得多。或许情绪的反应时间会有所不同，这取决于立即采取行动的紧迫性，此外，我们大脑的高级思维部分有助于调整我们的行为，以适应当前情境。我认为，考虑到我们的自传体记忆和特定的神经连接方式（以及我们独特而多样的情绪和触发因素，其程度和长度因个体生理基线而异），我们对情绪的反应将取决于我们个体的行为模式。例如，如果一个人经常性地体验某种情绪，那么他对这种情绪的反应可能会更快，因为他的大脑中会有更多的神经通路、可塑性和回路专门用来响应这种特定情绪。

虽然我们不断被情绪淹没，但我们的加工过程会有延迟，这令我们可以改变行为、调整行动，以适应从环境中感知到的情绪信号。

## 情绪轮盘

我们是否可以同时感受到2种、3种、4种，甚至5种情绪？举个例子，你走进了一个为你庆祝16岁生日的惊喜派对，你是否可以同时感受到惊讶、喜悦、愉快、困惑、兴奋和尴尬？很可能是的。我们能接收多种情绪线索、感知觉和反应模式，这些都是有助于解释情境的生存本能。

情绪对于教导我们了解自己具有强大的作用，它们与我们的情绪状态、个性、动机和气质紧密交织。最初，科学家们将他们的研究重点放在通过跨文化识别出的 6 种核心情绪上：愤怒、快乐、惊讶、厌恶、悲伤和恐惧。1980 年，罗伯特·普拉奇克（Robert Plutchik）提出包含 8 种核心情绪的"轮盘"，它们两两分布在相对的两极：喜悦对悲伤，愤怒对恐惧，信任对厌恶，惊讶对期望。

在 2017 年，美国加州大学伯克利分校（University of California, Berkeley）的研究者艾伦·S.考恩（Alan S. Cowen）和达谢·凯尔特纳（Dacher Keltner）让参与者观看视频片段，并凭借面部表情、声音和语调来识别他们的情绪，将情绪整合为 27 种类别，分别为：钦佩、崇拜、审美欣赏、愉快、愤怒、焦虑、敬畏、尴尬、无聊、平静、困惑、渴望、厌恶、共情之痛、陶醉、兴奋、恐惧、可怖、兴趣、喜悦、怀旧、宽慰、浪漫、悲伤、满足、性欲和惊讶。这个令人印象深刻的分类帮助我们以更准确和更有意识的方式识别情绪，因为我们每个人都有不同程度的情绪体验。值得注意的是，我们的情绪会有重叠，因此使用更丰富、更准确的语言来分类自己的情绪状态，有助于更好地沟通。

在教孩子们如何分享自己的感受时，应当掌握一种语言来准确地表达情绪，并能够更准确地与他们交流，这是非常宝贵的。我们需要询问孩子们的感受，然后帮助他们用精准的语言来分享和解释内心状态，这样让他们在分享情绪时即使展现出了脆弱的一面，也能感到安全。

科学家们发现，并非所有情绪的持续时间都相同。比利时鲁汶大学（Catholic University of Leuven）的研究人员进行了一项调查研究，让大学生们识别他们的情绪，并描述情绪从开始到消失的持续时间。参与者使用了这 27 种情绪来辨识自己的情绪状态。此外，参与者还回答了关于应对情绪的策略问题。一些情绪的持续时间较长，而另一些情绪持续的时间则较短。例如，悲伤情绪的持续时间最长，恢复到基线水平需要 120 小时，焦虑情绪会持续 24 小时，恐惧和羞愧仅持续 30 分钟，感激会持续 5 小时，令人开心的是喜悦情绪可以持续 35 小时。

## 为什么悲伤会持续 120 小时？

在情绪中，我们不断书写着自己的故事。悲伤在我们心中代表一种失落感，意指在想象中渴望，而在现实中却求而不得。我们努力重新书写新的故事，建立新的模式，这可能会带来痛苦。修正我们的故事和期望需要耗费大量的精力。因此，在日常生活中处理情绪时，理解故事与情绪间联结的形成是极其宝贵的。

同时，还需要注意的是，研究发现，悲伤平均持续了 120 小时，但这一持续时间因人而异，取决于每个人特定的情绪状态。有些人可以很快走出悲伤，而其他人则需要更多时间来调节情绪。正如我一直强调的，我们的经验在神经层面是具有高度特异性的。

所有情绪同时存在于我们内心，有时候某些情绪会被放大，我们会从中塑造故事，任思绪纷飞。但是，我们可以选择是否陷入情绪之中，或者认识自己当前的思维和行为模式。有意识的选择可以帮助我们厘清自己与情绪相关的回避、依恋和视而不见间的关系。我们需要识别情绪和其中蕴含的故事，不要执着或压抑情绪，而是对自己和我们脆弱的情绪怀有同情之心，这是至关重要的。

研究表明，当你能够正视自己的感受并能对其命名时，你可以更好地调节情绪。用精准的词汇对情绪进行描述，可以让你免于被其支配。可以这样想：我们手机短信中表情符号所传递的情绪内涵比在现实生活中所表达的要更为丰富。你能用比表情符号更多的方式来表达你的感受吗？在最近的一项研究中，科学家们使用表达性写作作为应对恐惧情绪的工具，与那些没有写下恐惧情绪的参与者相比，写下恐惧情绪的参与者获得了实际的帮助。具体而言，治愈性写作是帮助人们处理情绪、洞悉情绪运作方式的宝贵工具。理解情绪的价值滋养了我们生活的各个方面，在这些方面中，我们的思想、身体和心灵的联系是充分活跃的。

## 社交孤立激活大脑疼痛中枢

当人们被训导去否认自己的身份时，他们会因为失去自我和个体故事而感到幻灭，就好像在社会中找不到与他们相似的人一样。压制自己的声音和故事，压抑真实自我，会在内心引起深深的苦痛，并可能导致社会归属感的丧失。若无法融入社会，人们会默默忍受痛苦，因为他们缺乏他人的关注和赏识，往往会被忽视和排斥。每个人的真实自我都是多方面的，它通过思想、感觉、情绪、价值观和行为来传达。我们的真实自我具有极强的可塑性和流动性，通过核心价值观的表达，真实自我得以彰显。在神经多样性的个体中，自我通常是复杂的，常常有悖于他人的预期，因此可能会试图伪装自己，以"融入"社会群体。他们对外界的呈现与内心的状态并不一致，真正的个性被他们隐藏起来了。

在哺乳动物中，社交孤立和排斥会激活大脑中的疼痛中枢，类似于因生理疼痛而引发的脑激活模式。无论是由心理还是生理刺激引发的疼痛，都在大脑中表现出独有的特征，其分布在前扣带皮层、前额叶皮层和岛叶皮层等脑区。这些区域中的每一个都存在关键性的相互连接网络，这些网络与许多系统交织在一起，不仅仅涉及情绪，还关乎认知、决策、自主神经反应、人格和健康。

## 前扣带皮层（ACC）有什么用？

前扣带皮层在认知方面承担着重要角色，包括影响决策、错误检测、奖励预期以及情绪调节。它还调节着自主神经生理状态，如血压和心率。前扣带皮层在大脑中实现了高度互连，与前额叶皮层、顶叶、运动皮层和视觉皮层相互连接。更重要的是，前扣带皮层对高级认知、检测不一致的结果以及情绪调节至关重要。因社交孤立而导致的前扣带皮层持续激活，对心理健康和幸福感会产生深远影响。

社交排斥和疼痛激活的脑区与同情、人格、认知、期望、意识、社会适当性以及决策的关键脑区一致。这些状态和功能有显著的重叠并不令人意外。安东尼奥·达马西奥（Antonio Damasio）是研究生物有机体情绪尤其是人类情绪的先驱，他将这一现象描述为"身体状态的心理体验"，意为大脑对情绪的解释源于个体对刺激作出反应时产生的生理状态。情绪信息借助记忆、原始的生存本能、内分泌系统释放的神经化学物质以及响应情绪信息的连续性脑活动，在我们的身体中编织成多层次的存在。所有这些脑活动的中心在岛叶皮层。

长期的痛苦情绪随着时间的推移，会影响心理健康、幸福感、脑网络和思维模式，并且危害健康，其影响可能波及包括焦虑、抑郁、愤怒在内的心理状态和生理状态。压力激素还可能触发一系列反应，导致身体疼痛、消化系统改变以及免疫功能受影响。

在当前社会，我们能够遏制长期社会排斥对个体心理和身体健康的影响吗？对于那些持续否认自我的个体，他们的大脑回路和动力系统会发生什么变化呢？

如果个体长期遭受社会排斥，他们的前扣带皮层、前额叶皮层和岛叶皮层是否会持续激活？这种负面情绪模式是否会被固化？长期的社会孤立状态如何改变大脑的连接方式？社会排斥对长期的幸福感和生存有何影响？我们如何让社会中的神经多样性个体被看见，并减少社会排斥和孤立对他们的影响？

当个体否认他们的生活故事，迷失自我，或是经历社会排斥时，他们的心理健康风险就会加剧。我们需要秉持开放的文化思维，倾听神经多样性的故事，并为它们创造空间。在如今社会，我们是否有办法用积极的思维方式和社会包容来接纳彼此的多样性，从而打开同情与包容的大门，拓展神经网络？也许我们可以从同情开始，逐步聚焦人类的独特差异和多样性。社会包容可以激活大脑中的同情心网络，在这里，我们都能在社会中被看到、被接受，展现自我。

## 魔镜，魔镜：镜像神经元如何影响我们？

我们在彼此的微笑、皱眉、不满中，看到了对方，也看到了自己——在我们所做的一切中，我们相互映照。在我们的脑海中，我们想象并模仿对方的行为，我们的大脑会像我们自己做了这些动作一样活跃起来。人类拥有一种生物学机制，可以通过神经通路和心理过程来感受他人的思维、情绪、行为。当一个人观察另一个人的行为时，观察者的大脑会模仿这些电脉冲。这是神经同步性最精妙的形式。人类和其他灵长类动物拥有一个复杂的大脑回路系统，专门用于理解、解释、想象他人的情绪和行为，这就是在大脑皮层和更高级的脑区域中发现的镜像神经元系统。灵长类动物通过认知的一致性把他人当作自己来看待，彼此映照、彼此想象，以此来获得更深的理解。

最早研究人员在猴子的前运动皮层中发现了镜像神经元系统。一只猴子拿起了一块食物，另一只猴子在观察它的行动时，它的前运动皮层也被激活了，就好像自己也拿起了食物一样。这两只猴子的大脑就像镜子，都展示出相同的大脑激活，同时体验着相同的行动，仿佛它们都在进行同样的任务。更有趣的是，研究发现，镜像系统在我们观察面部表情和线索时同样会被激活。微表情融入了我们的进化行为，它被用以建立信任，人类会互相模仿彼此的肢体语言和面部表情以建立安全感，培养开放性和同一性。基于这一原理，当我们保持一致时，不仅我们的身体相互镜像，我们的大脑也相互镜像，我们在那一刻创建了相互的神经映射，连接了我们的心灵和身体。

关于镜像神经元系统最伟大的发现之一是我们可以通过他人的行为来解读对方的意图。理解当下的行为是进化上的优势，但更重要的是理解行为背后的动机，也就是他人的真正意图。这是一种有救生效用的镜像形式，也是直觉产生的基础，我们能从他人的行为中识别意图，进而观察并理解我们自己的脆弱和无敌之处，这种能力在大脑中通过电信号的传递逐渐形成和发展。在一项实验中，参与者观察了手势，其中并没有涉及行为目的的相关信息，但他们能够通过额叶皮质中镜像网络的活动对经验进行编码，从而直观地理解手势所传递的动机和信号。培养我们对彼此意图的直觉，能让我们更加敏锐。镜像网络通过解读他人的意图向我们传递信号，判断对方是否值得信任。如果镜像系统出现故障或发出警报，你的生存本能会驱使你尽快离开那个地方。

镜像神经元系统的情况越发错综复杂。在我们理解情绪和与他人交流方面，镜像网络发挥着重要作用。同情他人会引发镜像激活，以至于我们能反射性地来体验情绪。众所周知，当我们观察到他人感觉恶心或疼痛时，镜像神经元系统会被激活。更重要的是，当人们通过身体动作和面部表情表现出强烈情绪时，我们的大脑会感知他人大脑正在经历的内容，从而更好地理解社交暗示、情绪交流及彼此间的联系。

镜像神经元网络唤起了我们的想象力，让我们能够透过他人的视角感知生活，在人与人之间创造同步的大脑活动。它还涉及一种能量交换，在这种交换中，统一的振动频率通过大脑内部的路途得到映射。人类经过演化，形成了情绪、想象和生理层面交流的能力，这种交流方式类似于镜子中的映像，或者是面对面的对话，跨越虚幻与现实的两极。

## 高情绪能力既是祝福，也是阻碍

高情绪能力既是祝福，也是阻碍。没有高情商，像特蕾莎修女这样的人就不会如此深远地影响我们的世界。我们需要他们去唤醒我们的同理心，培养我们对他人的关心，并为改善社会提出创造性的方案。即便特蕾莎修女取得了巨大成就，她内心深处也默默忍受着对信仰、怀疑和人类脆弱性的困扰。通常认为，天生拥有高情商的个体是过于敏感的，他们对事情过于投入，这是需要克服的。然而，事实上，情绪敏感的人很难轻易克服这些，因为他们大脑的连接方式与众不同。

这些有天赋的个体在情绪加工时涉及更广阔的脑区和脑网络，其中包括岛叶和扣带回皮层，他们能够感知情绪的各个维度（如罗伯特·普拉奇克提出的恐惧、愤怒、悲伤、厌恶、惊讶、期望、喜悦和信任），并探索情绪的深层复杂性。感官信息（味觉、嗅觉、触觉、听觉和视觉）以及记忆，在这些扩展的情绪加工区域中被编码和解码。因此，敏锐的感官反应会令记忆更加深刻，情绪内涵更为丰富。有天赋的个体以更高的强度体验世界，他们的大脑连接方式和神经解剖结构是信息加工能力得以扩展的核心。接纳人类的神经多样性是无比重要的。

高言语智商的个体在自陈报告中表现出比同龄人更多的担忧和思虑。乍一看，拥有丰富词汇的个体会以更加复杂的方式评估词汇、语言和意义，这也可以加强他们的思维过程、情绪和体验。有天赋的个体可在瞬间掌握一个词的全部 464 种含义，并反复思考语言之美，创作出类似马娅·安杰卢的诗歌。

许多在情绪方面表现出高天赋的个体都怀揣着将世界变得更美好的深切使命，然而这也可能增强他们的情绪强度。社会公正是天赋个体心中重要的价值观，深刻影响着他们。当公正的天平看似失衡时，这些孩子可能会坚持不懈、据理力争，对所感受到的不公难以释怀。例如，在躲避球比赛中，拥有情绪天赋的孩子发现操场上的同学作弊，如果作弊者未受到纪律处分，他们可能会爆发愤怒情绪。操场上的不公正可能会影响他们全天的情绪，因为他们容易担忧、反复思考，所以可能很难释怀。

一方面，与全美国平均水平相比，天赋个体自述的焦虑和抑郁情况有所增加。有假设认为，情绪能力的提升是焦虑和抑郁加重的前兆。天赋个体广泛的共情能力意味着更深入地观察、感受和体验事物，这构成了天赋体验的核心。最近的一项研究表明，经历社会排斥的个体的前扣带皮层和前岛叶会被激活，这表明身体和情绪上的痛苦引发了类似的神经网络活动。过多的共情是否是一件坏事？在近期的另一项研究中，研究者发现，过多的共情实际上是不利的，因为它可能会干扰对其他信息的加工，并与负面情绪相关联。

从另一方面看，个体需要体验广泛而丰富的情绪，在当今社会中，我们过分强调个体需要时刻感到愉悦和快乐。实际上，情绪、思维和身体感觉瞬息万变。我们需要对当下时刻的感受、经历或情境进行真实的评估，而不是仅按照预期来看待它们。天赋个体可以从当下的真相中寻找平静，而不是执着于期望。通过正念专注于当下，有助于他们加深理解并进行自我疗愈。特别是当个体在观察他人的痛苦时进行正念冥想，能够为应对痛苦提供一种适应性机制。

### 怎样帮助情绪天赋个体应对这个复杂的世界？

- 倾听他们的需求和情感。情绪天赋个体需要被真切地倾听，倾听并认可他们的故事、情绪和身体需求，是理解情绪深度的第一步。
- 要明白，对于有情绪天赋的孩子来说，语言有着无数的含义。情绪高度敏感的天赋个体具备深厚的语言能力。在选择用词时要慎重，并确保双方对于使用的词语的理解是相同的。
- 在他们回应时请保持耐心，给予他们充分思考原因的空间。保持耐心，允许个体在自己的时间范围内作出回应是至关重要的。每个大脑都是独一无二的,情绪信息的加工速度也会因人而异。

- 避免将问题单纯归咎于个体。鼓励他们与志同道合的人互动,让他们认识到自己并不孤单。融入拥有相似价值观的群体,引导他们认识到自己是大集体中的一部分。
- 赋予他们力量,让他们相信自己能够创造影响。给予他们希望,让他们坚信自己能够改变现状。经历艰难困苦,才能发生巨大的变化。
- 从点滴做起,逐渐发展。再小的改变,也好过一成不变。
- 让他们认识到有些事是不可控的。引导他们认识到只需对自己负责,自己的行为可以带来改变。
- 帮助他们认识每一天都是不同的,有些日子会更好。通过身体力行的方式,引导他们接受生活的无常和不可预测。
- 正视现实。有时候生活很糟糕,甚至非常糟糕。就像北极正在融化这个事实一样,社会中的我们需要团结一致,共同努力解决全球变暖的问题。
- 练习自我关怀冥想。学会自我同情有助于疗愈和健康。
- 不要独自前行。

# 解开焦虑的琴弦

焦虑是一种适应性的情绪反应,可以拯救我们的生命。焦虑在进化中的目的是当个体面临环境和生存威胁时,引发即时的自我保护行为。就像面对美洲狮一样,通过激活交感神经系统,短暂地引发焦虑,继而诱发战斗、逃跑、冻结和瘫倒的本能反应,驱使你尽快远离那只狮子,躲避危险,保护自己。这意味着如果在野外遇见了美洲狮,我们自然而然会变得更加警觉,专注自我保护、逃离并寻找庇护。然而,在我们日常生活中,很难遇到真实的美洲狮,更常见的是那些虚构的美洲狮,它们对我们的心理、情绪和身体健康造成了严重的冲击。

暂时性的焦虑是生活中正常的一部分,适当的焦虑能够促使我们采取积极行动,有益健康。正常的压力情境,比如项目截止日期、意外溅洒的咖啡、通勤时的交通拥堵、不服管教的青少年,都可能引发一定程度的焦虑。在这种情况下,我们对焦虑的看法和解释至关重要,因为我们的思维方式可能导致我们焦虑过度,不堪重负。焦虑是对未来的恐惧,对不确定性的恐惧。我们是否跟随恐惧和焦虑走入兔子洞①,取决于我们的思维方式和与自身情绪的关系。根据最近一项调查大学生情绪持续时间的研究,从情绪被触发开始计算,焦虑情绪的平均持续时间约为 24 小时。我们知道,焦虑情绪可以有不同的程度和持续时间,但更为重要的是情绪的分量和我们灌输给自己的故事,它们决定了我们如何管理我们的焦虑。

正如索伦·克尔凯郭尔所言:"焦躁是自由的眩晕。"我们拥有无限的

---

① 在《爱丽丝梦游仙境》(*Alice's Adventures in Wonderland*)中,主人公爱丽丝因掉进了一个兔子洞而开启了奇幻的冒险之旅。后来人们常用"兔子洞"来隐喻进入一个奇妙的、未知的领域或情境。——编者注

自由选择，来定义自己的经历，如果我们能够放下对未知的恐惧，驯服想象中的狮子，蔑视无形的威胁，我们就能摆脱焦虑，过上自由的生活。

## 慢性焦虑如何影响我们？

正常焦虑与焦虑障碍有何不同？焦虑是一种对即将发生的事件或未知结果感到担忧、紧张或不安的情绪。在我们的日常生活中，偶尔会感到焦虑，比如因为工作压力、学业考试压力、堵车、作出重大人生决策以及对人际关系的维系。焦虑是我们身体发展出来的一种保护性过程，旨在维持稳态并激励我们采取行动。然而，当我们的焦虑反应变得过于强烈、过度并持续存在时，慢性的焦虑对我们会有什么影响呢？

广泛性焦虑障碍（GAD）表现为个体过度担忧，持续时间长达 6 个月以上。有广泛性焦虑障碍的个体稳态失衡，痛苦不堪，生活质量下降，如果得不到专业的帮助和支持，他们的状况可能会逐渐恶化。广泛性焦虑障碍对应的症状会干扰日常生活，包括学校、工作、家庭、社交互动、人际关系和睡眠等。焦虑会影响生活的各个方面。

根据 2001—2003 年美国国立精神卫生研究所（National Institute of Mental Health，NIMH）的调查，19% 的成年人曾有焦虑障碍。其中女性（24%）的比例较男性（14%）更高。调查对参与者的焦虑水平进行了分类，分别为轻度（33%）、中度（28%）和重度（43%）。值得注意的是，在报告有焦虑障碍的人群中，43% 的人表示症状严重。正如克尔凯郭尔所说的，焦虑正在剥夺他们的生活自由。令人惊讶的是，哈佛医学院（Harvard Medical School）的报告显示，31% 的美国成年人曾在一生中的某个时候经历过焦虑障碍。而在青少年中，依据美国国家共病调查（the National Comorbidity Survey）对 13~18 岁青少年的自我报告调查，31.9% 的青少年报告曾经历过焦虑障碍，其中 8.9% 的青少年将其焦虑程度描述为十分严重。38% 的青少年女性报告曾经历过焦虑障碍，这一比例令人担忧，男性则有 26%。根据这些数据，女性似乎更容易感到焦虑。

焦虑障碍是一种严重的疾病，可能会危害个人生活。焦虑障碍在人群中表现出多种形式，包括广泛性焦虑障碍、社交焦虑障碍（社交恐惧症）、分离焦虑障碍、惊恐障碍、强迫症、创伤后应激障碍（PTSD）、恐怖症、广场恐怖症、特定恐怖症和选择性缄默症。在这些焦虑的子类别中，人们都会遭受焦虑带来的心理、情绪、生理折磨。

## 焦虑的个体会有哪些表现？

焦虑在个体身上会表现出一系列生理症状：心跳加速，血压升高，脉搏急促，呼吸变浅，肾上腺素飙升，肌肉紧绷。这时，情绪主导了一切。额叶皮层和更高层次的思维暂时处于离线状态。焦虑个体的真实自我正在削弱。

在身体上，焦虑表现为疲惫、不安、心跳加速、头痛、恶心、胃痛、食欲变化、颤抖、肌肉紧张，焦虑还可能引发消化功能障碍，如溃疡性结肠炎、肠易激综合征，以及肠道菌群的改变，所有这些都会导致身体上的不适感。

在心理上，焦虑会让注意力难以集中，头脑中充斥着不受控制的杂念，困扰人的想法、情绪、身体感觉和想象的故事不断循环。思维可能会脱离当前的现实，使焦虑者难以集中注意力，呈现出容易分心的特点。

焦虑个体的感官接收能力会增强，更加敏感和兴奋，几乎到了过度刺激的程度。个体可能表现出烦躁、退缩和社交孤立，睡眠模式也可能发生变化，如失眠、坐立不安、过度警觉以至于难以休息。

个体会在多种情绪中循环，这些情绪大多是反应性的，源自杏仁核，如恐惧、恐怖、警觉、期待、愤怒、暴怒和悲伤。每一种情绪都会增加怀疑和不信任感。

## 焦虑如何影响大脑？

当焦虑主导着想象和现实时，大脑内部正在发生怎样的变化？当焦虑占据我们的心灵和身体时，我们陷入了情绪的旋涡，它影响着我们所做的一切。慢性焦虑会改变个体的大脑、身体和生理机能，对我们的健康不利。焦虑可能对生活产生严重影响，因为失控的焦虑会干扰个体参与日常活动的能力，影响人际关系、工作、个人动力、生活满意度和人生意义。高度焦虑的个体可能会失去有意义的人际关系，自尊心降低，并感到孤立。

焦虑下的失控思绪会扰乱个体当下的应对能力。焦虑编织了一系列活生生的故事，主宰着思维的过程。就像陷入一个循环之中，一个充满能量的黑洞，焦虑、不断运行的故事线、强迫性思维逐渐占据大脑和身体。个体仿佛成了焦虑的俘虏，体内充斥着应激激素，杏仁核被激活，执行功能和决策能力被抛之脑后，恐惧循环往复。婴儿和洗澡水都被倒到船外，迷失在情感的汪洋大海中。情绪大脑控制身心，个体陷入默认的焦虑反应状态——战斗、逃跑、冻结和瘫倒。

战斗者和逃跑者主要专注于逃离危险，他们会受到恐惧驱使通过身体运动将焦虑的能量排遣；而冻结者和瘫倒者则会突然停下来，让焦虑的能量在体内滞留，直至消散。在所有的反应类型中，应激激素均在个体的身心中循环流动。持续释放的应激激素皮质醇会对个体身体和心理健康产生毁灭性的影响。皮质醇是一种神经递质，它激活交感神经系统，让个体进入高度警觉状态。在慢性焦虑中，大脑回路、激素反应以及身体的应激反应的连接可能会固定下来，导致个体陷入负面循环。高水平的皮质醇重塑了大脑回路，情绪网络会循环运作，负责决策的前额叶皮质暂时离线，个体处于麻痹状态。持续激活的低水平应激反应让个体在世界中迷失方向，就如同在浓雾中航行一般。

所有这些因素都会导致生理、心理、情绪和感官上的混乱不堪。慢性神经炎症可能会表现为一系列症状，包括胃肠道问题、ADHD 行为、感觉反应过度、慢性头痛、全身疼痛、疼痛的身体表现、社交退缩和孤立。此外，个体还可能因为感知增强而对环境高度敏感，感觉加工过度激活导致负荷过大。慢性应激反应会引发全身性的炎症，化学变化会影响整个身体系统的炎症和免疫机制。当个体患有全身性炎症时，所有器官和系统的免疫力都会受损，个体更容易生病。慢性炎症和免疫紊乱表现为关节和肌肉疼痛、消化问题、头痛、偏头痛，甚至引发自身免疫活性和过敏反应的增加。身心失调，疾病蔓延。当焦虑达到这个水平时，主要挑战在于确定焦虑是身体失调的原因还是结果，因为许多生理症状都能引发焦虑，焦虑又可能对生理造成不适，从而形成恶性循环，进一步加剧焦虑症状。

不同神经个体关于焦虑反应的基线水平不尽相同。我们倾向于将这些不同视为生理和神经生物学上的差异，我们的焦虑反应是高度个体化的，这意味着我们每个人对焦虑的个体化反应都有独特的神经连接方式。我们每个人都需要学会理解、识别焦虑情境以管理情绪，尊重自己的承受底线，接受每个人的焦虑都可能有不同的触发因素和忍耐范围。焦虑是个体化的，我们可以学会克服它。

作为焦虑个体，就注定要失败吗？当然不是，但需要积极的自我意识来转变我们的思维模式、行为和人际关系，避免陷入焦虑的旋涡。我们要改变对焦虑的看法，不再将其视为我们的一部分。我们每个人都有能力通过注意和意识来改变对焦虑事件的反应，建立新的思维模式，重新夺回理智。焦虑是一时的，不要让它控制你。你在任何时候都有能力改变自己的处境，这始于你的心态。

## 怎样转变焦虑情绪？

- 向他人倾诉你的焦虑体验。寻求帮助是一个信号，表示你认识到自己正遭受焦虑的困扰。
- 给焦虑命名，把它贴上标签，确定导致焦虑的原因。判断当下是否有办法可以消除你的焦虑。尝试理解你的思绪和围绕焦虑产生的故事，重构你的故事，认识到你不是焦虑的受害者。
- 注意你在谈论焦虑时的用词，将自己与焦虑分离开，焦虑并不是你的一部分，它只是一种经历。我们经常说"我很焦虑"，将自己与正在经历的感受联系在一起，而不是描述导致焦虑的情境。没有必要用语言来强调焦虑的存在。与焦虑划清界限吧。相信我，它不是你的朋友。任何剥夺你自由的人、事都不应该成为你的朋友。
- 深呼吸。当焦虑出现时，我们的呼吸通常会变浅，因此很难为大脑和身体提供足够的氧气。当你进行3次深呼吸时，可以重新平衡神经系统，激活副交感神经系统，它是负责休息和消化的放松系统。3次深呼吸会刺激迷走神经，从而释放出关于信任的神经化学物质——催产素和加压素，这些神经递质在与伴侣和婴儿的联结中发挥作用。

- 锻炼。压力的一个特点是神经化学物质被困在体内，就像许多汽车在高速公路上堵车一样。当你锻炼时，你会激活内啡肽，排出体内的杂质，驱除引起紧张和炎症的多余能量。实际上，运动提高了个体身体汗液排毒的能力，免疫力得到增强，从而抵御炎症。
- 冥想。正念冥想对改变与情绪相关的思维和神经模式有益。冥想练习有助于提升对此时此刻的意识，从而增强心理弹性。正念冥想帮助我们从理性的角度作出复杂的决策。当我们专注于身体感受与体验时，能更准确地评估现实与感知中的风险，进而培养情绪的平静。
- 睡眠。睡眠与心情直接相关。睡眠有助于大脑的恢复与修复，同时你的潜意识会在睡眠过程中处理你的问题。
- 写作。记录你的感受并管理它们，有助于识别焦虑的诱因。将内心的不安在纸上宣泄。这样做可以正视恐惧，疗愈自己。
- 寻求心理治疗。在应对分手引发的焦虑情绪时，谈话疗法是最为有效的方法之一。
- 暴露疗法。通过面对"焦虑触发因素"，可以重塑个体与焦虑之间的关系，这些练习应在专业人员的监督下进行。
- 药物治疗。有专门治疗焦虑症状的药物。在专业人士的监督下，服用合适的剂量，可以减轻症状并缓解焦虑情绪。
- 你拥有战胜焦虑的能力。

# 焦虑的人逃离危险最快

有些人天生更容易感到焦虑,而那些更焦虑的人在面临危险时通常会更迅速地作出逃跑反应。加州理工学院的科学家们采用计算机模拟技术测量了人们在危险情境下的反应时间。研究发现,自我报告更高焦虑水平的人在避开捕食者和危险场景时的反应更敏捷。总体而言,更焦虑的个体通常拥有更高的兴奋基线水平,因为平均而言,他们体内的去甲肾上腺素和皮质醇水平较高,这些物质可以增强感觉神经系统的功能。感觉神经系统的激活可以增强感官系统对周围环境的调节能力。

有些人天生更容易感到焦虑,因为他们的大脑让他们具有易感焦虑的倾向。在最近的一项研究中,科学家们对更焦虑的个体进行了焦虑反应和神经解剖学的评估,发现他们的大脑结构以一种增加焦虑水平的方式"连接"在一起。

## 前扣带回皮层(ACC)为什么是与焦虑有关的重要脑区?——

前扣带回皮层是一块像手套一样环绕在胼胝体周围的大脑区域,胼胝体连接着大脑的两个半球。ACC 对自主功能如心率和血压有举足轻重的影响。

在认知方面,ACC 对于奖赏、预期、冲动控制和情绪至关重要。它与焦虑情绪密切相关。在生理层面,焦虑情绪会导致心率增加、血压升高和手掌出汗。

在认知层面,ACC 与奖赏(获得认可)、预期(思考未来)、隐含的控制感以及情绪(从边缘系统解读情绪)密切相关。

因此,ACC 是与焦虑有关的重要脑区。对于那些更容易出现强烈焦虑反应的个体而言,他们往往更倾向于迅速逃离不安全的环境,这种反应在个体的生存中可能起到积极作用。或许，他们在进化中发展出了更高的警觉性。

## 聪明大脑中的焦虑神经科学

威廉·莎士比亚写道："想象的恐怖远大于实际的恐怖。"请牢记，当我们的思绪开始游离时，想象可以是积极的、消极的或中性的。真正重要的是我们对情绪和身体感觉的反应，我们是将自己陷入恐惧和焦虑之中，还是超然面对。最终，我们自己编织的故事将决定我们的心态和幸福感。

心理学家卡齐米日·东布罗夫斯基提出，聪明的个体在智力、情绪、感觉、心理运动和想象五个领域表现出更强烈的想象力和情感体验，他们可以更加深刻地体验周围世界。由于他们通常拥有扩展的情绪大脑网络、超强的感觉加工能力以及对应激因素的强烈的生理反应，无论这些压力因素是现实存在的还是想象的，聪明的个体可能更容易受到焦虑的威胁和影响。智力较高的人报告的焦虑症发生率比全美国平均水平要高出25%。特别值得注意的是，他们的大脑回路、激素应激反应以及对压力的身体反应可能会形成固定模式，从而使他们陷入恶性循环。当交感神经系统被激活时，皮质醇水平的升高会影响大脑回路，情绪网络进入循环模式，负责决策的前额叶皮质会暂时离线，从而抑制了有效的决策。实际上，身体会进入战斗、逃跑、冻结或瘫倒四种状态，这时炎症反应也会增加。与此同时，低水平的应激反应被持续激活，导致个体感觉仿佛置身于"针尖上"。

想象一个被贴上"信息加工速度较慢"标签的孩子，他的情况可能与多种学习差异、大脑异步发展、感觉整合、代谢过程、注意力、执行功能或情绪发展有关。父母和老师可能会理解，这个孩子在完成任务时需要更多的时间，甚至可能采取了支持措施，例如延长考试时间。然而从孩子的角度来看，额外的时间可能会增加焦虑，因为他们无法参与其他学校活动，如休息和午餐，而这些活动提供了与同龄人建立联系的机会。同样地，聪明的孩子可能会感受到更加强烈的社交孤独感。高智商个体涉及情绪加工的脑区有所增加，这既是天赋，也是阻碍，他们快乐和悲伤的体验会更加强烈。前扣带回皮层和眶额叶皮质是与情绪智力和加工过程相关的脑区，在焦虑情绪更强烈的个体中，这些大脑区域的功能连接发生了变化。这些研究支持了这样一种观点，即一些个体可能由于神经解剖结构的不同更容易产生焦虑情绪。

一般情况下，这些孩子由于缺乏明显症状，加之语言表达能力有限，很少被视为有焦虑症。因此，他们可能因缺乏治疗、误诊、误判而遭受负面的生理、心理和神经影响。他们体内增加的压力激素和过度激活的应激网络可能会导致炎症水平升高，最终影响整个身心连接。聪明的孩子可能会表现出多种症状，包括胃肠道问题、ADHD 行为、感官（触觉、味觉、听觉、嗅觉、视觉）敏感性增强、慢性头痛和社交退缩。

一个焦虑的孩子可能会抱怨身体不适，例如胃痛、头痛和身体疼痛，这反过来可能导致他们被诊断为有胃肠问题或其他生理问题，而非实际的焦虑症。尽管大多数专业人士和父母都认识到焦虑在这些症状中会发挥作用，但由于孩子未能识别自己的情绪状态为焦虑，因此很难判断焦虑如何影响生理，反之亦然。重要的是要注意并识别症状的源头，以及它们与焦虑的关系。引导孩子认识到触发因素仅是第一步。

专业人士和家长需要认识到焦虑可能造成的长期影响。鉴于每个人的大脑和生理状况都是独特的，应对焦虑的方法必须因人而异。大量的证据证明了整体干预的有效性。教孩子从生理、心理和情绪的角度去挖掘焦虑的起因是引导孩子的关键。心理与身体之间的相互作用需要一种将这些系统间的互动关系纳入考虑的方式。

## 帮助天赋个体找到健康的情绪处理方式

请牢记，被贴上"天才"的标签意味着背负对于成功的巨大期望，因此引导孩子平衡这些期望至关重要。为他们的失败、错误和不幸提供安全感和同情心是培养成长思维和心理弹性的关键要素。与孩子交流对于焦虑和恐惧的看法，倾听他们的发言。打破沉默可以减少社交孤立，降低与焦虑相关的社会污名。

正如弗雷德·罗杰斯所言："我深信，当我们帮助孩子找到健康的情感处理方式，这些方式不会伤害他们自己，也不会伤害他人时，我们将创造一个更安全、更美好的世界。"

认知行为疗法是一种有效的疗法，尤其在整合身心连接方面。专注自我关怀的正念练习有助于减轻焦虑症状，加深对自我和他人的理解。通过进行呼吸练习来使神经系统平静是一种行之有效的方法，因为这会激活副交感神经系统，释放积极的神经化学物质，从而减少压力反应。

正如我亲爱的已故朋友萨姆·克里斯坦森所言："焦虑实际上是对我们想象的恐惧的害怕。"

近期研究发现，积极的想象可以减少恐惧。引导孩子运用积极的想象力可能有助于他们应对焦虑。每天进行 20 分钟的锻炼、养成健康的睡眠习惯、运用正念饮食法，可以重塑健康的心理和身体模式及神经回路。当我们给予孩子的心灵、身体、精神以支持时，孩子就会无拘无束地茁壮成长。

# 徒手攀岩

个体在面对恐惧、冒险和刺激渴求等情绪反应时，会有不同的阈值。新奇的事物对大脑具有刺激作用，能激活快乐中枢和奖赏中心，释放多巴胺。冒险行为会激活与恐惧、奖励期待和焦虑相关的脑区。纪录片《徒手攀岩》（*Frees Solo*）讲述了亚历克斯·杭诺尔德（Alex Honnold）的故事，他是首位完全没有使用绳索或安全设备独自完成埃尔卡皮坦岩壁约 900 米徒手攀登的人。亚历克斯在标准恐惧范式测试时表现出较低的大脑活动水平。成为徒手攀岩者可能是刺激渴求的巅峰体验之一，它需要极其敏锐的注意力、动力和专注度，这些特质能在关键时刻拯救生命。

为了更深入地了解亚历克斯的大脑及其对恐惧的不敏感性，科学家对他的大脑结构和活动进行了研究。亚历克斯在核磁共振扫描仪中观看了正常情况下能够诱发恐惧的情境材料。他大脑中的杏仁核表现出较少的激活，而杏仁核主要负责加工我们面临周围环境威胁时的恐惧反应。

如纪录片所示，美国南卡罗来纳医科大学（The Medical University of South Carolina）的神经科学家简·E. 约瑟夫（Jane E. Joseph）博士在参与者观看诱发恐惧图像时，将亚历克斯与同龄攀登者的大脑进行了比较。虽然年龄相仿的攀登者的大脑杏仁核表现出激活，但亚历克斯的大脑没有任何活动。并且在风险评估测试中，亚历克斯的刺激渴求得分是普通人的 2

倍，比普通高刺激渴求者还要高出 20%，同时他还表现出异常高水平的责任感。这一发现展示了个体神经差异为亚历克斯作为徒手攀岩者带来的非凡天赋。凭借他难以置信的身心训练及持久耐力，让自己的大脑记住了埃尔卡皮坦岩壁的布局，在攀登山脉之前，他在脑中预先规划了每一个动作，这需要在空间感知、触觉、运动和记忆协调方面具备不同寻常的技能。他与众不同的大脑回路、心智和身体赋予了他攀登埃尔卡皮坦岩壁所需的惊人天分。

这是一项他在 7 年多的时间里反复训练了数百次的技能，而且都是在没有使用绳索的情况下完成的。起初，亚历克斯凭借小步骤练习增强了他的神经可塑性，通过无绳的简单攀爬训练，他能够逐渐接受风险，这为他后来面对更大的无绳攀爬挑战做足了准备。他训练了自己的身心，提升了作为最优秀攀岩者之一的能力。通过训练和接触新颖的情境，我们可以改变自己与预设的恐惧、焦虑和风险承受水平之间的关系。

亚历克斯·杭诺尔德以全新的方式向我们展示了神经个体如何拥有独特的导航方式，并给予了我们启示：应尊重自己的导航方式。他同时还鼓励我们努力增强特定的神经可塑性，以实现更大的情绪、心理、身体、感觉上的幸福感和意义感。我们每个人都有自己独特的情绪反应模式，我们有能力培养积极的心理和神经模式，就像徒手攀岩一样以自己的方式生活，使用绳索、向导、安全网，按照我们自己的条件和时间表攀登。

## 冒名顶替的怪物

你是否曾经感到自己像个骗子？一股来自内心深处的声音在你心头回

响，它告诉你："只是时间问题，总有一天他们会发现我的真面目。"它告诉你："我只是幸运而已，之所以达到现在的位置纯粹是运气使然。"这种冒名顶替的怪物的声音滋养了一种消极的循环，贯穿于思想、故事和充满不确定性的信息之中，告诉你自己是个虚伪、假冒的骗子，你不配享有成功，不配拥有成就，不配展现真正的自我，它贬低你的本质。随着时间的流逝，这个怪物不断洗脑，让你相信自己真的是个冒牌货。怪物在你的头脑、身体和心灵中制造混乱和困惑，它大声呼喊，将你是个骗子的感觉定调为事实。

我们的思想有着无比强大的力量。正如我之前所述，据估计我们每天产生约6万个想法。如果我们的思维模式变得不可控，消极思维如滚雪球般越滚越大，我们的注意力集中在自信心的缺失，那么我们就会陷入僵局，无法创建积极的意图并开展行动。如果我们沉浸在自我怀疑中，就会错失自己，错过机会，错过人生。

威廉·莎士比亚写道："怀疑是对信念的背叛，我们会因此放弃了尝试，从而失去本应得到的东西。"

你不是唯一一个感觉自己像个冒名顶替者的人。报道显示，大约有70%的人曾有冒名顶替综合征。最近的文献综述发现，这种综合征的检出率在不同的人群中有很大的变化，根据诊断工具的不同，检出率从9%~82%不等。我相信实际数据可能更接近100%，在某个时刻，我们每个人都可能会觉得自己像个冒名顶替者。不同之处在于人们所体验到的程度不同，而且冒名顶替的感受可能是短暂的，这意味着在不同的情境下，一个人随时都可能会有这种感觉。

在1978年最初的研究中,保利娜·克兰斯(Pauline Clance)和苏珊娜·艾姆斯(Suzanne Imes)发现,高成就的女性会有冒名顶替综合征。这些极具成就的女性大多是聪明的本科生、博士,以及拥有医学和法律等高级学位的女性。她们中的大多人认为自己并不聪明,他人对自己的评价过高。她们对自己的成功轻描淡写,认为那只是一时的好运,认为这些成功并不是什么大不了的事。值得注意的是,这些女性普遍有一个共同的特点,她们担心被人揭穿是骗子,并对自己的成功感到内疚。

早期的研究表明,冒名顶替综合征仅在女性中存在,但最近的研究发现,男性和女性同样会有冒名顶替综合征。然而,研究表明性别可能会影响冒名顶替综合征作用于个体的方式。对于有冒名顶替综合征的男性来说,另一个复杂因素是,由于刻板印象,他们不太可能与家人、朋友、同行或同事讨论这个问题。遭受冒名顶替综合征困扰的男性更容易对反馈和问责产生消极反应。缄默不语和性别期望令这些男性感到更加紧张和孤立。

埃米·J.C.卡迪(Amy J.C.Cuddy)教授在《存在》(*Presence*)一书中总结了冒名顶替综合征的普遍性:"冒名顶替综合征存在于许多人群中,包括但不限于教师、医生、医师助理、护士、工程专业学生、牙科学生、医学生、法学生、非洲裔美国人、韩国人、日本人、加拿大人、心理有问题的青少年、'正常'的青少年、青春期前的儿童、老年人、酗酒者的成年子女、高成就者的成年子女、有或没有进食障碍的人、刚取得成功的人、曾经经历失败的人。"实际上几乎包括了每个人。

许多知名人士都曾有过冒名顶替综合征,比如汤姆·汉克斯(Tom Hanks)、索尼娅·索托马约尔(Sonia Sotomayor)、克里斯·马丁(Chris Martin)和丹泽尔·华盛顿(Denzel Washington)。例如,朱迪·福斯特(Jody

Foster）曾经说过："当我赢得奥斯卡奖时，我认为那只是个偶然。我以为每个人都会发现，然后他们会把奖拿走。他们会来到我家，敲门说：'不好意思，我们本来是要把这个奖给别人的。它是属于梅丽尔·斯特里普（Meryl Streep）的。'"而梅丽尔·斯特里普在赢得奥斯卡奖时则表示："你会想，'为什么还会有人想在电影中看到我？而且我也不知道如何表演，那我为什么还要继续呢？'"

冒名顶替综合征夺走了我们对能力的自信、对自己的信任和我们的力量，它模糊了我们的本质和存在，阻碍了我们分享自己最好的一面。冒名顶替综合征一视同仁——它存在于各个性别、职业、家庭、社区，它可以在任何时候、任何地点出现在任何人身上。为什么这在我们的社会中如此普遍呢？

引起冒名顶替综合征最常见的原因似乎是对失败的恐惧。在埃米·卡迪的著作《存在》中，她指出，那些实际上正付诸努力积极尝试，为了追求有意义目标的人，并不是骗子。追求比自己更伟大和更深远的目标本身就会让人有所畏惧，而正是在这种游移中，冒名顶替怪物侵入了我们的心灵和身体，滋养着怀疑和不安全感，干扰我们勇于尝试的决心。当一个人生怕自己不安全，就会对自己和他人的能力产生怀疑。例如，马娅·安杰卢是我们这个时代最伟大的诗人和作家之一，她曾写道："我已经写了11本书，但每次我都会想，'哎呀，他们现在会发现的。我在每个人面前都耍了个花招，他们最终会发现我的'。"在她的文字和智慧中，她展现了人性中脆弱的一面，这对于人类来说是具有变革力量的。脆弱正是冒名顶替怪物影响我们思维、判断和自我认同的核心所在。

人们常常会被冒名顶替的情绪所淹没，犹如一匹脱缰的赛马在赛道上不断奔跑，思绪无法自拔。例如，会有一些人认为自己不能失败，觉得自己是个骗子，所取得的一切都只是侥幸。冒名顶替综合征往往伴随着恐惧、焦虑、内疚和羞耻等情感，这些感受可能会降低自尊心，加重焦虑和抑郁。冒名顶替综合征会对心理、情绪和行为造成不良的影响。通常，与冒名顶替综合征斗争的人会怀疑自己，他们缺少培养和发展自信心的基础，缺乏建立自信和自尊所必备的神经模式、思维方式、情绪调节以及行为反应。冒名顶替综合征最常见的表现包括完美主义、过度工作、贬低成就、忽视赞扬以及害怕失败。

## 谁更容易受到冒名顶替综合征的影响？

瓦莱丽·扬（Valerie Young）博士进一步对聪明且拥有高成就的女性展开了研究，发现她们中有五类人特别容易受到冒名顶替综合征的影响：完美主义者、专家、天才、独行侠和超人。在她的著作《成功女性的隐秘思想》（*Secret Thoughts of Successful Women*）中，瓦莱丽博士深入描述了这五种类型及它们的表现形式。

- 完美主义者总是追求百分之百的完美，一旦稍有差错就会自责。
- 专家永远觉得自己难以知晓所有事情，经常怀疑自己，认为自己了解得不够多。
- 如果某项新技能对于生来就是天才的人并非生来就具备的，她们会努力去掌握。如果她们不能轻松掌握，可能会很快放弃，而且会觉得疲惫不堪。
- 独行侠觉得必须独自完成所有事情，不愿依赖他人的支持或帮助。
- 超人觉得自己在生活的各个领域都必须表现出色。

每个子类型都以某一种方式管理着自己的焦虑和情感，这样她们就可以不被别人发现，避免被评判。

聪明个体的冒名顶替综合征程度呈现出多样化，可能会令人不堪重负。普遍来说，社会对聪明个体往往缺乏同情，因为我们的文化传达了一个信息：对于天赋个体来说，成功是轻而易举的。随着时间的流逝，人们可能会感受到沉甸甸的压力，因为作为一个有天赋的人，似乎应该取得卓越的成就。他们在创造、产出和实现愿景的过程中，可能会感到与现实有所脱节。许多人可能会与不同程度的完美主义斗争，无论是积极健康的或是不健康的行为和心理模式，都可能会影响他们对自己的看法和期望。他们可能会这样告诉自己：我有这么多想要奉献和分享的东西，为什么没达到本应达到的水平呢？我应该做得更好，我应该做得更多，我应该更加努力。通常情况下，人们会经历高度的自我评判，他们过于苛求自己，对自己过度批判，并给自己施加巨大的压力，力求做到最好。

## 像变色龙一样：天赋个体的自我隐藏

此外，天赋个体擅于伪装，能像变色龙一样隐藏他们的真实自我。他们几乎可以融入任何人群。但往往也因为他们的智慧，他们有时会在各种经历中迷失自己，模糊自己能为他人创造的价值。聪明的人通常具有出色的直觉。直觉是天生的能力，无须任何证据、证明或有意识的推理来解释直觉的发生。直觉是通过无意识进行的推理，但在没有证据支持的情况下，它可能会成为挣扎和怀疑的源头。对天赋个体来说，他们可能会对直觉感到不安，因为他们没有经过学习或从外部信息获取信息，却好像天生知晓事物的运作方式，这令人心神不宁。

天赋个体的大脑里好像下载了落基山脉的地图，而其他人则需要地图或全球定位系统。天赋个体可能拥有令人难以置信的空间导航能力，而无须依赖现代技术。由于有天赋的人无法解释他们在空间导航方面的能力，其他人可能难以理解为什么他们可以轻松做到自己无法做到的事情，这会导致认知失调。有天赋的个体可能会隐藏他们的才能，以便融入群体，或者远离智力刺激，以免被贴上自以为是的标签。重要的是，他们隐藏天赋是为了避免嘲讽，这种行为是一种生存本能。冒名顶替综合征中有一个方面尚未得到充分的研究或提及，即某些人天生具有对生活的直觉性认识，以及这种不同寻常的经历是如何影响冒名顶替综合征的。

运用发散性思维，打破常规，提出并拓展前所未有的新想法，会令人感到害怕和恐惧。以独特及原创的方式整合信息，可能会引发自我怀疑或对自己能力的质疑。这是一种孤独的体验。有时，这种驱力和思维方式也会让他人感到害怕。这或许会导致聪明的个体隐藏自己，压抑自己的声音，充满自我怀疑，不信任自己。自我怀疑的声音可能会非常响亮，宛如野兽发出的咆哮，震耳欲聋。这种内心的恐惧和不安会导致个人对事物持消极态度，生活持续处于认知失调状态。你渴望、奋斗、追求幸福，但周围却充斥着消极的声音，它劫持了你的幸福，耗尽了你的精力，甚至冻结了你的梦想。

我曾有幸与已故的吉姆·韦布进行交谈，想要了解冒名顶替怪物如何影响天才儿童的思维。吉姆是天才、双重超常行为、精神、情绪和心理学领域的世界级专家，他强调了一个重要观点，即人们并不会一直觉得自己是冒名顶替者，这种感觉会随着生活的波动时有时无，但何时以及如何显现并不清晰。这种感觉并非持续不断的，即使一个天才儿童重复做一件事情1000次，也会存在自我怀疑的声音，这种声音的产生既来自外部环境，也涉及内在因素。天赋个体可能在更深层次上经历自我怀疑，原因在于他们基于他人看法的强烈自我评价、假想的批评听众和深层次的元认知。当一个人的抱负越大，他就越愿意展示自己。那些"隐藏者"，他们不愿冒险，表现出低追求的样子，这是因为他们害怕相信自己内心的声音和故事。吉姆解释说，一个重要的决定因素是成长环境，特别是个体经常受到批评还是受到培养。它会导致人们更强烈地感受事物，对自己不足之处也更为敏感。在聪明个体早期探索某事时，不加以批评是至关重要的。当他们尝试新想法时，必须置身于安全且支持性的环境中，相信自己能够与他人建立联系、畅谈想法，而不受批评或评判之扰。他们必须培养积极的思维模式，犹如穿越一片未知的森林，不断清除途中的负面声音和干扰。专注当下，平息自我怀疑，压制冒名顶替的怪物。

## 用高能量姿势培养真实自我

埃米·卡迪详细描述了高能量姿势（power posing）的功效，它通过建立积极的行为、心理和情绪模式来最小化冒名顶替怪物，培养真实的自我，让个体回归本性。采取高能量姿势时，你实际上在刻意地用积极的意图来引导你的大脑、思维和身体，以培养积极的神经通路，达到类似于冥想的效果。冥想、瑜伽和高能量姿势练习，都聚焦于个体意图，能引发积极行动，将注意力集中于深刻认识自己在大千世界里的本性。这些积极训练有助于培养积极的神经和行为模式，进而培养积极的思维方式。

请记得，据推测，我们的大脑每天会涌现出约6万个想法。如果我们将注意力聚焦在积极思维上，并给自己留出犯错的空间，这更有益于自我实现。当你能够理解和接受自己的各个方面，包括正面的、充满挑战的、积极的、消极的以及中性的，你就能够获得更大程度的内心平衡。高能量姿势犹如在涌现恐惧、焦虑、怀疑的身心交汇处洒了一米阳光。这个过程类似神经"黑客"，让你更有意识地存在于自己的当下，关注即能赋予力量。它能够改变神经模式，构建积极的神经通路，替代负面和不适应的模式和行为。卡迪的高能量姿势以及致力于促进积极成长、提升自我意识、接受自己的真实本性的意图设定是至关重要的。

为自我同情创造更多的空间，将自己视为挚爱的朋友来对待。学习自我同情，用充满爱和理解的态度与自己交流。就像你对待最亲爱的朋友那样，设身处地理解他们的感受和经历，对自己也要这样。同情可以促进亲社会（帮助）行为，它是发自内心的，而非强迫的，继而我们也能以更具同情心的方式行事。通过深入感知自己的情感、想法和经验，来理解、觉察、感受这些内在的体验。运用积极的思维方式来培养积极的神经通路，激发正向行为，促进个人成长，相信当你以爱与和平的心态面对世界时，世界将成为一个安全的场所。然后告诉那个冒名顶替怪物："消失吧！"

### 如何在冒名顶替怪物出现时关照自己，引导积极思维的转换？

- 学会自我同情，当你感受到冒名顶替综合征时，应该用一种自怜和友善的态度对待自己。你可以把自己当作一个亲爱的朋友，以友好的方式与自己交谈，让那个冒名顶替怪物离开。

- 冒名顶替综合征是常见的，很大一部分人都会有这样的经历。事实上，它普遍存在于70%～100%的人群中，你并不是唯一有这种感受的人。
- 寻求支持和指导。同他人交流，告诉他们你感觉自己像个冒名顶替者，这样你就不会默默承受这种感受。同时，与他人交流还可以让你了解到其他人面对冒名顶替怪物的经验，从而获得更多的见解。
- 记住"完美是优秀的敌人"（伏尔泰）。追求完美主义有积极和消极的两面性，我们需要辨别其中健康与不健康的方面，在努力克服不健康的完美主义习惯和模式时，你需要对过程中的自己怀有怜悯之心。
- 在描述自己时，要避免使用"只是"和"仅仅"这两个词。因为它们具有贬低自己的语气。在许多情况下，人们可能出于避免炫耀的考虑在描述自己或自己的成就时使用"只是"和"仅仅"这样的词汇，但实际上这种做法并不是真正的谦虚。事实上，在描述自己时这些词汇是多余的、不必要的。
- 尊重你的真实感受、声音和个人故事。给自己足够的空间去成长和犯错。
- 重新构建对技能和能力的期望。人们在不同领域可能会表现出不同的水平。有些事情对你来说可能非常容易，而在其他领域你可能会面临挑战。对自己的天赋、能力和需要更大努力的事情保持合理的期望，并意识到在不同领域的付出可能不同。

- 生活中包含了成功和失败，以及介于两者之间的各种情况。所有这一切都是生活的一部分。许多伟大的突破往往源于失败的经验。
- 全力以赴。不论结果如何，尽力而为，即使最终的结果可能是失败。
- 接受失败，因为它会积累知识和觉悟。
- 任何人包括你内心的声音都不能让你感到自卑，除非你同意了，就像埃莉诺·罗斯福（Eleanor Roosevelt）所说的那样，告诉那些冒名顶替的怪物，它们在你这儿不再受欢迎。
- 你可以树立积极的思维方式，从而塑造积极的模式、行为和情绪。仅通过你的思考、关注和意愿，你就可以改变自己的情感和心态，朝着梦想迈进。

## 不完美的完美

没有人是完美的……所以铅笔的另一头是橡皮。

——沃尔夫冈·里贝（Wolfgang Riebe），德国魔术师、演讲者

早年我在实验室记录实验时，会用一支马克笔写下我的笔记，但有次我不小心把一大罐酒精洒在我的实验记录本上了，墨水晕开，蓝色在页面上蔓延开来。数月的实验记录，在短短几秒内被毁掉了。在弥漫的酒精中，我感到困惑和迷茫，原来所谓能永久留存的马克笔笔迹并非真正永久。一

个溶剂可以溶解另一种物质。而在一眨眼的工夫，酒精溶液抹去了我取得的所有进展。我的努力在一瞬间就不见了，我了解到马克笔可以溶于水和酒精，所以关键是要让可能洒出来的液体远离实验笔记，或许还需要考虑重新书写工具的选择。我的本体感受似乎有自己的意愿，我不时地会洒出液体。当犯下蠢笨的错误时，我会编造一个故事，其中充斥着负面的想法，告诉自己我是多么失败、多么愚蠢。尽管我正在学习新东西，我也会进行自我评判和批评。我的实验室思维还在成长、测试和提出假设。

举个例子，到了 2 岁的时候，婴儿会发展出客体永久性的概念，即他们能知道物体在 5 种感官无法感知到时仍然是存在的。要体验客体永久性，你可以闭上眼睛，尽管你看不见这本书，但你能认识到刚刚阅读的书仍然在面前。不管你的眼睛是睁着还是闭着，书都在那儿。随着时间的推移，婴儿也会认识到同样的原理，知道即使他们不能直接感知周围的所有物体，那些物体仍然存在。发展客体永久性会涉及多个方面，包括行为模式、脑神经连接和记忆。在学习过程中，一个聪明、可塑性强的大脑会犯下许多错误。当我在实验室探索时，大脑是开放的。我犯过错误，进行过错误的计算，有过失误，我也不小心将东西洒在了我的笔记本上。

洒出液体是生活的一部分，笔记本湿了也是常有的事。人类都会犯错。当我犯错时，我对自己的看法变得扭曲，就像是在嘉年华的哈哈镜中看到的自己一样。几近完美主义的自我期望是一种扭曲的现实。仿佛我本应更出色、更聪明，拥有不可能失败、不会犯错的超能力。我曾经让自己认为不应该犯错误，实验记录本被毁坏是一场灾难，如果这是自己造成的那就意味着失败。但现实是，我是人类，我是不完美的，我会犯错误，我也会失败。我的确是失败了，将来我还会再经历失败。我曾编织不可能的故事，淡化我从不完美中所获得的经验教训。在实验室的那一天，我学到了没有什么是永恒不变的，没有什么是在时间和空间中固定不变的，错误是难以避免的。我还学会了不要用马克笔记笔记。我明白了犯错并不意味着失败。在面对问题时总是有另一种解决方法。

从那天起，我开始用铅笔在实验记录本中写字。我了解到铅笔对许多溶剂具有很高的抵抗力，对多种化学物质具有耐受性，而且在尾部附有橡皮方便改正。即使到了今天，我在写日记和文章时仍然使用铅笔。

我学到了我们的思维可以塑造我们的现实。在那段时间，我感到非常沮丧和失望，我努力工作，重新回忆、梳理先前实验中的一系列步骤。我发现，许多步骤已经牢牢地印在了我的记忆中，成为我不断发展的实验室思维的一部分。我脑海中的这些步骤就像客体永久性一样，事实上我并不需要实验记录本。我曾认为自己因为犯错而停滞不前。然而，当我回顾过去，我意识到我犯错时产生的情绪以及自己对完美主义的追求，都影响了对自己所犯错误的看法。

重要的是，我学到了我们的思维和观念塑造了我们的现实，左右了我们的情绪和观点，还影响了我们对待不同情境的态度和反应。我们有能力改变自己的思维模式和内心态度，从而改变我们的观点，重构现实，谱写新的生活故事。当我们陷入僵局时，我们有能力去改变。失败是短暂的挫折，其中包含了重要的价值和教训，可以指导我们下一步应该如何行动，如何以更明智的方式前进。人类是不完美的，所以我们都会犯错误。

# 完美主义的真相：好的，坏的

> 完美主义是一种冷酷、僵化的理想主义，而混乱则是艺术家真正的朋友。当我们还是孩子的时候，人们可能（我相信是无意识地）忘了告诉我们，我们需要制造混乱才能找到真我，找到自己存在的意义。
>
> ——安妮·拉莫特（Anne Lamott），美国作家

在1978年，唐·哈马切克（Don Hamachek）提出两种完美主义类型，"神经质完美主义"强调了完美主义消极和不健康的方面，"正常完美主义"专注于其中潜在的积极的、健康的特点。完美主义者追求达到毫无瑕疵的绝对完美，表现在极高的标准、行为、思维过程、忧思以及对自己成就高度挑剔的心态方面。多年来，关于完美主义的研究主要集中在其消极方面，涉及心理、情绪和行为方面的病理性模式。但是，完美主义的一些特征是否具有积极意义呢？

聚焦完美主义积极特点的研究者发现，区分健康的完美主义和不健康的完美主义的关键在于确定其是与追求完美的正向努力相关，还是与对完美主义的负向担忧相关。在个体享受追求完美的过程时，努力追求完美主义可以被视为一种积极、健康的特质。不健康完美主义的核心问题在于，当个人在追求完美时，承受了与心理、情绪和行为有关的负面后果。两者间是否很难划分出明显的界限？答案是肯定的。然而，如果我们能够从自己和孩子的心态、故事和情绪中去挖掘，识别出完美主义倾向的核心，就能更好地理解完美主义的积极和消极之处。完美主义是复杂的、多样性的，涉及社交、情绪、心理、个体、社会等多个层面的问题，它们与完美主义者的行为和心态相互影响。

完美主义是多维的，我们可以观察到与其相关的倾向和经验，例如个人的标准、组织能力、对错误的关注、自我怀疑以及父母的期望和批评。休伊特（Hewitt）和弗莱特（Flett）将完美主义分为三类：自我导向型完美主义、社会导向型完美主义、他人导向型完美主义。更重要的是，不健康的完美主义者更多地关注他们的父母，以及来自父母过去和现在的评价，而不是专注个人的努力和期望。区分不健康完美主义者的关键是，他们更关注他人的期望。

**健康的完美主义**

健康的完美主义表现为高水平的努力和低水平的担忧，即努力达到最高目标而几乎不受结果的影响。在健康的完美主义中，个体的追求和目标是积极的，它强调个体的内驱力，会设定更高的个人标准，但不会对努力的结果过度关注。同时，健康的完美主义允许出现错误，尊重期望与实际成就之间的差异。健康完美主义的核心是一种努力追求最佳表现的态度，健康完美主义者能更理性地看待结果，平衡期望与现实的差距，认识到他们追求卓越和完美的动机是源自内在的，而不是外界强加的。专注于尽力而为，而不过度依赖于结果，这种做法能对个人的心态产生积极影响。

用米开朗琪罗的话来说，"真正的艺术作品只是神圣的完美阴影"。

**不健康的完美主义**

不健康的完美主义的核心是高水平的追求，同时对于努力后的结果也表现出高度的关注。在不健康的完美主义中，个体因为非适应性的思维和情绪，会出现一些消极的习惯和行为。这些负面的思维和情绪包括对未达到自己或他人标准的不满、过度关注自己的错误和自我怀疑，过于强调高期望与实际成就之间的差距。过去对于完美主义的研究通常聚焦在其负面特征，完美主义的个体更容易被诊断出焦虑、抑郁、强迫症和进食障碍等问题。这些心理健康问题可能对个体的心理状态、情绪状态以及身体健康造成重大影响，这是不健康的完美主义需要承担的风险和后果。此外，不健康完美主义的个体可能面临心身失调，过度忧思，心理、身体、情绪负荷加重的后果。与完美主义相关的健康风险包括更高水平的压力、睡眠障碍、全身炎症、体重减轻或增加，以及更高的压力激素水平，这可能会影响生活质量、快乐感以及人际关系。由于不健康完美主义带来的挑战，研究者和我们的文化都将关注点放在探索不健康完美主义的根源上。

在与不健康完美主义抗争的个体心中，无论他们做什么，都会感到不够好，总是觉得自己无法达到预期标准。在这种心态下，个体永远无法达到要求，事情永远做不对或不能按时完成，他们持续生活在恐惧、焦虑、抑郁、忧思、自我怀疑、痛苦的状态中，这会对身体、心理和情绪都产生负面影响。当一个人无论是在小事、大事还是介于两者之间的事情上都害怕犯错、担心失败时，他们通常会过度关注他人对自己的评价。他们通常会试图过度追求完美，但无论如何都无法满足自己的标准。这种心态会导致他们持续地进行自我批评，导致自我怀疑，不断质疑自己的行为和决策。他们在现实中的能力水平与所认为的优秀，或者说他们能够实现的目标与期望达到的目标之间存在差距。为了满足自己设想中的标准，他们会过度工作，取得高成就，高度关注成功，但他们始终觉得自己不够好。自我怀疑会导致低自尊，因为他们无法满足自己或他人的期望，所以无法真实地展示自己，觉得自己像一个骗子。

完美主义者会精疲力竭，甚至自我伤害，他们可能会生活在永恒的恐惧中，这种恐惧又会渗透到持续的焦虑状态中。这会造成严重的后果，甚至无法开始新任务的第一步。他们更容易有焦虑、抑郁、强迫等心理问题，持续地出现负面想法和忧虑，陷入消极的自我对话和自嘲中。他们对外部评价和标准的过分担忧使得他们始终感到不满足，完美主义者往往会表现得自我放纵、过分沉溺，难以与他人建立联系和开展社交互动。

## 完美主义压力导致完美主义麻痹

完美指的是没有任何缺陷、瑕疵的状态或事物。麻痹则指无法进行身体或心智活动，失去了行动的能力。将二者结合在一起，完美主义麻痹是由于个体过于追求完美，对任何错误或失误没有容忍度，从而导致他们感受到巨大的压力而陷入无法行动的状态。情绪的主要驱动因素是恐惧和焦虑，个体会担心犯错，甚至想象事情的最糟糕情况。焦虑导致个体身心上的压力，表现为身体、心理和情绪上的痛苦。例如，在身体上，可能会出现胸部沉重感和呼吸困难等症状。在心理和情绪上，焦虑可能会引发被碾压、失败、漠不关心、悲伤以及总是处于落后状态的感觉。

过于追求完美可能会令个体感到压力重重，陷入瘫痪状态，无法应对环绕在他们努力周围的焦虑和恐惧。一个人就像是一座冰雕，被定格在时空中，缺乏足够的能量来行动。承受完美压力和完美麻痹是一种自我毁灭的循环，它剥夺了人们的信心和动力，使任务难以完成，最终导致严重的压力，这种压力不仅在心理上产生影响，还可能在身体上表现出来。遭受完美麻痹的个体可能感到巨大的压力，感到精疲力尽、疏离、愤怒、悲伤、沮丧，还可能与自己的本质和真实自我脱节。不健康完美主义会带来种种负面后果，其中包括心理健康问题的风险增加，出现焦虑、抑郁和强迫症等问题，这些心理健康问题可能会进一步加剧个体在完美压力和完美麻痹之间的循环。

神经生物学和生理方面也会受到影响，过度追求完美和高标准可能会导致大脑和身体中的恐惧回路持续运转，引发长时间的焦虑。接着神经化学物质发生变化，引发全身性炎症，导致疲劳、脑雾和倦怠感等症状。大脑陷入原始的恐惧状态，无法运行更高级的认知过程，如创造力、决策、分析、想象力和灵活性。最终，个体可能会感到沮丧、缺乏动力、僵化、难以脱身。他们陷入了一个负面自我对话的循环，过度关注失败和害怕犯错的恐惧。

当个体无法达到自己设定的完美标准和卓越目标时，他们会感觉自己是失败者。他们常常会面临拖延的挑战，陷入无法行动的状态，就像被冻结在一个完美主义的炼狱中。有时候，某个项目和想法甚至未被实施，而只是在想象中构建。由于未完成的和所谓的失败，他们会感到沉重的失败情绪。在完美麻痹的循环中，恐惧、焦虑、内疚和羞耻等情绪助长了失败的体验。个体陷入情绪的泥沼中无法自拔。他们无法真正感受到自己的本质，无法与他人分享真我。

例如，即使天赋异禀或双重超常的人努力工作，也可能因为面临与其特质相关的特殊挑战而感到无法充分发挥自己的能力，从而导致他们犯错误，并且对自己产生过度消极的评价。他们渴望做到最好，但他们所面临的挑战阻碍了他们的发展，掩盖了他们的了不起之处。因此，他们可能会对自己施加更大的压力，努力追求完美。这些个体由于对失败的恐惧，变得倾向于回避风险，放弃尝试，因为他们害怕自己永远无法成功。通常情况下，他们表现得缺乏动力和内向。他们生活在行动麻痹的状态中，宛如身处冰河时代。

在完美主义麻痹中，个体会因为过于专注于自己的痛苦而感受到更多的痛苦。我们往往过于关注消极的故事、情绪、经历和环境应对方式，却忽略了积极之处。我们错过了美好的事物。消极情绪如雪崩般将我们淹没，同时伴随着对卓越的不切实际的期望，难以自拔。

完美主义麻痹是一种常见的倾向，即过分追求完美导致人们陷入一种无法行动、持续和完成任务的状态。个体会不断重复一种预期，陷入与现实不符的故事和思维模式之中，产生不良后果。重要的是需要正视并认可个体思维过程中的情绪、故事、想法以及压力。帮助孩子或成年人理解导致完美主义麻痹的压力因素。从小事做起，首先需要逐渐改变以恐惧为中心的思维模式，继而逐渐降低与完美主义相关的压力水平。设定合理的期望，认识到想象中的完美和现实中的不完美之间的差异。这种方法有助于调整思维方式，逐步解码挑战，同时鼓励你以有意识的方式设定小目标，并对自己的完美主义追求进行修正。要知道，目标和标准不是精确值，并非不可逾越的界限或终点。当我们愿意接受错误，就能够解除内心肆意的恐惧，就像冰块解冻融化一样，从恐惧和焦虑中解脱出来。

摆脱完美麻痹，我们需要学会接受混乱和不完美。

## 完美主义麻痹有什么征兆？

- 难以踏出第一步；

- 感到时间不足或难以达到满意的完成状态；
- 高度自我怀疑；
- 由于过度追求完美主义，自我认知改变，自尊心降低；
- 易产生恐惧、羞愧和愤怒情绪；
- 易出现焦虑、抑郁和强迫等心理问题；
- 情绪"易燃易爆"；
- 由于高强度的努力，可能会产生心理困境；
- 完美主义特质干扰了人际关系。

## 在不完美中重塑心智

在追求健康完美主义的过程中找到平衡，培养动力，关键在于从结果中解脱，学会不苛责自己的错误和行为，以健康的方式对待他人和自己的期望。让心灵平静，减少负面的自我评价，理解想象中的完美与现实成就间存在差异。如玛格丽特·阿特伍德（Margaret Atwood）所言："如果我等待完美，那么我可能永远都不会写下任何文字。"

消极想象力会影响一个人能够实现的事情。了解完美主义倾向的根源有助于更好地理解背后的动机，无论是基于个人的追求、他人的期望，还是对自己求而不得的担忧。集中精力尽力做到最好，从而更好地理解自己的现实情况和追求目标以及二者之间的交汇点，这是至关重要的。特别是，要调整对于完美主义和追求高水平完美的心态、语言和情感，以一种超然的心态看待结果。对高水平的追求完全是健康的，它能激发雄心壮志，促进进步。

完美主义是多层次的光谱，健康的完美主义所带来的行为、心态和思维方式可以促进个人成长和社会进步。相比之下，过度关注负面信息是我们痛苦和担忧的根源。完美主义是一个复杂多面的概念，涵盖了与追求和关注相关的行为、状态和思维方式。它既包括积极的倾向，也包括消极的倾向，这些倾向可能会导致积极健康的行为和态度，也可能导致不健康的行为和态度。

### 如何向完美主义者提供最佳支持？

- 与他们一起建立切合实际的期望；
- 帮助他们识别与完美主义倾向相关的心理模式和故事；
- 为他们创造安全的环境，听他们分享自己与完美主义相关的野心和担忧；
- 为他们设立安全网，告诉他们犯错误是完全可以接受的；
- 当他们与完美主义斗争时，给予同情；
- 培养积极的心态，想象积极的结果；
- 保持耐心和同情心，克服完美主义是一个过程；
- 引导他们完成任务，而不是一味追求完美，以至于永远无法完成，提醒他们"完成胜于完美"；
- 父母不要将完美主义期望强加于孩子。

事实上，我们都会犯各种各样的错误，以至于它们无法计量。美妙之处在于每个错误都提供了学习、成长和重生的机会，让我们认识到作为人类个体的独特之处。

我们可以重新调整大脑的积极回路。重要的是要理解如何运用完美主义的积极方面，并在追求目标的过程中将对实际结果的担忧置于一边，全力以赴是最优的做事方式。

## 我的母亲总是对我说，尽力而为

在我最早对母亲的记忆中，她总是说："妮琪，尽力而为。"当时我还不知道自己是双重超常的孩子，我对事物的期望充满了丰富的想象，认为一切都应该是完美无缺的。通常情况下，我内心的期望超越了我实际的年龄和能力，感觉自己总是做得不够好。我会不断地寻找问题，然后陷入一个关于自己的失败的故事中。那时我还很年轻，我的大脑充满了生机，就像植物需要时间来生长一样，我也需要时间来成长。

我的母亲通过镜像神经元和卓越的共情能力，感受到我在困境中的痛苦。她会问："妮琪，你尽了最大的努力吗？"当然，我总是努力做到最好。在我所记得的时间里，我对每一件事情都全力以赴，投入了 100% 的精力。尽管自己已经尽力而为，在面对自己认为的缺点、失败或挫折时，我仍然需要去努力摆脱消极的自我对话和故事。我确实相信应当回到我母亲早期提出的这个问题，你尽力了吗？如果答案是肯定的，那么我应该继续前进。真正地前进并放下过去。放下对完美的幻想，拥抱不完美。在我们的生命中，时间是有限的，我们在自己的心流中度过的时间越多，与所有美丽的混乱的不完美共处得越自如，我们就越好。这就是生活。人类拥有独特的神经个性，心智和身体是不同步的，我们都将迎来自己艰难的"植物般生长"时间。

第二个启发来自智者萨姆·克里斯滕森,在他的课上,曾有一个身材矮小、外表略显不正常的女孩表演了与完美的魔鬼作斗争,他教会了我如何用一个简单的问题来引导自己的思绪转向快乐的方向:"有趣吗?"每当我在他的课上表演时,他都会问这个问题。每次,我都回答:"是的,是的,是的!"尽管我在表演时不同寻常地伸出脖子和胸部,那紧张感就像站在百尺悬崖边缘一样。但我确实开心。我感到有趣,因为它需要我全神贯注,全身心地投入。甚至一滴从额头滑落下来的汗水也不能让我眨眼。我正在享受乐趣,真正的乐趣。而萨姆带着圣诞老人的微笑,抱着这个刚出生的小女孩,告诉我:"你看起来像是在享受乐趣。"我们在这里分享,分享自己,即使这可能有些可怕,即使有各种内心的恶魔和声音,我们都是彼此宝贵的礼物。问问自己:你是否开心?生活在本质上应是快乐的,你可以拥抱缺陷和无瑕,接受各种不完美。当你克服恐惧,将思绪引导到尽力而为和享受乐趣的方向时,你将获得自由。

## 抑郁,不仅仅是情绪低落

根据美国国家心理卫生研究所的数据,抑郁症是美国最常见的心理健康疾病。抑郁症可以影响任何人的生活,不受种族、阶级的限制。抑郁症会影响生活的各个方面,它是一种严重的心理障碍,需要尽快得到专业的治疗。抑郁症是多种情绪障碍中的一种;如果个体连续两年以上出现抑郁症状,将被诊断为持续性抑郁症,其症状和发作期可能不断变化;产后抑郁症是在妇女分娩后出现的抑郁症形式;精神病性抑郁症是一种导致个体出现妄想和幻觉的抑郁症形式；双相障碍的发作可能导致严重的抑郁症状与情绪高涨交替出现，这种高涨期被称为躁狂。

抑郁症的症状因人而异，一个人可能会出现其中一个、多种或所有不同的症状，并且这些症状可能会波动。症状和体征包括持续的悲伤、焦虑或"空虚"的情绪，对生活感到绝望或悲观，易怒，感觉自己有罪，自我价值感降低，无助，兴趣丧失，精力减退，运动或言语缓慢，坐立难安，注意力不集中，难以记忆或作出决策，难以入睡，过早醒来或睡眠过多，食欲或体重变化，产生死亡的念头或自杀企图，身体疼痛，头痛，抽筋，没有明确的生理原因，即使治疗后也不能减轻的消化问题。个体可能会同时经历多种抑郁症状，并且这些症状会随着时间而变化。最近的研究显示，有重度抑郁症的个体的肠道微生物可能会发生改变。抑郁症通常在成年时期发展，但也会在青少年和儿童中出现。

## 悄无声息的抑郁症

抑郁症悄无声息。抑郁症者很难感受到快乐和愉悦。抑郁症不仅仅是普通的悲伤或情绪低落。它是一种严重的状况，需要被认真对待。抑郁症者不能轻易克服它，他们需要获得支持、治疗，并深入了解他们痛苦的根源。据估计，美国有 6.7% 的人口曾经经历过抑郁症，这相当于 1620 万人。在这一人群中，有 63% 的人认为抑郁症严重阻碍了他们的生活。抑郁症会使人衰弱，是严重的心理问题。

抑郁症最悲剧性的方面之一是抑郁症者通常默默受苦。社会孤立和缺乏社交联系是引发抑郁症的主要原因之一。社会孤立会在大脑中激活疼痛区域，类似身体疼痛。无论是社会疼痛还是身体疼痛，都会在大脑中激活，人们都能体验到疼痛感，没有明显的区别。不同之处在于，当我们看到一个身体受伤，比如断了腿的人时，我们会借助于大脑中的同理心回路和镜像神经元通过想象疼痛来产生天生的保护性和同理心。但是当一个人有抑郁症时，这种痛苦是被掩饰的，来自内心深处，并且可能对我们隐藏起来，这个人将在孤立中受苦。

最近一项发表在《自然》（Nature）杂志上的研究发现，有 36% 的研究生报告称他们有抑郁症，大约是全美国平均水平的 6 倍。为什么研究生中抑郁症的发生率升高？尚不清楚是因为对人类存在进行深入研究、经历持续的失败、持续感觉自己像冒名顶替者，还是追求不可能的目标所致。在最近一项由露丝·卡尔平斯基开展的研究中发现，更多智力较高的个体报告自己有抑郁症的概率更高。具有较高言语智商的人倾向于担心和反复思考，更容易感到焦虑和抑郁。更加活跃和投入的头脑可能会产生更多种可能性的想象，包括最糟糕、恶劣和丑陋的情况；同时，同样的头脑也可以想象最好的结果，美好和充满善意的情况。我们应深入了解抑郁思绪的来源以及想象力在抑郁症中的作用。理解围绕抑郁症的想法和故事间的关系是帮助抑郁症者走出困境的第一步。

更令人担忧的是，自 2005 年以来，青少年抑郁症病例逐渐增多。有一种假设认为，我们的社会正变得愈加疏离，尽管通过科技人与人之间能够形成连接，但我们缺乏面对面的实时社交互动。越来越多的研究表明，对屏幕、社交媒体和视频游戏成瘾的现象正在增多。这种趋势是否导致了我们如此疏离？面对面的交流对于还在发展的心智健康至关重要，记得教育孩子们在使用社交媒体时养成健康的习惯。

抑郁症最常见的症状包括持续的悲伤情绪、精力耗竭、焦虑情绪、能量不足、睡眠障碍、体重波动、无力感、挫败感、绝望感、无价值感、自杀念头、身体疼痛和胃肠问题。一个人可能出现其中一个或多个症状。如果你或你认识的人出现了这些症状，那就需要寻求帮助。抑郁症可以通过多种疗法进行治疗，包括谈话疗法、冥想和药物治疗。

## 怎样让抑郁中的你不再孤单？

- 与家人和朋友联系，分享你正在经历的事情。关心你的人会支持和鼓励你。当你与他人分享自己的痛苦时，你给了他们一个拥抱和关怀你的机会。
- 寻找能够满足你特定需求的支持团体。了解到其他人在生活中都会遇到痛苦的经历、情绪和情境，这有助于你降低孤独感，你不是一个人。
- 寻求专业人士的支持。谈话疗法被证明是治疗抑郁症、焦虑症、创伤和心境障碍的最佳疗法之一。
- 练习慈心冥想。这有助于培养自我同情。
- 写下你的痛苦。研究表明，写下你的痛苦可以帮助康复并减少痛苦。
- 如果你独自一人，且感觉没有可以寻求帮助的人时，可以与危机热线联系。
- 帮助者也需要帮助。如果你在帮助他人度过困难时期，需要在用词方面寻求建议的话，可以加入一些支持团体。

## 欺凌如何改变大脑？

告诉遭受欺凌的孩子要"变得坚强"的人，是彻底错误的。遭受欺凌的孩子会受到创伤。他们的大脑加工、身体和生理状态都会发生改变。有必要对这些孩子表达同情，倾听他们的经历，确认他们的感受，并为他们提供安全的环境。神经科学和心理学研究正在揭示欺凌对受害者的情绪、身体和心理健康产生的不利影响。欺凌与仅仅表现恶意或发表恶意评论是有区别的。随着社会对欺凌的认识的增强，加之社交媒体成为新的交流平台，欺凌问题已成为社会关注的焦点。

区分某人仅仅是表现恶意，还是施行虐待和欺凌，这之间的界限是很微妙的。欺凌是指个人或团体反复有意地采取行动、言语或行为，伤害另一个人或群体。电影《回到未来》（*Back to the Future*）中的比夫·坦纳（Biff Tanner）是一个典型的恶霸。他和他的团伙通过言语和身体上的伤害，恐吓他们的同学，以获得权力和支配地位，达到自己的目的。例如，让乔治·麦弗（George McFly）来帮他做家庭作业，还对乔治进行侮辱和殴打。

受欺凌者通常会因为害怕和恐吓而屈服。他们感到无力，同时承受着身体上的创伤和情感上的摧残。受欺凌者生活在持续的焦虑和恐惧状态中，伴随着皮质醇升高和慢性炎症，这些变化会影响社交互动并干扰人际关系。他们变成了空壳，失去了真实自我。受欺凌者感到被忽视，会在社交方面退缩，隐藏自己。当受欺凌者在社交中退缩时，他们的负面自我认知会增加，进而导致他们的自尊心降低，引发抑郁症。被欺凌者的大脑和身体发生了生物学变化，这可能是他们产生许多行为、心理和情绪问题的原因。

研究表明，欺凌对心理、生理、精神和身体健康会产生毁灭性后果。受欺凌者大脑和心理的主要变化包括慢性压力，这会触发创伤网络并改变大脑的回路，让大脑更容易呈现高水平焦虑状态。受欺凌者生活在持续的恐惧状态下，导致大脑和身体生物化学发生变化，皮质醇水平升高，这是应激激素的一种反应。长期受到欺凌的男孩和女孩的皮质醇水平都会升高。血液中循环的高水平皮质醇会影响免疫反应的稳态平衡，增加全身和大脑的炎症，并导致神经元的退化（脑细胞死亡），从而改变大脑的网络和功能。所有这些变化会导致学习和记忆的紊乱，大脑中海马体形成新记忆的能力受到损害。

一项研究考察了欺凌对学习和记忆的影响，与没有受欺凌的同龄人相比，被欺凌的青少年在记忆测试中的表现较差。可以想象，被欺凌青少年体内升高的皮质醇水平可能干扰了新记忆的形成。被欺凌者的大脑和身体充斥着羞耻、恐惧和焦虑。从生理学角度看，担忧的压力导致身体负担过重，进而引发炎症和一种普遍的不适感。行为上，他们处于自我防卫和自我保护的模式，会将注意力集中在寻找安全庇护所。在高度的压力水平和警觉状态下，受欺凌者过于关注周遭环境和来自欺凌者的潜在危险，这会干扰他们习得与安全相关的新信息。此外，当思绪在创伤回路中反复循环时，用于认知和智力加工的大脑高级中心，比如额叶皮层，会被抑制，新信息的加工受到干扰。被欺凌者的脑力、注意力和所有资源都集中在保护自己免受侮辱，在不安全的环境中摸爬滚打。

除此之外，高水平的皮质醇会干扰大脑和身体的生物化学变化，妨碍注意力和工作记忆，并改变大脑功能和信息加工能力。事实上，大脑和身体更高级的处理加工停止了，认知和思维能力被扰乱了。从行为上看，因为这些孩子正在应对羞耻、恐惧和焦虑等情绪，所以看起来表现得疏远、恍惚和脱离群体。经常受欺凌的孩子为了避免未来的攻击，常常努力隐藏和遮掩自己，表现得温顺、不合群和安静。在课堂、家庭和生活中，他们可能一直处于恐惧状态，他们容易受到惊吓，表现得退缩，情感上感到空虚，缺乏社交和个人参与。参与度的缺乏会扰乱他们的自我形象，并对他们的自尊心造成巨大的打击。受欺凌者出现情绪障碍和心理健康问题的风险更大。

持续受欺凌的青少年的大脑回路会发生变化，更容易引发焦虑、抑郁等心理健康问题。青春期时遭受的同伴欺凌会通过改变大脑在关键的发育阶段的连接方式直接影响心理健康和功能，导致情绪处理的解剖结构和回路发生变化，形成了不适应的网络和模式。2018年，埃琳·伯克·昆兰（Erin Burke Quinlan）及其研究团队对682名年龄在14～19岁的青少年进行了有关欺凌的问卷调查，并获取了他们的脑图，以解密欺凌改变大脑解剖结构的方式。其中有36名青少年长期受到欺凌，在受欺凌者的大脑中，尾状核和壳核缩小，同时受欺凌者报告的焦虑和抑郁水平增加。尾状核和壳核是与注意力、动机、奖励、条件反射和情绪理解等多种活动和行为有关的脑区。这可能解释了为什么受欺凌的个体在工作记忆方面存在问题，因为尾状核和壳核对于记忆形成至关重要。此外，将注意力转向寻求安全和庇护，以避免与欺凌者的不安全相遇，可能会导致更大的情绪失调。因为受欺凌者容易感受到更多的恐惧、焦虑和抑郁。

## 无力感如何影响心理健康？

著名的斯坦福监狱实验探索了在实验条件下的监狱中，虐待和权力间的动态互动对随机选定的"囚犯"和"看守"的影响，其中"看守"的负性强化让"囚犯"遭受了心理痛苦。尽管其实验伦理值得商榷，但它揭示了因手握权力而引发的心理、生理和情绪困扰，强调了失去自由、失去发声权和痛苦的无力感，即欺凌的核心。在这动态关系中，作为看守的参与者表现出专横的行为，对囚犯进行了精神和言语上的虐待。权力的支配和囚犯的争斗导致了毁灭性的后果，其中一个实验中的囚犯因经历了作为无能为力者的心理和情绪失调而中途退出了实验。

这意味着在短短12小时内，个体如果无力抵抗言语和情绪虐待，就可能出现心理紊乱和情绪失调。当个体感到无力，遭受社交困扰时，他们可能会经历情绪和心理上的痛苦。重要的是，这项研究是针对先前没有心理健康问题的学生进行的，这说明无力感会直接影响心理和情绪加工过程。

在一项研究中，科学家探索了仓鼠中的攻击和权力动力的生物化学机制，发现受攻击的主体表现出压力和神经递质的变化。值得注意的是，加压素有助于与配偶、婴儿建立联结，它在受到攻击的仓鼠中发生了改变。加压素被称为信任分子，信任的神经生化学变化会对大脑、身体、情绪和心理发展造成影响。这揭示出，受到同窝兄弟姐妹长期攻击的仓鼠在压力水平和信任神经化学方面存在差异，这影响了它们的求偶、社交和环境适应。这也指出了欺凌带来的生化后果：欺凌会导致大脑、行为和情绪加工方面的差异，信任回路的发展受到干扰，从而产生长期影响，诱发了与压力和信任有关的适应不良行为和情感功能。

兄弟姐妹间的欺凌不是闹着玩的。一项研究发现，在家中受到欺凌的孩子，出现抑郁等心理问题和进行自残行为的可能性是普通儿童的3倍。一项涵盖3600名儿童的纵向研究调查了家庭中的欺凌情况以及孩子的心理健康状况。研究发现，经历过兄弟姐妹欺凌的儿童更容易经历心理健康问题。在早期的社交关系中受到的欺凌和创伤会决定一个人是否会在一生中出现心理健康问题，这说明在家庭中，兄弟姐妹会共同影响彼此的心理健康。家庭安全对于维持情绪和心理健康的平衡是必要的。家长、教育工作者和医护人员必须意识到在家庭中受到欺凌的长期影响，这种形式的创伤和压力可能会导致受欺凌者在一生中面临严重的心理健康风险。

受欺凌个体的生理和身体会发生变化，从而影响心理、身体和情感健康和幸福。行为和大脑连接的变化使个体更容易发展出不良的模式和行为。持续的欺凌会导致急性压力，使个体更容易出现焦虑和抑郁等心理问题。在生命早期受到欺凌的个体的大脑中的创伤回路的激活有增加的趋势，这会引发激素、生物化学和表观遗传事件，从而重建大脑和身体对恐惧和压力的反应。这些变化重新塑造了情绪加工过程，干扰了学习，并且扰乱了个人的自我形象和自尊。

负性强化和创伤干扰了学习、神经形成和神经可塑性。欺凌对受害者的情绪、身体和心理健康产生了有害影响。创伤和欺凌的受害者可能会形成不良的行为和应对策略。持续的恐惧加剧了压力激素和不信任感，也更容易引发心理疾病，在这种情况下，受欺凌者陷入了更深层次的痛苦和疏离感中。

# 无人独坐：社交孤立如何激活大脑？

社交孤立和排斥会影响大脑的神经回路、功能和行为。社交孤立在抑郁症和焦虑症等心理健康问题中很常见。社交孤立的体验会激活大脑中的疼痛中枢，即与身体疼痛相关的大脑区域。无论疼痛的来源如何，都会引发心理和生理反应，导致个体退缩，结果会被更加孤立。受欺凌者因为失去在社会中的归属感而与周围的人疏离，进而遭受孤立。受害者与家人、朋友和社区都可能会发生分离。

"无人独坐"（No one sits alone）是手机应用程序"与我们同坐"（Sit with Us）的创始原则。高中生纳塔莉·汉普顿（Natalie Hampton）开发了这款应用程序，帮助那些遭受社交孤立的个体建立联系。纳塔莉曾在高中遭受过暴力和言语欺凌，她在 TED 演讲中描述了她的同学如何将她孤立，以至于她每天只能独自吃午餐。班里的一个女生还曾用一把剪刀威胁她。于是她离开了那所学校。纳塔莉表示她经历了很大的创伤，但没有向父母或老师表达她的痛苦。学校的教职工对这类情况经常视而不见，这让事情雪上加霜。

被欺凌的受害者往往会将虐待内化，认为自己应该受到虐待。许多受害者默默承受着虐待和痛苦，他们在痛苦中陷入僵局。她的遭遇激发了她的决心，决定不再让任何人像她一样承受欺凌的后果。她的手机应用程序"与我们同坐"有一个创始原则，即永远不让别人在午餐时孤单独坐。用户在应用程序登录时会报告是否独自坐着，然后附近的其他用户会邀请他们一起共进午餐。这是双赢的，一天一个人可能独自坐着，找到了一个团体或个人一起吃午餐，另一天这个人可以邀请他人，这样就没有人会独自坐着。这款应用现在已经拥有超过 10 万名的用户，并在 8 个不同的国家广泛应用。纳塔莉被《人物》(*People*) 杂志评选为 2017 年最具影响力的 25 位女性之一。她是一束光，用她的话语传播光明，驱散阴霾和痛苦。她找到了一种方法来引导未来的一代在欺凌开始前就对抗欺凌。

在造成伤害之前，努力进行教育、培训和减少欺凌行为是至关重要的。通过教育、创造安全环境、建立信任和加强沟通，我们可以保护儿童的心理、情绪、身体和行为发展，让他们远离欺凌所带来的心理和身体上的压迫。儿童需要被指导，以便他们能够在家庭、学校和社区中安全地茁壮成长。是时候让我们团结一致，在欺凌行为开始之前就阻止它的发生。我们应教导孩子如何以同情和尊重的方式进行沟通。是时候不再让任何人独自承受痛苦，我们要终结欺凌对受害者大脑的有害影响。

## 一个微笑，揭开社交孤立的面纱

大学时，我读了一篇《旧金山纪事报》(*San Francisco Chronicle*) 的文章，这篇文章永远改变了我与人类的互动方式。如果我能谢谢作者一百万次，我会这样做，但遗憾的是我不知道作者是谁，而且文章的剪报也不知道被放在哪儿了。文章讲述了一位男子跳下金门大桥自杀的故事。令人震惊的是，那个男子留下的自杀信中说，如果能有一个人在他走向金门大桥的路上对他微笑，就没有人会看到他的遗书。那个男子住在离桥约 2000 米远的地方。整个旧金山市的跨度为 10000 米左右，拥有 896047 人口（截至 2020 年 8 月），是美国加利福尼亚州人口第 4 多的城市。

这个故事让我深感震撼。故事发生在没有智能手机、社交媒体以及 24

小时全天候在线的时代，那个时代人们可能更容易保持内心的和谐和专注。故事中的这位男子和当时的环境并不相称，他感到如此社交孤立，以至于选择结束自己的生命。他的内心中存在着巨大的鸿沟。他与自己、他人以及生活都失去了联系。那些遭受社交孤立之苦的人通常会感觉自己生活在存在的边缘，融入群体和与他人建立联系对他们来说是一种困难。

社交孤立和排斥是导致抑郁和焦虑等心理健康障碍的最主要因素。焦虑和抑郁都可以导致社交孤立现象的加剧。孤独感会因个体与家人、朋友和社区的进一步疏离而蔓延。通常情况下，人们不会公开谈论自己的社交孤立、抑郁和焦虑。人们往往在沉默和痛苦的背后承受痛苦。

社交孤立像大脑中的疼痛，当我们感到痛苦时，我们会产生心理和生理反应，倾向于回避，从而变得更加社交孤立。当痛苦的根本原因未得到解决时，个体可能面临更大的心理、生理、社交和情绪方面的损害。

在原文中，那个自杀的男子寻找一个微笑，一种联结。他渴望找到一个地方，让他能在人性和存在中找到归属感。他希望不再感到孤独。大多数情况下，人们希望听到别人说自己过得还不错。仅仅是不错就好。在一个人自身的阴暗面和光明面之间，我们渴望听到别人说我们过得还不错，这是普遍的人类天性。我告诉你，你挺不错的。而且不仅如此，你甚至还更好。

我知道治愈心理问题的方法远不止于对陌生人微笑，但微笑可能会让一个人得到自己需要的帮助。自从在大学读了那篇文章后，我就开始对陌生人微笑。我会得到各种各样的反应，有些很好，有些则不太好。但是，我还是微笑。对于某些人来说，一个微笑能够告诉他们你挺好的，你在这里。如果你能成为一座桥梁，告诉对方他们并不孤独，那将是一份珍贵的礼物。

当我们模仿彼此的行为时，大脑中的镜像神经元会被激活，我们会互相模仿对方的行为。大脑中对微笑的镜像会引发内心的微笑，建立一种连接，并产生神经元放电信号的脉冲。你散发光芒，而他们也会将光芒反射回来。镜像让我们意识到自己是超越我们想象的更大整体的一部分。这也是一个简单的提醒，微笑是生活的起点。

## 黄金方程式

著有多本书的美国正念师杨增善（Shinzen Young）将四圣谛总结为一个方程式：痛苦（Suffering）= 疼痛（Pain）× 抵抗（Resistance）。一个人在面对疼痛时不会否认疼痛的存在，但也不会对疼痛加以抗拒。这个方程式指出，当我们对疼痛加以抵抗时，会加剧我们的痛苦。

这个方程式会在生活中的哪里出现？生活中的疼痛是不可避免的。所有人都会经历疼痛。这可能是身体上的，像是撞到脚指头；也可能是情绪上的，比如失去所爱之人，受到虐待或压迫，感受到不公正，受到暴力，无法发声，感到无力。情绪上的痛苦和身体上的疼痛会激活相同的大脑区域，即前额叶中的岛叶皮层和前扣带皮层。当我们感受到疼痛，不论其来源如何，它在我们大脑中具有相同的神经通路。这个神经通路的进化是为了保护我们免受危险。

我们加工这些信息的方式很重要，它会指导我们如何获得更高层次的智慧，学会承认疼痛并与疼痛共存。杨增善的方程式让我意识到自己在保持痛苦方面的模式和习惯，让我认识到自己对痛苦的依恋，重新构建与自己的疼痛相关的思维和模式。

根据这个方程式，我们对疼痛的抵抗直接影响着我们的痛苦。方程式指出，我们越是抗拒疼痛，我们就越是痛苦。当我们减少对疼痛的抗拒时，我们真正的痛苦反而会减少。举个例子，假设我们有一种负面情绪，比如愤怒或悲伤，而我们强迫自己压抑它。这会对我们的身体、心理和情绪产生什么影响？这种情绪存在于我们的思想、身体和心灵中。压抑情绪并不能让它消失。我们会在所做的一切中都带着潜在的愤怒或悲伤。压抑情绪可能会使我们以不符合自己真实本质的方式行事。

现在，如果我们意识到自己正在经历愤怒或悲伤，然后说，是的，我承认我正在经历愤怒、悲伤、恐惧，会发生什么？当我们以坦然的态度承认自己的情绪时，我们能够获得洞察力，并更加接近我们自身的本质。尽管情绪可能依然存在，但我们与情绪的关系发生了变化。我们开始探索情绪的起源，获得有关疼痛来源的知识。当我们明确情绪的根源，我们能够放下对情绪的抗拒，从而改变与痛苦的关系。我们可以努力减轻我们内心的抗拒，坦然承认自己的痛苦、情绪和恐惧，释放自己，回归现实。恰恰通过认识到我们作为人类的局限性，我们才能够从痛苦的负担中解脱出来。优雅和谦卑的时刻到来，让我们能够更加真实地面对现实。

承认我们的情绪、心理状态和思维模式，标志着我们理解了自己的情绪、我们告诉自己的故事、我们痛苦的模式和依恋，以及我们释放依恋和以平衡的方式走出痛苦的能力。正如诗人鲁米（Rumi）所说："伤口是光进入你内心的地方。"认识苦痛的根源是在心理和情感剧烈动荡时寻找疗愈和平静的第一步。请记得，放下对疼痛的抗拒，你有能力减轻自己的痛苦。

不论是自我故事、情感回避或依恋，还是对疼痛的否认，你的内心拥有你所需的一切能力，能够在汹涌的风暴中乘风破浪，保持平衡。允许光芒和教训进入你的生命。尽管有痛苦，但请认识到你比自己所知道的更强大。

## 用感恩重塑情绪和心态

练习感恩可以快速重启你的情绪和心态。保持感恩之心。这对你的大脑、身体、健康以及周围的每个人都有好处。在我们的情绪谱系中，感恩可以持续 5 个小时，你可以改变自己的心态和思维，那为什么不重塑你的思维方式，接受积极的事物呢？以下是一些简单的原因，鼓励人们开始表达感谢之情，重塑更加积极、正面的心态。

研究人员发现，保持每天写一份感恩日记可以增加你对生活的积极态度。此外，这培养了一种富足的心态，而非匮乏的态度，这样你能更多地关注自己所拥有的，而不是将注意力集中在你认为生活中缺失的方面。这种在生活中简单的感恩技巧可以提升你的幸福水平。

研究表明，练习感恩可以释放出积极的神经化学物质，如多巴胺，同时激活大脑中的奖赏系统。感恩可以建立与积极行为和思维模式相结合的持久奖赏回路，这些模式是通过赋予事物意义有意识地培养而来的。简单的感恩行为强化了积极的大脑回路，从而使大脑获得更强的能量和富足。

学习感恩对健康有很大的益处，包括减轻抑郁和焦虑症状，降低心率，同时减少身体疾病，缓解身体疼痛。这说明积极的思维过程实际上改善了你的身体和心理健康。表达感谢实际上可以延长你的寿命！

感恩有助于与周围人建立积极关系，增强个体的亲社会行为。因为感恩不仅是对自己内在善良的认可，也是对周围外部美好的认可，无论是像有人为你开门这样的简单行为，还是你的另一半为你做晚餐这样的举动。通过感恩，你的给予和无私行为被放大，你内心对他人的同情之门被打开。学习回报他人，拥有更多感恩之心的人通常拥有更积极的社交和家庭关系。

感恩是构建乐观态度的基石。那些在黑暗尽头看到光明，或者看到杯中半满的水的人，拥有更为乐观的生活态度，并且对于周围的事物怀有感恩之情。乐观的态度与生命意义感，更紧密的社会关系，以及长寿之间存在相关。

我的感恩之词是：谢谢妈妈，你教会了我勇敢；谢谢爸爸，你支持我追求所爱；斯宾斯，感谢你让我笑容满面，看到光明；比利，感谢你无尽的奉献；可可和星星，我的灵性伙伴，谢谢你们。

亲爱的读者，谢谢你陪我翻开下一页。

INSIGHT INTO
A BRIGHT
MIND

# 一刻也停不下来的大脑：
# 被拆解的注意

生命的特权就是做你自己。

——约瑟夫·坎贝尔（Joseph Campbell）

美国作家

亲爱的你：

你被误解了。你是一位与众不同的人，一个处于弱势的角色，一个异类。你的这些特质让你容易遭受欺凌。你是书虫，是过于敏感且充满热情的人。你太过感性，对事情投入得过深。你很情绪化，对每件事都非常认真。你被忽视了，你孤单一人，是个异类，古怪而独特。你常常是最后一个被选中的。避难所对你来说是躲藏之地，你一直在躲藏，阴影洒落在你真实的存在上，在你真正的本质上。你用铁丝网和火炬来守护你的心。你躲避暴力，你独自坐在午餐桌旁，被嘲笑、被取笑、被威胁、被吞噬。你是他们渴望成为的一切，他们感到害怕。告诉我们你的悲伤，分享你被暴力对待的故事，你被忽视和打压的故事。

铭记这一点，你拥有比任何人都更多的存在权。你就像一棵树，伟岸而坚韧，在季节更迭中不断变化。大地上的树，坚韧而稳固，就像充满骨骼和骨细胞一样，树的根部深深扎根于地下，就像与地下神灵有某种联系一样，枝干和叶子伸向太阳的光芒，永远伸展。像一棵树占据属于自己的空间，你是有价值的，你是光荣的。你现在是安全的，展现出你的美好，你已经摆脱了暴力和忽视。我们看见你，听到你，感受到你，我们不害怕。让你的枝干生长，在繁星闪烁的夜空下，在你的树干上留下生命的年轮。

你永远存在于风的静谧中。

摇曳的白杨

## 组装注意的拼图

注意是我们控制思维可塑性与心理发展的主要途径之一。我们集中注意力的方式、内容、时间和对象会塑造我们的思想、气质和心态。我们的注意和意识直接影响着对这个世界的理解。然而，注意和关注当下并不像我们想象的那么简单。注意是复杂的，因为有许多相互冲突的部分融合在一起。比如我们现在的心智和成熟度，里面充满了我们的故事和记忆，这些故事和记忆是不断更迭的。正如我们所知，思想像河流一样流动，每天我们有多达60000个的想法。每纳秒，我们都能感觉到环境中充满了矛盾的信息，需要我们去筛除其中不必要的部分。此外，情绪效价也影响着我们流动着的思维、故事以及对环境的反应，这需要我们找寻保持注意的最佳方式。当我们的目光从最引人注目的、最抓人眼球的刺激转移到其他刺激上时，思维可以慢慢地被解构。注意与我们的安全程度交织在一起，当我们沿着安全的阶梯往上爬时，我们会审视周围的环境。

当一个人在任何领域，如身体、精神、感觉或情绪方面，经历了高水平的加工时，就会导致无限的注意转移。一些拥有独特思维的人有能力同时思考、加工和分析多种想法，他们的注意和加工方式与常人不同。尤其是如果一个人拥有不同的神经连接方式，那么他们的注意会跟随心灵的未知路径，那里的可能性是无限的。

注意能让我们将思维集中在特定信息上的同时，识别哪些信息是相关的，哪些是不相关的。

## 注意有哪些特性？

**集中性**——集中注意力并直接对单一输入作出反应的能力，如感官、智力、身体、情绪或社会刺激。听皇后乐队（Queen）的《波西米亚狂想曲》（*Bohemian Rhapsody*）就是集中注意力的一个例子。《波西米亚狂想曲》是一首让人惊叹的标志性歌曲，通过丰富而复杂的音乐编排使你集中注意力。

**持续性**——这是一种持续专注于一项任务而不分心的能力。就像一个孩子可以连续几小时玩乐高积木，构建想象中的物体、王国和宇宙。乐高给我的儿子带来了无尽的快乐、持续的注意力和开放的想象力。如果没有乐高，我不确定这本书是否会被写出来。

**选择性**——这是在环境有许多同时干扰的情况下，将注意集中在一个特定领域并有能力忽略其他干扰的能力。例如，在课堂上，一个孩子可以忽视闪烁的明亮灯光、老师在键盘上敲击的声音、邻座同学在桌上敲铅笔的声音，将选择性注意集中在填写美国历史事实的表上。

**转换性**——这是在不同认知任务之间转移注意的能力。驾驶汽车穿越城市需要转换注意力，你需要在车载导航指示、前方可能被另一辆汽车切入的道路、路上的坑洞、交通信号灯的变化、车辆变道和交通流量之间转换注意。转换注意是让你安全到达目的地的关键所在。

**分配性**——这是同时处理两种类型信息的能力，通常被称为多任务处理。例如，注意分配是指一个人可以同时听音乐和写作。他们的大脑可以同时处理不同类型的信息。有些人天生具有多任务处理的天赋，而对其他人来说，通过实践和自身成长，多任务处理能力能够得到培养。

**社交性**——这种注意的特性侧重于与社交相关的信息，包括面部线索、凝视方向和微表情。社交注意的一个例子是个体如何关注另一个个体的体验。例如，如果有人摔倒并表现出疼痛，那么观察者会对摔倒的个体产生共情。这种共情的疼痛体验源自人类的镜像神经元系统。

那么在生活和课堂上，这一切又是如何上演的呢？注意力是混乱、棘手、黏滞且不可预测的，伴随着各种竞争因素、异步发展、注意占用以及不同的注意模式。在一个人的一生中，可以尝试不同的注意风格，以确定与当前认知任务相匹配的适合的注意模式。而不同的行为需要不同的注意风格。例如，当你与朋友一起共进晚餐，讲述你在尼泊尔徒步旅行的经历，以及你的整个团队是如何被水蛭袭击的故事时，你希望听众们的社交注意在听你的故事和注意甜点托盘上提供的东西之间切换。

对于教师来说，吸引各种不同个体组成的班级的注意力是一项具有挑战性的工作。别担心，每个学生都在经历他们独特的、不同步的大脑和身体发育，按照他们自己的时间表成长。在一些人身上，他们的注意网络以不同的方式发展，产生了不同寻常的注意风格和行为方式。正如我们所知，前额皮层在中年时期发育成熟，是所有注意风格的源泉。

前额皮层负责处理大脑的繁重工作，它对于我们的注意力、专注力和执行功能来说非常重要。显而易见，它是决策控制中心，起到调节情绪，引导动机，集中注意完成任务，实现奖励和激励的作用，对我们的工作记忆至关重要，并维持认知负荷的上下限。通常，我们的执行功能围绕着认知和情绪控制展开，在这种情况下，行动和行为是对周围环境的反应。执行功能受一个人认知负荷管理能力（一项任务使用了多少脑力）的影响，并受工作记忆的限制。当前存储临时信息的过程依赖于工作记忆，例如，存储一个有五项内容的苹果派配料清单：苹果、红糖、肉豆蔻、姜和馅饼皮。认知负荷被定义为在执行任务时工作记忆所使用的心理能量，就像找到所有配料一样。当你行走在杂货店的过道中，收集这五种物品时，认知负荷是你大脑为确保完成任务并准确收集苹果派所需配料而消耗的心理能量。没有苹果，就不能制作苹果派。对于一些人来说，走进商店和收集物品是很轻松的，而对于另一些人来说，灯光、气味、温度以及过道中的物品都会引起大量精神和注意的转换，导致收集所有苹果派的配料变得费力，甚至让人不知所措。

由于神经个性的存在，每个人都有自己独特的工作记忆设定点、认知负荷以及大脑在过去、现在和未来操控信息的能力。由于它们受到遗传倾向、培养水平、经验、既得知识、动机、情绪加工、心理灵活性、环境适应能力以及内在状态的影响，每个人的注意力都是高度个性化的。

信息过载是我们注意转移和调节的另一个部分，这意味着每个人加工信息的能力都有所不同，直至认知能力达到极限。在某些环境或经历中，工作记忆会被过度使用，导致我们的精神状态失控，感到疲惫和困惑。在其他情况下，注意的转移可能会引发过度兴奋，即大脑、身体和心灵都处于高速运转的过载状态。设想一下，一个孩子坚持在就寝时间过了一小时后仍保持清醒。这时，身体和大脑会为疲劳作出补偿，他的体内会释放出一定量的去甲肾上腺素以使他保持清醒状态，这会使他感到精力充沛，而非昏昏欲睡。但到了第二天，这个孩子可能会在就寝时间前一小时就已经彻底筋疲力尽，甚至都没精力去刷牙，并且脾气暴躁，情绪激动。我们的思想、情感和感觉随着注意、行为和行动而流向大脑。一旦筋疲力尽，那么我们的思维就不能以最高的能力运转，从而导致我们在注意、认知、行动和行为等方面面临更大的挑战，甚至与周围的环境不同步。

注意力深深植根于我们的记忆技能中，特别是执行功能，它在很大程度上依赖于我们的感官对环境信息的接收、工作记忆和长时记忆。

## 记忆有哪 3 种模式？

记忆有 3 种模式——感觉记忆、工作记忆和长时记忆。

我们的感觉记忆是通过感官知觉来建立记忆的模式，涵盖了身心信息的加工。例如通过可视化的方式，回想在杂货店里穿行的过程以找到苹果派的配料所在的货架。

我们的工作记忆（短时记忆）对于注意力来说至关重要，它受到个人认知负荷上限的限制。工作记忆是关于苹果派所需配料的清单的记忆。它可以持续 18～30 秒。你还记得制作苹果派的配料清单吗？这就是你的工作记忆和感觉记忆的协同工作。让我们考一考你的记忆，请在心里默默说出这些配料的名称：苹果、红糖、肉豆蔻、姜和馅饼皮。

长时记忆是我们存储自传体记忆的记忆模式，是知识的中心，它通过感觉记忆和工作记忆来获取信息，就像你在圣诞节早晨闻到祖母制作的红糖苹果时回忆起的个人记忆。长时记忆可以持续数分钟、数小时、数天、数年，甚至贯穿我们的一生。

当注意和记忆同步时，执行功能就处于巅峰状态。当它们不同步时，执行功能就可能处于极限状态，个体会表现出更多非常规的行为和思维。从根本上讲，我们需要保持一个开放的心态，并意识到由于我们的独特性，每个人处理信息的方式都不同。一个人对物质、活动和学习的投入越多，积极的神经可塑性在注意力和记忆力方面就越成熟。当一个人对活动或物质不感兴趣时，他们的注意力将会减弱，且倾向寻找出口来满足他们的认知、情绪、身体、感觉和想象方面的需求以及兴趣。我们需要发展并找到积极的解决方案和实践方式，使注意力、想象力和整个人同步，让它们在生活的各个方面蓬勃发展。

注意、不注意和白日梦的界限在哪里？它们之间有什么区别？或者事实上，它们是相互交织的，在我们的生活中绕轨道运行，取决于我们所处的情境、注意力类型、任务、专注和意识？注意力和专注力在很大程度上取决于我们自己的生物节律，感知环境的方式，特定的大脑加工和行为模式，注意经历，以及我们存在于世界的方式。在社会中，我们认为什么程度的注意集中是可以接受的、不可接受的或者还勉强可以的，取决于我们的生活、环境以及注意力水平。我们需要一些方法来发展、训练、培育和鼓励神经多样性注意力差异，以使人们发挥无限的潜力。不同的注意风格为我们如何以及在哪里集中精力发展一个人的天赋和才能提供了见解。注意力设定点是帮助一个人自然地成长为其本质的伟大指南，也是找到生活中更多意义的方法。首先，我们必须了解注意力差异的不同设定值并识别注意力的差异，以便更好地指导儿童和成人，指导他们的注意加工、原创思维和创新行为。

## ADHD 的多重潜能

近年来，ADHD 的诊断呈上升趋势。美国疾病控制与预防中心（Lenters for Disease Control and Prevention，CDC）的报告显示，年龄在 2～17 岁的儿童中，有 9.4% 的人被诊断出有 ADHD。男孩被诊断出有 ADHD 的比例是女孩的 2 倍多，有 12.9% 的男孩和 5.6% 的女孩确诊。ADHD 的常见症状包括注意力困难，言语和身体过度活跃，以及难以控制冲动。注意缺陷型 ADHD 表现为"恍神",并在注意力集中方面存在困难。他们像一群白日梦者。ADHD 者需要不断移动并迅速说话,他们是推动者、演说家和影响者。他们是那种充满了无限想象力的人,犹如绚丽的烟花。对于 ADHD 者来说,许多认知过程都是由与不同注意风格交织的额叶皮层控制的,并受到个人认知负荷和工作记忆设定值的限制。

## ADD/ADHD 的常见症状和行为有哪些?

### 疏忽

- 忽略了一些细节,比如忘记把名字和日期写在作业上;
- 难以长时间集中注意力;
- 似乎在做白日梦,沉浸在想象中;
- 很容易在注意模式之间转换并偏离方向;
- 胡乱放置并丢失一些物品,例如作业、眼镜、钥匙、耳塞、钱包;
- 在别人看来注意力不集中和走神;
- 忽视例行事务和活动。

### 多动和冲动控制

- 不断地移动;
- 语速快;
- 坐立不安;
- 高能量,总是在跑、动、爬,不断地运动;
- 很难排队;
- 打断别人说话并脱口而出;
- 爱接话茬。

被诊断为 ADHD 的儿童常常被安排生活在一个需要"打钩"的世界中，但十有八九他们不会去"打钩"。我们需要改变这种模式，让他们不再被迫生活在一个标准框架内，而是鼓励他们运用创造性思维去找到解决方法，从而使他们能够付诸努力并茁壮成长，成为真正的自己。ADHD 者的思维超越常规，会表现出更多充满曲折和变化的非传统的行为。ADHD 的识别不再是厄运的诊断，而是多重潜能的识别。ADHD 群体大脑的奥秘集中在不同的脑神经连接方式、脑发育和成熟度，以及调节注意、动机和奖赏加工的神经递质差异。在与 ADHD 个体的互动和教学中，需要充分关注如何修改传统教学方法以满足他们的思维。我并不是说，老师得让教室变成一个杂乱无章的地方。课堂需要结构和秩序。但我们也应该突破那些不符合 ADHD 个体注意力的老旧教育模式，找到方式来吸引他们有独特的脑神经连接的思维。科学表明，ADHD 的大脑有自己的可能性，有不同的成熟和加工方式。

对于 ADHD 者，大脑的一些关键区域需要花费更多时间才能成熟，尤其是执行功能区域的前额皮层。前额皮层是注意、情绪加工、计划、动机、冲动控制和奖赏的主要中心，也是体现 ADHD 有发育差异的大脑核心区域。这些 ADHD 者大脑发展的差异早在学龄前儿童身上就可以看到。近期，研究人员还发现，他们杏仁核区域的脑成熟也存在延迟，而杏仁核是情绪的控制中心，也是本能情绪的一级处理器。

相比之下，ADHD 者大脑的运动加工和运动区域往往比正常情况下发展得更快，这与脑成熟延迟的趋势相悖。在运动加工方面，他们的运动皮层中的抑制作用往往会减少，这可以解释在 ADHD 人群中观察到的多动行为。而在 ADHD 脑成像图片中，其发展是不同步的。由于注意力不集中、多动或冲动，ADHD 大脑与典型的发育里程碑和预期不同步。ADHD 者确实有不同的发展基线，这可以解释他们的各种行为和不受约束的注意力转移。他们的大脑需要更多时间才能成熟，以赶上自身的认知能力。从根本上说，ADHD 个体的发展与典型的发展里程碑是不同步的。由于他们的大脑发展存在差异，标准的测量方法并不能准确评估他们的能力和真实水平。ADHD 的大脑发展是按照其自己的时间表进行的。它们可能表现得毫无章法，并且每天都可能有所变化。

## ADHD 的独特大脑发育模式

最早一项有关 ADHD 儿童大脑皮层厚度的研究显示，有 ADHD 的儿童的执行功能的关键区域（即前额皮层）存在发育滞后。但是，他们的前额皮层厚度在青少年时期就赶上了同龄人。这说明对 ADHD 儿童来说，发育是存在差异的，且是不同步的。他们需要更多时间来成熟，以控制与注意力不集中、多动和冲动相关的行为。ADHD 的发育时间表是个体化的，所以我们教授 ADHD 个体的实践方法和策略手段可能需要修改以满足他们的发展需求。关键之处在于，ADHD 青少年在青少年时期大脑皮层厚度的增加可以显著地改善与 ADHD 相关的认知能力。这些结果强调了理解大脑的神经发育如何通过神经个体的差异表现出不同步性，以及 ADHD 者独特的大脑生长和模式会掩盖他们真正的能力和潜力的价值。ADHD 者特定的大脑发育在青少年时期赶上了同龄人，表现出明显有差异的时间线模式。由于 ADHD 者的个人时间线不同，我们需要改变对他们发展的衡量标准，这一标准应考虑他们大脑成熟的遗传学、神经递质系统的发展以及行为实践和积极的神经发育。

有ADHD的个体在其神经递质系统和与其神经递质系统有关的大脑发育方面存在差异。神经递质是大脑细胞彼此之间进行通信的方式。神经递质系统的变化和差异可以导致对刺激、注意、大脑加工和行为的接受性发生改变。在一项早期的研究中，科学家们研究了大脑发育和神经递质系统之间的关系，发现有ADHD的个体控制多巴胺功能的基因有所改变。研究小组发现，受到多巴胺受体不同基因型影响最大的大脑区域是前额皮层和顶叶皮层，有ADHD的儿童这两个脑区的发育都有所延迟。多巴胺在神经递质功能方面是万能的。多巴胺对工作记忆、执行功能、动机、决策制定、注意、睡眠—觉醒周期、奖励和冲动控制至关重要。从根本来说，这些研究提供了证据，表明ADHD者具有不同的大脑连接方式、发育模式以及接收和处理信息的独特设定点，这些差异会引发特殊行为。这些大脑发育的差异是ADHD个体探索世界的独特方式的核心。

冲动控制与前额皮层的连接密切相关，与抑制、兴奋以及在前额皮层中提供细胞间通信的神经递质系统有关。多巴胺和去甲肾上腺素等神经递质在ADHD个体中的表达存在差异。去甲肾上腺素神经递质系统的改变可能导致高度兴奋的状态，使个体处于高度警觉和过度驱动的状态，导致他们不断关注环境并以更高的接受性感知周围环境，从而诱发更多的注意转移。由于ADHD个体的心—身接受能力处于高度活跃状态，他们的想象力可以自由发挥，因为想象力会考虑到对环境的所有反应，并且在运动输出方面具有更强的肢体表现力。这意味着他们的身体系统已经准备好在遇到任何危险时迅速行动。具体来说，有ADHD的儿童拥有更强的环境感知能力，可以将他们的注意力转移到许多不同的模式中，课堂上所需的注意力不符合他们注意力的基线兴趣水平。对于一个ADHD孩子来说，外部刺激更加有趣。沉浸在他们自己的思想中，思考许多系统的内部工作原理，可以激发他们的想象力。

在解决ADHD者注意力不集中的问题时，有几个关键因素要考虑。首先，确定孩子是否感到无聊。不论是孩子还是成人，如果他们感到无聊，那么他们的注意力就不会集中，从而失去兴趣，自动地忽略信息，陷入自己的想象世界。当谈到注意力不集中的问题时，我们需要关注ADHD个体的内在想象力，尽管他们可能看起来没有专注，但实际上他们可能正处于想象之中。当一个人沉浸在自己的想象中时，他的默认模式网络就会得到激活。这是大脑中负责想象和梦境的网络，在这个状态下许多脑区都在活跃地工作。因此，这个人的思绪会被吸引、被激活，他将深陷在他的想象之中。

其次，有ADHD的孩子可能有着非常独特的认知负荷阈值。他们可能很快就会达到认知超负荷的状态，而持续的注意力转移就是罪魁祸首。例如，如果一个孩子对环境有更强的意识和加工能力，那么他们就可能更快地达到认知过载的水平。因此他们可能会表现出更多的注意力不集中，而事实上，是环境导致他们的感官、精神、情感、想象和身体处理的多个系统超负荷。大脑抑制和发育的差异与个体如何加工他们的经验和周围环境有关。有ADHD的人可能会在某种程度上受到过度刺激，这会干扰他们调控注意力和集中注意的能力。

## 隐形的ADHD女孩

由于男孩被诊断为ADHD的概率是女孩的2倍，所以许多诊断可能倾向于将ADHD视为"男性"行为。因此，在某些情况下，我们可能会忽视女孩的ADHD诊断。男孩的许多诊断和鉴定都符合多动和冲动的标准。相比之下，女孩往往更多地表现为注意力不集中型ADHD。是否因为我们对ADHD症状的性别偏见，导致女孩没有得到诊断呢？

在女孩中，ADHD更常表现为注意力不集中，她们会出现白日梦的情况，沉浸在自己的想象中。一般来说，当一个孩子表现为注意力不集中时，她会比较被动，往往不会在课堂上造成干扰，而多动型ADHD在传统学校环境中更容易导致更大的情绪爆发和课堂干扰。注意力不集中型ADHD可能直到孩子在学校中落后才会显现出来。总体而言，有注意力不集中型ADHD女孩在传统的班级体系中可能更难被识别，因为她们被排除在外。在一个有30~40个孩子的教室里，声音最大的人往往会吸引大量的注意力。

在最近的一项实验中，研究者对教育工作者是否能够识别出有ADHD的女孩进行评估，结果显示，在所有女孩中，他们完全没辨别出注意力不集中的ADHD女孩。这是我们的孩子和教育工作者面临的一个严重的问题，因为注意力不集中型ADHD并不会表现出"课堂问题儿童"的特征。相反，由于注意力不集中型ADHD显然更难以识别，并且与持续存在的性别刻板印象和社会期望融为一体，这些女孩往往是隐形的。

不幸的是，无法识别注意力不集中型ADHD女孩，会使女孩面临成绩不佳、辍学率较高以及其他心理健康问题，并且会限制她们在学校内外获取适当服务和支持的能力。因此，教育工作者、家长、临床医生和为儿童服务的专业人员需要接受更多的教育和更明确的指导方针，以更好地辨别所有的ADHD儿童，包括注意力不集中型和多动型ADHD。并且需要支持他们提高自我意识，理解ADHD的多种表现形式。更准确的识别可以让孩子们得到更多的理解、接受、支持，让他们以符合自己真正天赋和能力的方式获得成功。

## 误解、误判、误诊

在我们的文化中，人们常常将注意力集中在与 ADHD 相关的差异上，将其视为需要筛选、修复和可操控的事情，使之成为我们社会价值观所接受的行为。但也许有 ADHD 的人有一套不同的价值观和秩序。我们需要调整我们的视角，尊重个体差异，使个体能够在世界上蓬勃发展，成为真实的自己。在 ADHD 的诊断中，我们关注的是希望改变的行为，试图迫使有 ADHD 的孩子变得安静、乖巧和听话。然而，也许我们对他们的期望是错误的。把人们塑造成不同于他们本来的样子，只会让他们走向失败和不必要的痛苦之中。当我们设定了一种范式，而一个人的固有存在方式被视为缺乏或不符合所谓的"正常"时，我们其实是在传达一个信息，即要想正常，他们必须与现在的自己不同。但什么是"正常"呢？通常情况下，有 ADHD 的儿童和成人都被迫为自己 ADHD 者的身份而道歉。

戴比·雷伯（Debbie Reber），"倾斜育儿"（Tilt Parenting）的创始人，活动家，《生而不同》（*Differently Wired*）一书的作者，分享了当她的儿子被诊断出有一系列学习差异时，她如何面对我们的文化和僵化的教育模式所带来的挑战。她的儿子阿舍（Asher）天赋异禀，同时被诊断出有孤独症和 ADHD。在她的书中，最发人深省和令人心碎的故事之一是她的儿子就读国际学校期间在午餐时间道歉的经历。当戴比问起这件事时，他说他已经习惯了在学校为自己的 ADHD、坐立不安或者忘记举手而不断道歉。这个故事令人痛心的一点是，阿舍觉得自己不得不持续地为自己 ADHD 的本质而道歉。

对阿舍来说，道歉已经成了他的默认模式。他从社会得到的信号基本上是：他是不被接受的。戴比写道："人们会为自己做错的事情道歉，为后悔的事情道歉，而我儿子为他是谁而道歉。"这是令人心碎的。这种情况必须停止。如果我们向孩子传达他们需要为自己的本质道歉的信息，那我们就辜负了他们。这是一个改变我们那种条件反射式文化的呼吁，即如果你偏离了"正常"，你的导航方式不同，加工方式有差异，你的大脑是不同的，你就需要去道歉。

由于其他人对他们的多元化、充满活力的思维方式、个性鲜明的表现方式以及表达自己的方式感到不适，有 ADHD 的儿童和成人经常因为其非常规的行为而被误解和羞辱。这些儿童和成人会收到一些信息，即他们很糟糕、难以相处，必须不同于他们本来的自我。但我们必须记住，表现出不良行为的儿童和成人并不是有意要表现得不好或成为有问题的人，相反，他们是在告诉我们，他们大脑的连接方式和加工方式是不一样的。

当人们习惯于相信自己有问题时，就会变得孤独和痛苦，有时，他们甚至对自己痛苦的根源也不了解。他们隐藏了自我，因为他们的本来面目正在被抹去。神经多样性的个体被虚假的故事填满。如果这些故事不被重写，我们将会失去他们的核心叙事和见解。我将莉迪娅·尤克纳维奇（Lidia Yuknavitch）在《不合群的勇气》（*The Misfit's Manifesto*）中的这句话牢记在心："如果有一句话我应该文在我的额头上，那就是：我不是你编造的那个故事。"她继续写道："我们可以永远拒绝他人强加在我们身上的故事，可以一直修改和摧毁一个故事，然后重建另一个故事。"当涉及那些导航方式和加工方式有差异的人的故事时，这些话是如此有力。

其他人无法看到你的加工方式，这并不会使你的加工方式失效。你在创造你的部落，你的部落就在那里，你的部落就在你内心，你的部落会反映并接受你是谁。之前，我谈到了镜像神经元，以及我们如何通过镜像神经元来体验他人的行为和同理心，但你打破常规，所以不是每个人都能跟上你的大脑和体验世界的方式。然而，这并不意味着你所经历的事情的方式、地点和原因不存在。而是意味着你在引领别人看到新的故事——他们无法想象的故事。

## 被滥用的"共病"

在 2019 年的圣诞节，我得知我的一个家庭成员接受了 ADHD 的诊断和测试。当我们开始谈论他的症状时，我提出因为他被鉴定为有天赋，所以他其实是双重超常者。他问道："什么是双重超常？"我解释说，双重超常是指一个人既有天赋又拥有学习差异。他说："谢谢你说我是双重超常者，这比被告知有共病要好得多。"我大吃一惊。我无法相信测试人员会说他有共病。我们怎么能告诉那些最聪明、最有创新力的人，他们加工世界的方式在本质上是有缺陷的呢？我最不喜欢的一个词，或者说一个被滥用的词，就是"共病"。

我第一次听说这个词是在我母亲被诊断出帕金森病的时候。神经科医生指出了帕金森病的所有共病——焦虑，抑郁，除此之外还有很多。当一个人生活在许多条件和身份下时，我们需要停止使用那些源自死亡的词。在诊断上使用的语言就像是一场心理层面的俄罗斯方块游戏。我们本以为能处理好单一的身份认同，但接着我们的心理景观发生了变化，因为被告知存在"共病"。这相当于被告知我们的加工方式有问题。这种术语无疑是在伤口上撒盐，对一个人的心理和情绪健康有害。使用这种语言并不能帮助一个人应对多重状况。事实上，这会导致他们的挫败感，并让他们被一个自己有问题的故事所限制。

而事实上，正确的定义是双重超常，即既是天才又伴有 ADHD。采用"共存"替代"共病"更具包容性。语言和定义一样重要，因为语言塑造了我们的叙事和故事。我们希望神经多样性的人能够茁壮成长，所以需要用有同情心和准确的语言来识别他们在加工世界方面的非凡方式，而不是使用会限制、扼杀和缩小他们在世界中生存的方式的语言。在这种情况下，神经多样性、天才和 ADHD 是例外。

## 被 ADHD 遮蔽的天赋

科学家戈梅（Gomez）及其同事研究了 ADHD 诊断在天才儿童中是否有效，他们发现天才的 ADHD 诊断与标准的 ADHD 诊断存在差异。在他们的研究结果中，相对于非天才的 ADHD 儿童，天才 ADHD 儿童普遍更少被诊断为注意力不集中型。正如我们所了解的，天赋异禀的人的大脑功能天生就更强大，他们的情绪、感官、思维和身体能力也更加出色，因此必须确保天赋异禀者不被误认和误诊。记住，过度兴奋是天赋增强的接受能力的一部分，准确定位天赋者行为的起源对他们的发展和成熟至关重要。例如，戈梅及其同事发现，在比较天才和非天才 ADHD 者时，非天才 ADHD 者在注意力不集中型方面的诊出率更高，而天才 ADHD 者在多动型方面的诊出率更高，特别是在运动加工和口头表达方面。更高的多动型诊出率可能与过度兴奋以及更强大的大脑和身体能力有关，因为天才会以更强的开放思维和加工能力来感知世界，并表现为更显著的行为。考虑到不同的发育成长，天才 ADHD 儿童可能在运动和言语活动方面拥有更强的脑力，从而产生更强的身体和言语能力。因此，我们可以采取措施支撑他们天赋异禀的脑力，并支持这些孩子的全面发展，以便为他们作为天才 ADHD 者的独特性提供安全保障和支持。

从本质上讲，天才 ADHD 者在智力、身体和口头能力方面有更强的天赋，他们接受的教育和关注的内容需要反映出他们的能力。例如，一个有 ADHD 的、绝顶聪明的孩子在教育中的需求可能未得到满足，于是他开始在环境中寻找刺激性的材料。他们的好奇心激发了智慧，并且这个搜索过程十分有趣且具有吸引力，但对于其他人来说，他们可能看起来很有破坏性。由于高智商，他们可能很容易理解教材并变得心不在焉。天才儿童能通过他们增强的语言加工和认知能力迅速完成学校作业，但在匆忙中可能会忽略细节，忘记小数点或者不会花时间校对。在某些情况下，他们真正的能力被掩盖了。理解并认识到引发 ADHD 者注意力转移的高度个体化触发因素非常重要。基本上，可以根据具体情况确定触发因素。如果我们希望指导孩子的注意力和学习，引导孩子识别环境中过度刺激和缺乏刺激的事物是必不可少的。正如前面提到的，考虑一下教材是否吸引孩子。你的天才 ADHD 孩子是否逃到了自己的自由想象之中，以便在他们的智力水平上享受参与感？特别是在这种情况下，双重超常可能会阻碍一个人按照自己的水平工作，因为 ADHD 的症状可能会掩盖他们的天赋。

这些孩子中的许多人都有可能因为信息加工差异和复杂的体验而无法发掘他们的天赋。我们有责任帮助他们识别自己的核心特征，让他们完全表达自己，体现他们的全部本质，解放自己，解放自己被束缚的思想和潜能。在传统的学校环境中，孩子们常常因为安静、有秩序和守时而受到赞扬和鼓励。然而，这些从众的标志并不是个人创新的最理想特征。在传统学校环境中，学生常常因为与众不同而受到污名化和排斥，因为他们对传统问题有着非常规回答，因为他们有着独特的思维方式和存在方式。这些孩子的学习、大脑加工和成熟方式往往具有差异性。从发展的角度来看，一个有天赋并有ADHD的人很可能与衡量标准不同步。在某些领域，他们可能在同龄人中具有高超的技能和成熟度。而在其他领域，他们正在努力赶上发展标志和成熟标准。我们有必要为这些孩子创造一个安全的环境，让他们可以成为创新者、影响者、多重任务加工者、推动者和影响者。

## ADHD者天生需要更多的身体活动

有些人天生就更倾向于更多、更大、更响亮、更强烈的精神和身体活动。正如我们所知，在ADHD儿童的脑成熟中，运动皮层的发展速度比其他脑区域（如前额皮层）更快。这种异步性可以解释增强的身体活动和运动加工能力。在其他研究中，科学家发现ADHD者运动皮层的抑制作用减少了40%，这是他们身体运动更多、活动更频繁和ADHD过度活跃的原因。ADHD儿童和成人天生具备更强的身体活动能力，比普通人需要更多的日常运动。ADHD儿童天生需要更多的运动和身体活动，他们经常因为自己的不同而被评判，随着时间的推移，他们就会变得高度自我批评、自我评判，并高度专注于抑制自己过多的活动。事实上，他们需要更多的发泄途径和自然环境来鼓励他们更多地运动，拥抱他们的高活动水平，安全地活动他们的身体。

ADHD群体天生就有更强的运动和身体输入输出能力，他们通常思想开放且身体强壮，有更高的意识和灵活性，能通过快速将注意力转移到环境中来勘察环境。他们的反应和行为不同寻常，可能会让他人感到讶异。大部分时间，这些儿童和成人收到的反馈都是负面的，如被人羞辱并被要求放慢速度、保持安静，以社会认为可接受的方式表现。由于儿童具备不同的能力，并且其运动加工的基线和设定点较高，向他们传达期望往往具有挑战性。这些孩子可能会遭到误解，这反过来又导致孩子的抗拒。孩子可能会被贴上问题儿童的标签，被告知他们不听话，因为行为不当而受到羞辱和严厉的命令，如"你需要控制自己！"

想象一下（或者对于某些读者来说，回忆一下），在大部分时间中，你收到的信息一直是：你固有的方式存在问题，你让别人感到不舒服，正因如此，你应该停止做你自己。想象（或回忆一下）你被要求坐着不动，保持安静，不要分心，但你的设定点是你需要奔跑，需要探索。你是一个天生的猎人，你是一个推动者和风云人物。你正在寻找下一个伟大的想法。为了进行搜索，为了让你的大脑和身体正确加工，你需要移动并感知你的身体。想象（或回忆一下）在你做自己的时候，收到的却都是负面反馈和批评。特别是对于高度活跃且体力充沛的孩子们来说，他们尤其受到学校普遍期望的挑战，即他们应该长时间坐着。

每个人都有自己独特的生物节律，所以对于某些人来说，静坐可能是相当痛苦的。这是我们这个时代所面临的一个挑战，因为现代科技和设备并没有促进身体活动和运动，久坐不动的社会会阻碍我们自然水平的运动。对于最有活力、最有天赋的孩子来说更是如此，当他们被命令坐下来或安静下来时，他们的精神可能会被击垮。

# 久坐违背身心自然

最新报告显示，80% 的美国成年人和青少年没有得到足够的体育活动。美国人坐得太久了，体育活动大幅减少，缺乏运动导致了一系列的健康问题。我们生活在一个不鼓励自然运动的世界中。我们是动物王国的成员，不应该长时间坐在那里。我们天生就是要运动的。运动是满足我们自然生理需求的一部分。长时间坐着，不进行体育活动对我们来说是违背自然的。最新的报告表明，学龄前儿童需要整天活动，以增强和确保适当的发育和成熟。青少年（6～17 岁）每天需要至少 60 分钟的体育活动。根据 2018 年《美国人体育活动指南》(*Physical Activity Guidelines of Americans in 2018*) 的规定，建议成年人每天进行 75 分钟的高强度体育活动。有人说："久坐相当于吸烟。"在最近的报告中，久坐被认为是一种职业危害。在过去的 50 年里，人类每天的体力活动减少了 100 卡路里，这是肥胖产生的主要原因之一。

难道我们的社会正因为缺乏体育锻炼而受苦吗？也许儿童和成人之所以会有 ADHD 的情况，是因为我们没有足够的时间关注自己的身体。我们缺乏身体活动，而且把一切都想得太过了。难道孩子们是因为闲暇时间变少而变得紧张吗？因为他们整天盯着屏幕，很少有机会参加体育活动？有没有可能，我们的孩子每天都需要锻炼身体，但动作却在"不方便"的时候出现？

请想象一下，一个在心理运动和身体领域具有巨大身体潜力的孩子是如何被误认为是 ADHD 儿童并被排除在外的。事实上，这个孩子比同龄人更喜欢体育运动，需要通过运动来表达自己，因为作为一个身体动觉学习者，这是他们加工和解决问题的方式。在教室里非常活跃可能会被解释为分心，但实际上，这个孩子在身体和心理动觉加工方面有更高的水平，因此需要更多的身体活动。

不同的个体拥有不同的身体生物节奏和不同类型的运动加工方式，这是高度个体化的。对一些人来说，静坐几分钟可能是一种挑战，会给他们的内在状态带来困扰，迫使他们改变自己在这个世界上的自然存在方式。这种不匹配会导致不必要的痛苦和不适，因为它忽略了他们的自然加工方式。要求孩子遵守标准这一设置本身对每个人来说都是问题，特别是当他们的发展是不同步的时候，这会给每一个人带来挑战、阻力和困惑。

我们需要在发展、情绪、身体和心理上认识并引导儿童。也许这些推动者，我们的动觉学习者，正在告诉我们其余的人要离开座位，离开沙发，远离屏幕，到外面去运动起来。也许他们是在暗示什么，让我们行动。运动可以改善你的生活，有大量的科学证据表明，进行体育锻炼并花时间在你的身体上甚至可以拯救你的生命。

## 瑞安的超级专注和卓越的运动增强

玛丽（Mary），一个极度天才的成年人，她觉得学校很无聊。若了解她的话，这一点并不令人惊讶。但她学会了如何低调完成工作以避免麻烦。毕竟，相比在课堂内外引起问题，保持隐身是更好的选择。她童年的大部分时间都花在照顾别人上。所以，她没有时间来感受自己的身体。她描述道，在童年时期，因为压抑和创伤，她真正地封闭了自己。玛丽描述了自己身体中强烈的情绪和反应："我一直对能量敏感，我能感受到能量和情绪。

我一直都这样做，但我不知道我在做什么。在看着某人和与他们交谈时，我能感受到他们的情绪，但我不知道为什么，我也没有意识到那是他们的情绪，我只知道我感觉到了。"

在她怀孕并生下孩子后，一切都改变了，她开始感受自己的身体。在她的长女布里安娜（Brianna）出生之前，玛丽得到了一份朝九晚五的办公室工作。成为母亲后，一切都改变了。她上了第一堂瑜伽课，在那堂课上，她认识到了自己身体的力量，通过身体表达自己，通过身心连接引导他人和疗愈。玛丽在她早年的大部分时间都在进行智力开发，她是一个数学奇才，但她本应关注自己的身体，成为一个有动觉的人。身体感知让她能够理解自己的情绪，调节自己的思维，并获得更大的自我意识和存在感。现在，玛丽说："我是一名瑜伽老师，但我学习了所有这些不同的方式，我正在用所有这些不同的实践创造自己的东西。"

玛丽的故事是一个例子，它讲述了一个拥有出色的身体天赋和意识的人是如何打破朝九晚五的模式，走上一条非常规的生活、存在和旅行之路的。

玛丽现在更加明白，她希望自己和她的孩子们——这些拥有特殊天赋并且以不同方式感知世界的孩子——的生活能有所改变。她是两个极具天赋的孩子的母亲，她的两个孩子截然不同。其中一个孩子是布里安娜，一位表演家兼化学大师；另一个是瑞安（Ryan），一个天生的运动员。意识到这一点后，玛丽会确保学校系统能够满足她的孩子们的需求，让他们能够充分发挥潜力。她说瑞安非常活跃，他从小就不停地运动，到处奔跑、爬树，他的一切活动都与身体运动相关。瑞安总是在不停地运动，从未停下。

在他的童年时光，人们为他铺平了道路。他的能量总是高涨，一刻也不停歇。玛丽回忆起抱着瑞安的时候说："哦，天哪，我第一次抱着他时，就感觉到他想要爬出来，到处爬。他一直都是这样。我记得我们带他去玩棒球时，一位妈妈走到我面前，她说：'哦，天哪，他看起来就像个卡通人物！'他不停地四处走动，无法坐定。我当时想，天哪，我该怎么办呢？因为他在教室里永远不可能坐得住。"玛丽和一个朋友聊天，她提到瑞安总是坐不住，她很担心送他去上学后会发生什么。聪明的朋友建议玛丽让他学习跆拳道，以帮助引导他的能量。玛丽当时想：我不知道，他才5岁，我觉得他做不到。但事实证明，他能够高度集中注意力。在社交方面，瑞安更加矜持，有时他会感到社交压力过大，更喜欢独处。相比之下，他的姐姐布莉安娜性格更外向，她非常善于言辞，是一个交际高手。

令玛丽大为惊讶的是，瑞安在课堂上表现得很好，因为他能够通过跆拳道来引导他的能量。到了11岁的时候，他已经获得了跆拳道黑带二段。玛丽对他能在这么年轻的时候就获得黑带二段感到惊讶。当练习跆拳道时，瑞安能够完全集中注意力。她描述了他的考试过程："我感到惊讶，因为他们在考试时必须学会从白带到黑带的所有招式。他能够掌握这么多内容真是让我难以置信。学会如何以某种方式移动身体是一种智慧。"这是一种运动智能。当时他11岁，需要调整日程安排，因为他同时参加3项运动——足球、棒球和跆拳道，并且需要放弃跆拳道的训练。因为棒球是他的最爱，他现在把所有的精力都投入这项运动中了。高中时，他参加了校棒球队，玛丽说他是最年轻、最矮小的球员之一，但他是一个有天赋的运动员。玛丽感到很幸运，因为他们找到了能帮瑞安引导能量的体育项目，他的运动天赋得到了培养。

从本质上讲，瑞安是一个天生热爱体育活动、需要运动的孩子，他通过体育活动来引导自己的能量，与世界建立联系。对于活跃，甚至过于活跃的孩子来说，通过体育运动和身体建立连接，可以让他们集中注意力、保持专注，满足他们对体育活动的更大需求。瑞安需要体育活动来适应他增强的运动加工能力，而不是需要 ADHD 药物。在我们的文化中，由于过于活跃，瑞安可能会被误认为是 ADHD 儿童，但他只是每天需要至少两小时的体育活动来适应自己特定的身体节奏。

这让我们意识到，增加 ADHD 儿童的体育活动可以改善一般的注意力、专注力、过度活跃和冲动问题。在某些情况下，最简单的解决方案是让一个高度活跃的孩子参与体育运动、跳舞和其他体育活动，让他们通过体育活动来表达自己。尽管瑞安在社交方面较为保守，但通过体育运动，他与同龄人建立了有意义的联系，同时也在做自己喜欢的事情。玛丽告诉她的孩子们："我能为你们做的最好的事情，就是帮助你们找到你们的激情。一旦你们找到了，即使工作中有些任务你不喜欢，你也会因激情而喜欢工作。关键是弄清楚你是谁，你喜欢什么，然后在此基础上发展。"

## 分心时试试绕着操场跑

我丈夫坚持让他的所有朋友叫他比利，这是一个孩子的名字，体现了他捣蛋鬼的本质。他是一名律师，了解所有的规则，他会确保你知道这些规则是什么，但当他认为有更好的方法时，他也不介意稍微打破一些规则。比利是一个如饥似渴的读者，一个充满好奇心的孩子，他经常会在同学们之前完成作业，这给了他足够的额外时间来打扰班里的其他人。老师告诉他的父母，哪怕他看起来像是在发呆，盯着教室天花板上的木节孔，但当老师试图叫他回答问题时，他也能一字不差地背诵课文。比利用半个大脑集中注意力，在二年级，他只需要做这些。

三年级的时候，比利在课堂上坐不住，这是一次对他形成影响的经历。他的老师 H 夫人，是一位睿智、经验丰富、充满爱心的老师，她知道该怎么对待一个聪明、精力充沛，能在 1 小时内学会他需要的一切的孩子。她让比利在操场上跑圈。跑了 10 圈后，他回来了，上气不接下气，满头大汗，但平静了许多。就像一只金毛猎犬玩了一场精彩的"接球游戏"。这个优雅的解决方案让 H 太太能够控制住她的班级，让比利消耗掉一些充沛的能量，让其他同学赶上进度，他们被这个不寻常的解决方案逗乐了。一些像比利这样的孩子会被开 ADHD 的处方药，但对于他来说，体育活动、参与和创造性的发泄几乎足以占据他的大脑。我们是在一个为白血病协会筹款的马拉松训练小组里认识的，这或许不会让你感到意外。

无聊和过多的精力有时仍然使我丈夫难以保持专注。就像在小学时一样，注意力不集中和他对什么都想尝试的热情对他而言是一生的挑战。由于知道自己需要保持忙碌，他承接了很多项目和想法让自己忙碌起来，还通过参加即兴喜剧课程来满足内心那个"小丑"，是的，他偶尔还是会分心。

而当他分心时，我们会让他去外面跑几圈。

## 电子设备引发大脑耗竭

在我们生活的文化环境中，注意和专注经常被打断，我们面临着认知枯竭和过载，无法活在当前的环境中，活在当下。为了引导注意力，一个人必须保持警觉，有广泛的注意范围，保持注意控制、认知控制，具备转移注意的能力，并留意自己的注意焦点。由于拥有的电子设备众多，我们不断地重新集中注意力，这耗尽了我们的认知资源。根据最新研究，青少年每小时在不同的媒体平台之间连续转换注意力多达 27 次，这实际上可以使认知能力降低高达 15 个智商点。这种认知过载将我们带入了信息脑耗竭的状态。

烟鬼组合（The Chainsmokers）的歌曲《生病的男孩儿》（*Sick Boy*）用一句歌词概括了这一现象："我的生活值多少个赞？"不断的干扰、渴望 24 小时娱乐以及持续的联系正在损害我们的心理、身体和情绪健康。

现在有大量证据表明，过度使用智能手机、互联网以及许多社交媒体平台可能对我们的神经加工、认知表现和行为产生不利影响。平均而言，智能手机用户每天查看手机接近 85 次，与手机的互动时间约为 5 小时。越来越多的证据表明，我们的智能手机实际上并没有让我们变得更聪明，反而让我们变得更加不快乐。

肖恩·帕克（Sean Parker）是脸书（Facebook）的开发者之一，他公开承认设计这个手机程序是为了尽可能地垄断我们的时间和注意力。具体来说，脸书利用心理学原理触发社交认可循环，并激发个体的不安全感，使人们不断寻求认可和奖励。当这种情况发生时，我们就会陷入一个享乐奖励的循环模式，寻求社交认可的愉悦感。就像巴甫洛夫的狗在听到晚饭铃声时流口水一样，我们被条件反射地培养出查看手机以获取社交认可的满足感的习惯，怀疑自己是否获得了足够多的"赞"。

阿德里安·F. 沃德（Adrian F. Ward）及其同事进行的一项研究发现，

仅仅是智能手机的存在就会引发"大脑耗竭",这种分心会限制人们参与当下的能力。它通过增加对智能手机的注意转移而降低了人们处理手头任务的认知能力。这个过程是非常耗费精力的,而这正是我们的大脑在浪费能量时的感受。因此,当你在午餐约会、晚餐、商务会议或谈话时,将手机放在视线之外,这样你就可以专注于当下的时刻。将注意力集中在一个任务上,专注于你面前的人。

智能手机不仅占据了我们的注意力,还会损害我们的学习和记忆能力。有趣的是,一项研究发现,过多的媒体和多任务加工会导致认知负荷过重,从而干扰学习。与轻度多媒体用户相比,重度多媒体用户更容易分心,无法很好地执行注意力任务。不幸的是,往往是最响亮的声音才会引起我们的注意。而我们的智能手机可以制造出无限的干扰,这些干扰可能会改变我们的认知、行为和表现。

在来自以色列沙尔瓦塔心理健康中心(Shalvata Mental Health Center)的阿维亚德·哈达(Aviad Hadar)及其同事进行的研究中,重度使用智能手机的用户报告称,他们更容易表现出冲动、多动和消极的社交关注。此外,重度使用智能手机的用户在数字加工方面也表现出更大的困难,并报告出现更多的注意力不集中。这可以解释为什么我们中的许多人感到精疲力竭,难以继续完成任务。不幸的是,使用多个社交媒体平台的人会感到焦虑和抑郁情绪增加。而一项民意调查发现,大多数人(73%的受访者)不想在社交媒体上看到他们的"朋友"的度假照片。 那么,到底发生了什么呢?联系和社交正在被误解。我们已经进入了追赶《杰森一家》(*The*

Jetsons）①的新神圣时代。通常，在社交媒体上关注朋友的大学生会产生更多的嫉妒、抑郁和负面情绪。当社交认可没有发生，或者我们在社交媒体上受到拒绝时，我们的大脑就会受伤，会产生痛苦情绪，这会影响我们的心理健康和幸福感。过度使用智能手机对健康、生活满意度、生活意义和幸福感都会产生重大影响。

所有社交媒体以及我们在智能手机上做的事情都是不好的吗？不。就像许多事情一样，这涉及平衡：比如我们如何使用电子设备，使用频率，以及我们如何与它们互动。智能手机、互联网或社交媒体都可能导致负面后果。我们应当明智地使用它们。如果我们通过社交媒体和智能手机不断追求认可，那么我们可能会遭受焦虑、抑郁和负面情绪的困扰。但我们可以选择如何与智能手机和社交媒体互动。

## 怎样更合理地使用智能手机？

- 每天，减少10分钟屏幕使用时间，并将这些时间用于参与周围环境的活动。有意识地从你的智能手机中脱离出来，看看会发生什么。
- 当你不使用智能手机时，请关闭它并将其放在视线之外。
- 在会议期间保持手机静音，并将其放在视线之外，全神贯注地参与会议。

---

① 《杰森一家》（The Jetsons）是美国一部有代表性的家庭喜剧动画片，围绕生活在未来世界的杰森一家展开，讲述了他们在充满奇妙科技的世界中发生的一系列有趣故事。——编者注

- 不在餐桌上使用手机。
- 尝试度过一个没有手机的星期五。
- 如果无法控制自己关闭手机并需要一些支持,可以尝试使用手机锁定盒。
- 在社交媒体上,要待人友善。在发布内容时,遵循"黄金法则"——已所不欲,勿施于人。
- 积极推广他人和自己。了解"谦虚自夸"(Humblebrags)并尽可能避免使用它们。
- 社交媒体是用来分享和社交的。因此,分享你的好想法,也分享他人的好想法。
- 如果你陷入了社交认可的奖励循环,要意识到并后退一步。你随时可以延后检查你的点赞数量并获得奖励。这是延迟满足感的实践。
- 你掌握着你的智能手机,它不是你的主人,你才是那个聪明人!

## 嘀嗒嘀嗒,ADHD 睡眠时钟

注意力、认知负荷和加工能力与大脑接收新信息和融合所学知识的能力密切相关。科学研究指出,休息充分、放松的大脑在加工信息时表现更好,效率更高。因为我们在梦境状态中,大脑会恢复。越来越多的证据表明,注意力的关键要素是睡眠。梦境、睡眠、恢复和注意力是相互联系的。

许多关键的认知任务依赖于睡眠,如工作记忆、认知负荷、长时记忆、警觉性和注意力。

研究表明,在 ADHD 人群中,这个循环发生了变化。生物节律和注意力相互交织,ADHD 与睡眠之间关系的研究揭示了与 ADHD 相关的睡眠缺乏中存在的重要挑战。与睡眠不足问题相关的昼夜节律改变会影响激素系统,如去甲肾上腺素和多巴胺,从而影响认知、注意、情绪、动机、集中力、抑制力、活动水平、新陈代谢、消化和情绪反应。

对于 75% 的 ADHD 者来说,其生物钟比正常入睡时间晚一个小时。这些延迟包括释放激素褪黑素、体温调整和运动减少等关键系统。在 ADHD 者中,许多与睡眠有关的状况干扰了他们的睡眠,如睡眠呼吸暂停症、不宁腿综合征以及晚上更加警觉。此外,白天的光线会改变他们的睡眠—觉醒周期,因为他们对保持自己的系统运行和清醒的人造光更敏感。

他们的做梦时间被推迟了,他们的自然生物节律实际上是夜猫子式的。也许夜猫子在进化上被赋予了在部落、人群中守夜的任务。从进化的角度来看,直到最近人类才开始偏好在昼间活动的生活方式。事实上,在所有人类中,警觉峰值和清醒周期有很大差异。也许那些在晚上更活跃的人是顺应了一个与他们的自然生理相反的白天社会和生活方式。对于有 ADHD 的人来说,朝九晚五的生活迫使他们进入一种不自然的生物节奏。他们在认知和注意方面的问题跟他们与天生的生物钟不同步有关。与生物钟不同步并被迫生活在不自然的睡眠—清醒周期中,这为有 ADHD 的个体带来了许多问题。

在对有 ADHD 的儿童进行睡眠习惯练习时,5~11 岁的儿童表现出睡眠改善、认知能力增强和 ADHD 症状减少。在为睡眠做准备的过程中，持续和常规的练习可以帮助孩子在睡眠中获得动力、放松、执行功能、决策和恢复方面的提高。另一项名为"8 小时挑战"的研究观察了美国贝勒大学（Baylor University）学生的睡眠习惯，并鼓励他们在期末考试前获得适当的睡眠。学生们在考试前报告了他们的睡眠时间，研究人员调查了他们期末考试的成绩。与那些通宵以临时抱佛脚的同学相比，在考试前一晚至少睡了 8 小时的学生在考试中的表现更好。获得更多的睡眠有助于更好地恢复、巩固记忆以及清除大脑中的垃圾。更多的睡眠意味着更好的考试能力。一般来说，一个良好的夜间睡眠可以让大脑更有效地工作，并为复杂思考提供充足的准备。

当你有充分的安静睡眠时，你的大脑工作得更好。因为在你睡觉时，你的大脑会清除并排出一些可能对大脑功能有害的蛋白质和化学物质等。想象一下，当你在睡眠时，你的大脑正在清除一天中不必要的杂物。例如，众所周知，在像帕金森病和阿尔茨海默病这样的神经退行性疾病患者的大脑中存在过多的蛋白质，就像道路上的路障一样。这些阻塞发生在脑部通路中，干扰了信息流、记忆、运动和认知处理。美国罗切斯特大学（University of Rochester）进行的一项研究发现，你的睡眠越深，你的大脑越能够排除毒素和垃圾，从而恢复健康。

由于 ADHD 儿童的睡眠周期发生了改变，这会使他们没有足够的睡眠来促进大脑的发育和恢复。不足的睡眠可能是导致他们的大脑发育滞后，并产生更大异步性的原因之一，因为在睡眠期间大脑会进行恢复并清除毒素。过多的毒素可能会干扰自然的大脑发育，延缓大脑生长和神经回路的形成。如果一个孩子看起来很茫然或陷入了梦境状态，这可能与睡眠不足有关，他正在试图通过做白日梦来获得更多的睡眠。我强烈鼓励大家养成标准的睡眠卫生习惯，每晚至少 8 小时的睡眠对于大脑的恢复和最佳工作能力至关重要。因此，用一个有效的睡眠规律来指导自己和孩子，可以确保改善认知能力、情绪、衰老、新陈代谢、肠道蠕动，并减少炎症。

## 天生的"猎人"

我第一次遇到肯（Ken）时，他那双蓝眼睛深深地吸引了我，这是我见过最蓝的眼睛，如马尔代夫的海洋般湛蓝。他的微笑同样充满光芒、十分灿烂，如同你最喜欢的一杯茶般温暖。肯是多任务处理的大师。谈到注意力，他可以在眨眼间迅速从集中注意转变为持续注意，再到社交注意，再到选择性和转换性注意，而同时他还能骑着独轮车，抛起三个球，展露着灿烂的笑容。他负责萨姆·克里斯坦森工作室（Sam Christensen Studios）的所有幕后事务，确保每一堂课都进展顺利，学生们走进门口时都能感受到一束积极的光芒。无论你来自何处，或是经历了怎样的生活，当你走进那扇门，你就会感到安全，被接纳成为完全真实的自己，成为你应该成为的人。走进课堂，我学到了我一生中最重要的课程之一：生活在我的本质中，而我的本质就是我的光芒和权利。

肯的天赋体现在他能使所有繁重的工作都变得轻松自如，让萨姆能够自由地做自己。我曾经问过萨姆·克里斯坦森："你是如何决定与人合作的？"他说："你必须与那些平等的合作伙伴合作，每个人都要为合作带来一些东西，你们互相扶持。"萨姆和肯无疑是平等的合作伙伴。没有肯，工作室就不可能存在。

随着我与肯越来越熟悉，我了解到他有 ADHD。对他而言，ADHD 就是他的超能力。他独特的大脑结构让他能够看到其他人看不到的东西。肯描述 ADHD 的方式是：世界上有不同类型的人，有"农民"和"猎人"。"农民"都是有条不紊的，通过经验种植、成长和发展。而有 ADHD 的人就是"猎人"。"我们通过响应外部需求来获得注意力。我们必须对此采取行动，而正是外部刺激将 ADHD 者的注意力聚焦在一起。"他描述他所做的一切都与他有 ADHD 有关，他会按照自己的直觉行事。这让他直接投入自己的工作中，并将其使命描述为："热爱每个人所拥有的独特性，让人们意识到他们可以百分之百地投入自己，并充分利用那些天赋——他们独特的人性。"

1998 年，一个朋友指出他的大脑加工方式与众不同，作为成年人的肯发现了自己有 ADHD。通过诊所的检测，他被诊断为有 ADHD。当确诊后，他意识到了自己最初的想法是如何赋予他力量的，因为他现在理解了自己怎样看待这个世界。对于肯来说，ADHD 带来的一个巨大优势是他非常随性，他说："有时我就像一个突然的急转弯，让每个人都感到困惑。"他的非惯常思维使他成为一个非凡的问题解决者，并在思考拆解和重组事物时拥有很大的自由。在其他人感到困惑时，他以独特的方式来处理问题。他的思想经历了一连串的曲折。很多时候，他的处理方式让别人感到困惑，但在他自己的脑海里，他遵循着所有蜿蜒的道路。

肯服用阿德拉（Adderall），这是治疗 ADHD 症状的主要药物之一。对他来说，服用处方剂量的一半很重要。尽管阿德拉是一种已知的兴奋剂，并使他的引擎嗡嗡作响，但是他也感觉自己完全专注、平衡、胜任。对他来说，服用一半的剂量让他感到自由，感到自己很胜任。这些兴奋剂作用于大脑负责奖赏加工和执行功能的区域，即前额皮层。它们能够平衡多巴胺和去甲肾上腺素的神经递质。有些观点认为，ADHD者大脑中处理奖励的脑区域和系统出现了改变，这些变化主要与前额皮层的功能差异有关。药物干预可以极大地改善那些在应对ADHD挑战中挣扎的个体的生活。然而，当我们考虑治疗ADHD时，定期由开处方的医生进行监测是必不可少的，以便根据需要进行剂量调整，特别是在治疗儿童时。敏锐地意识到孩子大脑的异步成熟对于制订关键的治疗计划以鼓励孩子的身心健康成长至关重要。

## 不是每个ADHD者都需要药物治疗

重要的是，并不是每个有ADHD的人都需要药物治疗，也不是每个人都会从药物治疗中获益。对于异步发展的儿童来说，是否使用药物可能是一个非常具有挑战性的决策。我们必须问自己，他们在执行功能方面的挑战是否会成为他们成长过程中遇到的问题，或者他们是否可以通过指导和整体干预得到更好的治疗。孩子是否在生活中遇到了巨大的挑战是一个考量因素：如果他们无法在单独的一天中正常运作，并且尝试的其他方法都无法奏效，那么这个孩子可能会从药物干预中获益，药物可以帮助他们更轻松地应对环境。

作为一名神经科学家，人们曾经要求我就对于ADD和ADHD的药物治疗发表立场。我认为每个人都具有神经独特性，而ADD/ADHD具有不断变化的目标和差异化的基线。在我看来，如果我们能够找到对儿童和成人都有效的整体方法，那么就应该去做。但有些人需要的可能不仅仅是整体干预。也就是说，我也相信，在看到整体情况之前，我们往往倾向于从药物的角度来应对行为挑战和健康问题。在某些情况下，我们贴上"坏"标签的行为是孩子内心处于痛苦的表现。如果我们能够找到他们痛苦的根源，并帮助他们管理根本原因，那么他们可能根本就不需要药物。

例如，孩子的感觉接受能力和加工能力可能会增强，从而导致类似ADHD的症状，这是由于感觉加工增强而不是真正的ADHD而表现出来的。在这种情况下，消除过度的感觉刺激可能会消除症状，孩子也不需要药物治疗。实际上，他们需要的是一个让他们感觉安全的环境。我认为对孩子（或成人）进行全方位治疗是必要的，而不仅仅是关注他们的症状。更重要的是，我们可以识别出行为挑战的潜在触发因素和原因。人类是高度动态的，具有很大的可塑性，当他们的环境是安全的时候，他们会重塑积极的神经可塑性。

是否用药的争论是因人而异的，要通过反复试错才能找到解决办法。具体来说，找到一个准确的剂量是至关重要的。例如，最近的一项研究发现，在麻醉的情况下，不同患者需要的麻醉剂量有很大差异，实际上许多人需要的剂量比以前认为的要低得多。研究的主要作者安娜·费雷拉（Ana Ferreira）博士解释说，这些做法需要经过仔细监测，需要朝着更个性化的护理方向发展，其中体重、性别以及药物制造商推荐的剂量来确定恰当的麻醉剂量是不够准确的。在这项研究中，科学家测量了麻醉下病人的脑电波，发现最佳剂量在不同病人之间有很大的差异，这与性别、体重、身高以及通常用于指导剂量的推荐标准无关。

在126名患者中，研究小组发现，缓慢的输注速度、仔细观察患者并监测反应，对于确保他们不用药过量至关重要。并且在所有病例中，体重、年龄、身高和性别都不能很好地作为开具处方的指标。事实上，达到适当麻醉水平所需的药物要少得多，患者通常只需要推荐剂量的约 2/3。这指出了一个事实，即药物的开发一般是在有限的标准下进行的，主要关注的是体重、年龄、性别和身高，而这些标准并不总是与个体的大脑和身体过程有关的代谢相关。

此外，正如我之前提到的，心脏、肠道、中枢神经系统和外周神经系统中都有神经元。当人服用药物时，所有这些系统都可能受到影响。了解个体代谢对于确定一个人对药物的反应是必不可少的。肯提到，他治疗 ADHD 时服用了一半剂量的阿德拉，这样可以保持他的平衡。在使用任何新药物时，与医生合作，并从可能有效的最小剂量开始，这有助于确保每个个体的安全和发展。药物反应是高度个体化的，每个人对剂量的反应都是独特的，取决于个体的代谢、活动、大脑加工和对药物的感受性。肯对自己的洞察，即一半的剂量足矣，向我们展示了人类群体内的特征和多样性。

## 用格式塔思维成为真正的自己

肯还提醒我们，他的超能力之一是格式塔（Gestalt）——在格式塔中，他能够想象自己在做什么，如何将各个部分组合成一个整体，而不涉及细节。肯承认他很容易对细节失去耐心。这种类型的自我意识是理解个人信息流动、创造性思维和固有生物节律的关键。通常，有 ADHD 的人会因为错过了细节而受到指责。即使某些细节可能与手头的主题完全无关，考试和作业中缺失细节的地方仍会被扣分数。对忽略细节的持续批评会导致人们觉得自己做得从来都不够好，从而形成一种复杂情绪。他人的负面评价会变成反复的负面自我评价，破坏他们的自尊和自我形象。细节的处理对于那些精心栽种的"农民"来说可能是一项伟大的任务，而对于"猎人"来说，是完善新视野的绝佳机会。这种二元性正是萨姆和肯能够神奇地合作的原因之一。萨姆是一个"农民"，而肯则是一个"猎人"，两者一起形成了阴阳的平衡，互相匹配，共同发挥各自的才华。

对于我儿子来说，在他年幼的校园时光里，一项最大的挑战是在他的作业上写自己的名字。他会迅速开始做数学题，正确解答所有问题。但通常情况下，他交上的作业没有写他的名字、日期等——就是那些细节。书写对他来说，也是一种困难。书写让他的手疼痛，而且他的字迹非常独特，以至于所有老师都知道那本没有名字的练习册就是他的。他的挑战很大程度上与前额皮层的发展有关。他迫不及待地想进入作业的核心，即数学问题。他全神贯注于这些问题，以至于细节无法吸引他的注意力。对他而言，完成题目是活动的核心。

不幸的是，孩子和成年人会因为没有完全按照指示行事，而被那些细节导向的人所羞辱。这种羞耻感让他们感觉自己是失败者，因为他们未达到某些武断的成功标准。通常情况下，他们的大脑和身体会随着时间的推移达到平衡，阴阳调和。他们需要时间来赶上日常任务和标准。有ADHD的孩子往往是那些跳过涂色的孩子。他们会把纸翻过来画画、折纸、做纸飞机或五彩纸屑，而那些精益求精的人则会有条不紊地完成他们的作业。"猎人"的大脑专注于与众不同的东西，这取决于他们不同的脑回路、不同的接受能力以及不同的环境加工方式。一直以来，他们都在发挥自己的想象力，创造出一些远远超出他们年龄的东西。当"猎人"被自己的想象力迷住时，他们可能会失去时间的概念，错过细节。

肯向我分享了他从朋友那里得到的最好的忠告之一："上帝没有手表。"通常，人们根据标准措施和社会运行的惯常模式来判断有ADHD的个体。"猎人"的大脑沉迷于世界的运转。他们以自己的时间、自己的方式生活。有ADHD的人通常是富有想象力和创造力的人。当你沉浸在自己的想象中时，它会带你进入自己内心和宇宙的入口。时间的概念阻碍了创造。创造是每时每刻的，没有界限的。对于"农民"和"猎人"来说，去创造、观察、追求卓越，成为更好的人，做得更好，生活得更好，这是他们内心的愿景。正如玛丽·奥利弗（Mary Oliver）所写："创造性工作需要像水对重力一样的忠诚。"许多"猎人"被他们内在的愿景驱动，这是一个超越自身的力量，有着无法抵御的引力，直到他们的好奇心得到满足为止。

肯还有一句话送给他年轻时的自己："信任，深呼吸，相信。"信任是进入自己和未来的基础。信任要求我们相信并对即将出现的无限可能性抱有信念和信心。信任可以对抗我们的恐惧，使我们的观点积极向上。研究持续显示，更乐观的人寿命更长，社交联系更多。乐观和联系对长寿和幸福感都至关重要。深呼吸，深深地吸气，因为这可以使任何人思绪集中，重置神经系统。深呼吸可以平静和舒缓神经系统，因为呼吸可以帮助改变情绪和心态。研究显示，3次深呼吸可以集中思绪，同时为大脑和身体提供富含氧气的分子。深呼吸可以重新调整压力模式，带来平静模式，从而释放积极的神经激素，舒缓和放松神经系统、精神和身体。

肯鼓励有ADHD孩子的家长养成习惯。"在家庭环境中，创造一个每天都一样的环境非常重要。即常规性和一致性的环境，让ADHD的孩子能够依赖这种一致性。这样他们的思维就可以自然而然地运作。"有ADHD

的个体需要实践和常规性来训练他们的大脑和身体，以进行积极的心身实践。很多固定日程、仪式和重复的活动都为他们提供了安全感和一致性。肯指出，ADHD者受到他们环境的刺激，因此外部环境越稳定，就越会为他们创造一个更平衡的心态，使他们能够发挥出最高的认知、智力、情绪、心理、感觉和想象能力。积极的实践可以帮助大脑重新构建积极的加工、认知和行为，因为他们通过反复学习来创造积极的自我形象，从而获得大大小小的成功。重要的是，让你的孩子成为他们自己，无论他们是一个努力记住在作业上写名字的孩子，还是一个经常沉浸在白日梦中的孩子，要有耐心，帮助他们建立一个适合细节的系统。它可以帮助管理那些重视细节的人的期望，帮助培养孩子积极的思维过程和自我感知，促进自我接受，这样他们就能接受自己与世界的关系。

正如肯所说，他的使命是帮助人们看到他们的特性，以及他们的本质是什么——在任何时候，除了他们自己，没有人会成为他们。

INSIGHT INTO
A BRIGHT
MIND

## 07

# 超越孤独症：
# 强烈世界中的超能力

我不想让我的思想随我一起死去，我想做点什么。我对权力和金钱都不感兴趣。我想留下一些东西。我想作出积极的贡献，让我觉得生活是有意义的。

——坦普尔·格兰丁（Temple Grandin）

美国动物学家，孤独症倡导者

亲爱的沉默智者：

你的声音去哪儿了？它是否在你的身体某处沉寂？你是否厌倦了别人替你发声？他们告诉你你的感受，告诉你他们想象中的身处在你的身体是怎样的？说你缺乏同理心？还是说你过于敏感？又或者说你总是感到尴尬？他们告诉你社交不适合你，你缺乏合适的语言，火候的把握。听不到声音。你的声音在哪里？在你的身体里有哪些声音？故事，想象，真相，你的真相在哪里？你是否厌倦了身体的疼痛？疼痛的声音，卡在舌头和牙齿之间，失去了交流。

我亲爱的天才，你的声音在哪里？你是否需要其他人停止说话，而是静静地倾听？我们应该从哪里倾听？也许是从内心，没有偏见，没有先验知识，它是一只鸟的声音。告诉我，亲爱的，你的声音在你身体的什么地方？你的喉咙，右臀，左脚踝，肩胛骨之间的空隙，腹部的火焰，在你的大脑海马回路中循环，受到前额皮层的抑制而暂停。

告诉我们要安静，告诉我们要有耐心，告诉我们要倾听。只有这样，我们才会停止所有关于你是什么的错误想象。只有到那时，我们才能开始听到你的声音，你的真相，你的家。

我准备好了，等待着你那狮子咆哮般的声音。

勇敢的母狮

每个孤独症者的内心都有一个美丽、富有想象力、深邃且完美的人。当他们给我们讲述他们的故事时，我们只需要保持清醒、专注，并耐心地倾听。正如撰写孤独症基础研究的儿童精神病学家利奥·坎纳（Leo Kanner）所说，孤独症谱系上的个体拥有一种无声的智慧。在研究生期间，我进入了孤独症的研究领域，以便更好地了解人类多样性。我从神经解剖学的视角研究孤独症，在显微镜下观察脑组织，仔细地计数、分类并拍摄神经元和神经胶质细胞。在观察所有研究参与者的脑组织时，我很快意识到，无论是在孤独症者中，还是在他们的同龄人中，没有任何组织切片和脑区是完全相同的，每个大脑都是独一无二的。

与此同时，我的母亲正处于帕金森病晚期，她慢慢地不怎么说话了。从焦虑和抑郁开始，后来出现了运动障碍，最后她完全失声了。我知道，就我母亲的情况而言，她虽然无法与人沟通，但这并不能反映她的内心世界。此外，当我因研究的需要阅读孤独症者的报告时，我很快意识到我读到的并不能展现孤独症者的全貌。我开始阅读坦普尔·格兰丁的著作，她是孤独症者和神经多样性的传奇倡导者，我发现临床研究与孤独症者的人性之间存在着巨大的鸿沟。我坚信，关于孤独症谱系障碍者的能力、功能和智力，还有更多值得关注的地方。

孤独症谱系障碍是一个谱系，确切地说，谱系上没有两个人是相同的。它是神经多样性的核心。孤独症谱系障碍在临床和病因学上是异质性的，诊断完全基于行为表型。根据《精神障碍诊断与统计手册（第五版）》（*DSM-5*），孤独症是一种神经发育障碍，具有两个核心特征（通常在3岁之前诊断出来）：缺乏社会交流和重复刻板行为。目前，这种障碍的诊断完全来自临床，诊断基于不同方面的行为及其发展过程。此外，孤独症谱系障碍者在医院可能会进行额外的诊断，包括 ADHD、雷特综合征（Rett syndrome）、癫痫发作以及其他与孤独症相关的疾病和神经系统症状。

截至 2020 年 3 月，美国每 54 名儿童中就有 1 名（近 2%）被诊断有孤独症谱系障碍（2014 年每 59 名儿童中有 1 名，21 世纪初每 150 名儿童中有 1 名）。孤独症谱系障碍诊断率的持续增长引起了家长、临床医生和科学界的极大关注，他们认为可能是环境因素导致其上升。由于诊断过程基于严格的行为表型，缺乏语言表达和交流，孤独症谱系障碍者真正的能力和功能可能会被他们的症状所掩盖。对孤独症谱系障碍者进行评估时可能会忽略他们真正的能力，因为他们可能缺乏语言表达，他们可能具有的差异化的加工方式会影响他们达到发展阶段的里程碑。由于孤独症谱系障碍是一种异质性障碍，它可能包括其他症状，如癫痫发作、感觉增强（如超敏反应）、运动缺陷和胃肠道改变。38% 的孤独症者会出现癫痫发作，癫痫发作频率对个体的生活具有很大影响。

孤独症谱系障碍者经常出现感官异常，包括痛觉迟钝，对触觉、听觉和视觉刺激过度敏感，这些症状可能会使他们感到虚弱。味觉和嗅觉敏感可能影响他们得到充足的营养。超过 90% 的孤独症者在多个方面存在感觉增强的症状，并且孤独症者的感觉障碍具有广泛性、多模态性以及跨年龄和能力的连续性。此外，孤独症者在运动方面也有许多差异，可能包括步态差异、姿势不稳定、不平衡加剧以及运动协调性的改变。感官敏感和运动加工会极大地干扰孤独症谱系障碍者在世界中的导航能力。通常情况下，接受能力太强会导致他们的感官超载，使孤独症谱系障碍者变得虚弱，因为对他们来说，世界过于强烈以致他们无法应对。

# 强烈世界理论

2007年，瑞士洛桑联邦理工学院研究所马克拉姆团队首次提出强烈世界综合征。他们试图利用丙戊酸大鼠孤独症模型来探索孤独症的神经生物学基础。该理论提出了一种自下而上的孤独症模型，即在分子、细胞、网络和行为层面上，孤独症者存在着过高的接受性和可塑性，这解释了孤独症者的不同加工方式、大脑连接和行为表现。重要的是，孤独症尚无单一、明确的病因，许多行为表型具有异质性并且高度个人化。

该团队进一步将孤独症者的模型修改为"强烈世界理论"（Intense World Theory），认为在孤独症谱系障碍者的新皮层中存在超感知、超突触可塑性、超注意力和超记忆，边缘系统中存在超情绪，从而产生一种增强的、强烈的体验，这种体验压垮了孤独症者的身心。此外，他们假设，超感知的强烈体验根植于边缘系统的创伤回路，通过这个回路在世界中航行极其痛苦并充满挑战。强烈世界理论试图将孤独症的复杂性统一起来，关注感官敏感性、过度关注、重复行为、怪癖、退缩和不同大脑连接引发的更加强烈的体验带来的非凡天赋，使孤独症者得到最佳的养育。

具有超感知能力的个体可能会体验到来自环境或经验的过度刺激，他们的大脑、身体和整个神经系统会过度负载。当神经系统不堪重负时，就会导致一种内在的保护反应，个体会从他们的环境或经验中退缩，以确保自身的安全。对过度刺激的这种自然反应使个体看似脱离了环境，但是，在过高接受性的核心，他们经历了过度唤醒和过度痛苦，这会导致大脑边缘中枢被激活。当边缘中枢试图拯救超负荷的神经系统时，就会将大脑和身体的反应推向交感神经的激活状态，即战斗、逃跑、冻结或瘫倒。由于边缘系统试图将身心体验置于中心地位，神经系统就会陷入一个超可塑性和放电的循环，创伤回路被激活，导致身心进入交感神经超载的状态。当一个人进入战斗—逃跑式的交感神经超载时，他们会表现出重复行为，高度情绪化的反应（如发脾气）或表现为过度专注。然而，当一个人出现冻结—瘫倒反应时，他们会显得孤僻或不合群，缺乏情感表达，表现为情感淡漠。

强烈世界理论提供了一个基于超可塑性的神经生物学框架，这意味着大脑中不同的线路和突触连接（神经元之间相互交流的方式）是孤独症谱系障碍者超感知和超情感的基础。这种超可塑性建立在不同的细胞结构（细胞和网络构成）的基础之上，这些结构导致更大的神经元激活和放电，并与感官（视觉、味觉、嗅觉、听觉和触觉）的超感知能力相关联。这会关系到感官和情绪感知的大脑网络之间的差异连接与超可塑性。

此外，这种超可塑性会导致学习上的差异。超可塑性可以形成不同的学习网络，大脑皮层中负责学习、记忆、注意和工作记忆的神经回路不同，导致学习上的差异，这被称为超学习。重要的是，过度情绪化与边缘皮层接收能力的提高有关，边缘皮层的激活与创伤回路的扩大和神经发育有关，而创伤回路关系到对世界的核心认知，行为和反应已嵌入恐惧、焦虑、应激反应及神经回路之中。强烈世界理论认为，超连接的整体表现会导致孤独症谱系障碍者大脑功能亢进，因此他们对世界的体验更加强烈。

花一点时间，想象一下你的身体被针刺了好几下。再想象一下，疼痛加剧到让你头晕目眩的地步，在你的头上引起一阵剧痛，进而引发偏头痛。胃里因为胃酸而翻腾，焦虑占据上风，血液中充满了压力激素。你还会想与人交谈或互动吗？如果你处于这种极度的痛苦之中，你会怎么做？尖叫、蜷缩成一团、哭泣、重复某些动作来平息和舒缓你的神经系统？

当一个人经历感官超载时，他的身心都会陷入压力和恐慌之中，无法思考，更不用说交流了。他们表现出的一些行为是为了舒缓和平静自己的神经系统，如社交退缩、心理灵活性降低、用重复行为放松自己的内部状态。此外，当一个人感到焦虑或经历身体疼痛时，他们的自然反应就是从周围环境中退缩，寻求安全的庇护，但这会被视为反社会行为。通常情况下，当一个人感官超载时，我们看到的其实是他们试图调节过度敏感和紧张的神经系统的表现。这是强烈世界理论的基础，即孤独症者对世界有一种超强的体验，他们通常会想方设法让神经系统平静下来。

找到方法增强觉察力、有效沟通与同情心，帮助并引导孤独症者获得安全感，减轻过度敏感的循环，这是至关重要的。从根本上说，我们需要明白，对世界有着超强体验的人可能会表现出高度紧张或退缩的行为，但这些行为都是以调节无比强烈的体验为核心。

## 孤独症患者的智力：无声的智慧

从利奥·坎纳最早的记录开始，长期以来一直有证据表明孤独症与智力之间的联系。在20世纪30年代后期，坎纳对11个孩子进行了深入评估，包括父母对孩子行为以及独特性的报告。坎纳将高智商描述为孤独症的一个核心特征，他多次指出，这些孩子似乎拥有一种无声的智慧。坎纳对孤独症的基本叙述解释了孤独症者在语言和认知方面的非凡思维与加工方式。他观察孩子们的共同行为，并注意到所有的孩子都具有高水平的智力，医生和家庭成员也都观察到了这一点。孩子们在社交行为和社会参与方面遇到挑战，在语言方面也有困难，例如正确使用代词。他们倾向于根据环境中的线索表达常规的语言模式，以此来模仿语言表达。此外，孩子们对触摸高度敏感，在环境中表现出重复刻板行为和退缩行为。他们高度独立，自给自足，沉浸在想象之中。

最初的分析强调这样一个事实，即这些孩子都非常聪明。例如，他提到一个名叫唐纳德（Donald）的孩子："他很快能够流利地阅读，并能在钢琴上弹奏简单的曲调。"他接着写道："（唐纳德）对拼写的不一致表示困惑，认为'bite'应该拼成'bight'，以便与'light'相对应。他会连续几个小时不停地在黑板上写字。他的表现变得更具想象力和多样性，尽管仍然显得相当仪式化。"这些观察表明，在孤独症谱系上的儿童头脑中发生了许多事情。个体的智力由个人的兴趣所驱动，聚焦于有价值和有吸引力的事物，这会点燃一个人的好奇心。他进一步描述，唐纳德的答案表明他通过图像思考："当要求从 10 减去 4 时，他回答说，'我会画一个六边形'。"唐纳德通过图片来表达，他的回答使用隐喻，即一种复杂的交流形式。这个回答显示出唐纳德的反应背后具有高水平的智力和思维。当我们让孩子们具备创造性地表达自己的能力时，他们可以表达他们复杂的想法和观点。

理查德（Richard）是个有很多重复刻板行为的小男孩，坎纳认为他非常独立。理查德讲故事的方式富有想象力，他相当聪明。坎纳注意到他的母亲写道："他给我的印象是一种无声的智慧……"在另一个案例中，一个名叫弗吉尼亚（Virginia）的年轻女孩在比奈测试中获得了 94 分，低于智商的平均水平。心理学家回信说："她的智商远高于此，她安静、庄重、沉稳。"特别要强调的是，心理学家认为测试的得分并不能反映弗吉尼亚的智力。一般来说，孤独症儿童参加标准智力测试时处于劣势，因为这些测试未能捕捉他们特定类型的智力。他们的思维无法衡量，完全不符合标准的教育模式。坎纳写道："尽管这些孩子中的大多数人曾经被视为智力发展受限，但他们毫无疑问具有良好的认知潜力。他们都有着惊人聪明的一面。"

在坎纳最初的观察中，他对智力有一种更广泛的看法，一种包含人类心灵复杂性的智力观点。在另一份引人注目的笔记中，坎纳观察到："这些孩子的背景中还有一个非常有趣的共同点。他们都来自高智商家庭。其中 4 位父亲是精神病学家，1 位是杰出的律师，1 位是化学家及法学院毕业生，1 位是植物病理学家，1 位是林业教授，1 位是拥有法律学位并在 3 所大学学习的广告文案作家，1 位是采矿工程师，1 位是成功的商人。11 位母亲中有 9 位是大学毕业生。"

他接着叙述道，所有孩子的母亲在婚前都从事某种工作，有些婚后仍然在工作，包括自由撰稿人、医生、心理学家和具有硕士学位的护士。坎纳进一步观察到，这些孩子来自有智慧的家族，可以追溯到祖父母和其他家庭成员。

坎纳早期的直觉是正确的：来自不同家庭的孤独症谱系个体，高智商是核心特征。重要的是，受过高等教育、获得学位的个体在追求知识的过程中往往受到内在驱动。他们通常感到自我满足，他们花费数小时、数天、数周甚至数年的时间，高度专注地独立学习和工作，以便满足自身的智力水平。孤独症谱系上的个体也受到内在驱动，高度专注，高度自我激励。他们能够独立工作，让他们的思想完全投入他们的想象和感兴趣的智力领域。任何进入心流状态的个体都可能表现出内敛的行为，强烈地专注，并且渴望独处。这些都是孤独症者积极投入思想领域时通常表现出的行为。

坎纳最初的观察揭示了一个重要的发现，即孤独症谱系中的个体具有独特的智力。他们的智力植根于他们的大脑加工、连接和输出之中，这些都围绕着他们的智力兴趣。在孤独症谱系中，也许我们看到的是一种罕见的智力形式，一种从社会约束、社会暗示和社会交往中解放出来的智力。在孤独症中，智力的本质源于最纯粹的好奇心。

近年来，英国剑桥大学（University of Cambridge）的研究员西蒙·巴伦-科恩（Simon Baron-Cohen）在一项匿名的大学调查中发现，从事物理、工程和数学领域工作的人和从事人文领域工作的人相比，他们的家庭成员有孤独症谱系障碍的概率更高。接受数学、物理或工程领域教育的人，需要高度成熟的大脑，并具备特定的视觉和空间加工能力。有充分的证据表明，孤独症者的视觉加工能力和功能更强，从而帮助他们获得专业技能和更高的视觉能力。

事实上，孤独症谱系障碍个体具有更强的空间处理能力，他们能以更高的准确率和更快的速度加工心理表象的映射。研究表明，他们具有更强的心理旋转能力，即在大脑中想象和旋转二维和三维物体的能力。孤独症谱系障碍个体的大脑连接，可能会促进他们在视觉和空间任务上的能力和表现，并在他们大脑中创造心理表象和心理地图。

在另一项研究中，研究人员发现孤独症儿童的父母解决视觉难题的能力更强，意味着这些家庭经常具备更强的三维视觉和心理加工能力。这些在孤独症中存在的、能够流畅地解决难题的认知能力似乎具有家族特征，这种认知能力上的差异则是因为大脑在特定视觉加工方面的发育和成熟。这一证据指向一种不同的智力和认知类型，即心理加工的核心本质围绕着视觉加工能力、视觉准确率、构建心理地图的能力、解码谜题的高级能力以及创造性解决问题的能力。孤独症谱系个体的思想都是独一无二的。

## 孤独症者无法理解他人的想法吗？

在孤独症研究领域，对于孤独症谱系者是否具有心理理论一直存在争议。心理理论是一种预测他人情绪、欲望、意图、思想和知识的能力。早期的研究使用测试来衡量个人的心智能力，比如错误信念测试，在这个测试中，个人可以通过他人表达情绪的方式来判断他们可能具有的错误信念。儿童具有识别错误信念的能力。在早期的研究中，孤独症谱系的个体未能通过错误信念测试，他们没有意识到人们具有错误的信念。大量的研究报告表明，孤独症者缺乏心理理论。

然而，威斯康星大学（University of Wisconsin）莫顿·安·格恩斯巴彻（Morton Ann Gernsbacher）教授最近提出证据，推翻了孤独症者缺乏心理理论的说法，她专注于消除这些误解。格恩斯巴赫教授对孤独症谱系者缺乏心理理论，或者他们无法理解其他人的这种观点提出疑问。她认为这些误解是有害的，对孤独症谱系者来说是不公平的。在她的深入分析中，她和她的团队发现，声称孤独症者缺乏心理理论的原始研究无法被复制。她发现许多心理理论的测量实际上与心理理论完全无关，而且它们专门否定了孤独症的特征，比如社会化和同理心。她的研究发现，那些未使用心理理论测量的研究在心理理论测量框架下无法被重复验证。她总结道，先前认为孤独症者缺乏心理理论的说法对这个群体和整个社会都是有害的。特别是，那些广泛而错误地声称孤独症谱系障碍者缺乏心理理论的人伤害了这个群体，因为这种所谓的缺陷实际上并不存在于该谱系的每个人身上。

其次，由于孤独症者存在语言发育迟缓，因而孤独症者在表达他们具备心理理论时会遇到更大的困难，并且他们可能在识别或描述自己的情绪、想法、意图和行为时处于不利地位。我们的当务之急是强调通过适当的指导，培养他们表达自己的思维，并训练他们理解他人。通过指导、培训和增进沟通，孤独症谱系上的个体可以更好地识别与表达自己和他人的想法。

更重要的是，个性化地培养孤独症者的认知、情绪和心智发展。孤独症者的头脑中，存在着比表面所见的更多的东西。对这个群体作出广泛的推论，声称他们有缺陷，这对他们的精神、情绪和认知发展都是有害的。相反，我们可以改变我们的语言和思维，变得更具包容性，将差异视为个性而非障碍，并拥有灵活的视角，为孤独症者身上的积极特征留出空间。

或许，用坎纳的话来说，这些孩子并不是"智力发展受限"，而是拥有良好的认知潜力，其用意在于教导我们超越孤独症谱系障碍的诊断去拥抱个体，拥抱他们独特的智慧，赋能并鼓励他们超越标签去探索自己的思维。

这些故事超越了孤独症谱系障碍，开拓者们用他们的勇士精神、幽默感和打破常规的思维带来了希望。我们的社会需要认知多样性来促进创造性变革和发散性思维。他们不墨守成规、超越传统，他们拥有独特的思想，促进了神经多样性。

## 战士般的母亲：跟随孩子的脚步

哈里·奥凯利（Harri O'kelley）如同一头母狮，她有着一头银色的头发，脸上洋溢着乐观的笑容。她有三个双重超常的孩子，长子乔丹（Jordan）15 岁，双胞胎女儿雷切尔（Rachel）和梅西（Macey）14 岁。这三个孩子都属于双重超常。在好莱坞工作的同时，她在家里经营着奥凯利实验室，她为孩子们量身定制教育方式，来满足他们的个人需求和成熟度。在她的家庭实验室，我和她相对而坐，我告诉她，我会把她当成一位战士母亲。她笑着回答说："有时我是一个战士般的母亲，有时我是一个忧虑的母亲。"在她的家里，幽默是一种优点，也是一种激励。哈里说："奥凯利家的目标是创造一种创新的治疗方法，为双重超常的父母和孩子提供帮助。我们的想法和治疗方法旨在改善孤独症者的生活。"

哈里本人也是双重超常者，她后来才发现自己有阅读障碍。她说，她一生中大部分时间都有阅读障碍，因为没有意识到自己的障碍，她的天赋和优势被掩盖了。哈里表现出的坚定不移的韧性具有感染力。她说："我是一个靠直觉解决问题的人，如果有什么干预措施可以帮助我的孩子，我就会立即尝试。"

哈里和其他博士一样深耕于双重超常领域。她与苏珊·鲍姆、戴比·雷柏等该领域的专家一起参加了许多双重超常教育的课程和研讨会，以确保她独特的孩子们得到适当的保护、支持和训练。她告诉我："我的三个孩子都是双重超常儿童，正处于你和丹尼尔·西格尔（Daniel Siegel）博士谈到的惊人的大脑发育阶段。雷切尔（Rachel）很有天赋，同时有孤独症。在斯坦利·格林斯潘（Stanley Greenspan）发明的一种名为'地板时间'（Floor Time）疗法的帮助下，我学会了'跟随孩子的脚步'，这种方式可以与孩子产生联结并支持他们的个体差异。"

例如，在雷切尔9岁时，在哈里的引领下，单口喜剧成为帮助雷切尔发展自我意识、个人观点和幽默的好办法。在她的第一节单口喜剧课上，雷切尔这样描述自己："我有点像阿梅莉亚·贝德莉娅（Amelia Bedelia）

遇到了电影《海底总动员》（Finding Nemo）中的多莉（Dory）。"哈里解释说，雷切尔根据字面含义思考，并且有工作记忆方面的困难。尽管雷切尔在沟通和工作记忆上面临挑战，但她不断用创造性的幽默分享她对世界的独特看法。雷切尔发现，单口喜剧是一种很好的方式，于是她将自己的想法和观点转化为写作和喜剧。深入其背后的大脑和心理学机制，我们会发现，幽默和创造力与奖励和动机之间有着天然的联系。当雷切尔处于自然的思考状态，并创造性地探索沟通方式时，幽默对她而言是一种有益的沟通方式。用幽默来沟通是奥凯利实验室的诸多创新教育方法之一。

雷切尔的双胞胎姐妹梅西在身体发育方面出现了问题。哈里说："梅西很有天赋，但她的身体很脆弱，由于出生时患有胆道闭锁（一种胆管功能障碍的肝脏疾病），她发育迟缓。梅西在肝脏移植后遇到了困难，并因多次住院患有医疗创伤。梅西一直致力于通过不同的组织倡导人们认识医疗创伤。她也是美国肝脏基金会（American Liver Foundation）的肝脏大使和肝脏冠军，她还为美国肝脏基金会和彩龟夏令营（The Painted Turtle Camps）[①]筹款。"梅西自我意识的提升，以及想要与他人分享她的故事的愿望，是一个关于情商的深刻案例。这种情感智慧在双重超常的孩子身上可能被忽视，在某些情况下甚至可能完全被忽视。

梅西情感上的动力是倡导并提高人们对肝脏问题的认识，这是一种饱含情感和同情心的行为。她是双重超常者，但她超越了社会对她的期望和想象，表现出了很高的情绪能力。通常情况下，由于缺乏对不同形式情商的识别，孤独症或双重超常儿童被贴上"缺乏情感"的标签，或者由于他们的沟通困难和沟通方式的差异被误认为缺乏情感能力。人们认为孤独症

---

① 面向患有重大疾病和慢性疾病的儿童的夏令营。——译者注

儿童缺乏同理心，这是一个重要的误解和错误观念。对有孤独症谱系障碍或孤独症特征的人来说，他们的情感成熟度和表达情感的方式存在差异，但说他们缺乏同理心并不准确。

了解孩子们行为背后的科学原理对哈里一家来说非常有帮助。她回忆道："作为父母，我和丈夫经历了很多令人心碎和有趣的时刻。当你抚养双重超常孩子的时候，你可能会在任何一天因为某件事发笑或痛哭。你对每件事情的看法都非常重要，这是通过接受现状和活在当下来建立韧性的机会。我找到丹尼尔·西格尔的书，他的育儿哲学，以及大脑如何工作和影响身体的基础知识，非常有助于我理解孩子们为什么会有这样的行为方式。在我们的厨房里，有一张大脑的海报，我们以它为参考，我们也会用自己的手作为大脑模型。这种理解给一个看似不同步或不同寻常的家庭带来了治愈和凝聚力。"因为她和她的丈夫都是电影制片人，他们可以用视频记录孩子们的成长，并与他们分享。和孩子们一起回看视频对他们来说是一种治愈，因为她对自己不知道的事情有了更大的同情心，同时她可以指出孩子们已经走了多远，以及他们在不知不觉中进步了多少。例如，乔丹的语言能力很强，但在运动控制方面存在障碍。所以，在视频中，当他们记录下他说出第一个词"猫"的时候，他还在努力控制他的动作。

在奥凯利实验室，获得支持是关键的组成部分。起初，哈里向教练、导师和职业治疗师寻求帮助。哈利回忆起她有一位特别具有洞察力的职业治疗师希瑟（Heather），她帮助他们进行沟通、获得安全感，她教导每个孩子如何清晰地分享并表达他们的需求。"早期干预和支持对整个家庭的幸福和安全感非常重要，尤其当你的家庭像我们一样处于危机之中，不堪重负，孩子们面临落后的风险之时。重要的是，正是在门诊医生的家访中,我才意识到乔丹有 ADHD 和孤独症",她说。由于学校越来越无法为孩子们独特的教育需求提供适当的支持方案,她发现儿子乔丹在 4 年内换了 4 所不同的学校。孩子们的个别教育计划(Individualized Education Program,IEP)中提到了她,因为当她的孩子被误诊和误解时,她坚持不懈地为他们辩护。由于不适当的安排和活动,梅西遭受了巨大的教育创伤。

最后,哈里和她的丈夫抵押了他们的住房,用来支付私立学校的学费,这所学校名叫布里奇斯学院(Bridges Academy),专门从事双重超常教育。哈里说:"我认为布里奇斯学院是一个避难所,而不仅仅是一所非公立学校。在那里,教育环境能停止批评孩子并拥抱他们的优势,这对于家庭和学生来说都是一个疗愈的过程。从参观和体验学校开始,我的孩子就能感受到双重超常教育模式的差异,并想知道为什么这种模式不能成为标准模式。布里奇斯学院救了我的孩子。"

她强调,当孩子们在布里奇斯就读时,她所有关于教育的培训和认识都达到了顶峰。早年,她一直在承受着孩子们因不符合传统教育框架而产生的创伤和压力。她的许多努力都集中在双重超常儿童的缺陷和挑战上,而不是关注孩子们具有不同大脑线路的先天优势。她说:"当我回首往事,我可以瞥见每个孩子的天赋,但直到后来我才对天赋有了更多的认识。你只能知道你所知道的,一旦孩子被诊断为孤独症,这就是我最感兴趣和最常接触的领域。"

现在,她知道她的孩子有天赋且有孤独症谱系障碍,并采用了基于优势的模型去教育他们。哈里培养每个孩子的优势,同时为他们需要更多关注的领域提供支持。基于优势的视角,让孩子和父母都能安全地发展,并探索那些轻松、愉快、自然的事物。当我们采用优势模型时,我们鼓励让孩子内在的天赋自然发展，引导它们自然地流动，并激励他们。因为他们的思想和身体都参与其中，所以他们得以茁壮成长。

## 战士般的父亲：让孩子发挥天赋

迈克·波斯特马（Mike Postma），教育学博士，资优与成长有限责任公司的创始人，支持天才情感需求组织的前任执行董事，在过去的20年里一直致力于解决天赋异禀、双重超常的儿童和成人的全面发展问题。

迈克是四个孩子的父亲，其中三个孩子都是双重超常。他不仅是众多文章和书籍的作者，包括《不方便的学生》（The Inconvenient Student）一书，还是明尼通卡领航员计划（Minnetonka Nevigator Program）的设计师。实施该计划的是一所专门为天赋异禀的学生和双重超常学生设计的磁石学校①。他的教育策略和技术旨在确保双重超常儿童和天赋异禀儿童的安全和参与，并已在美国和全球范围内实施。他的理念强调发展天赋异禀/双重超常人群的社交和情感技能，以便帮助和支持他们的学业。事实上，如果没有这些基本技能，天赋异禀/双重超常儿童将继续挣扎着适应他们周围的世界。他的大部分工作都是在神经科学研究的基础上提高孩子的韧性和适应能力。对他和他的妻子朱莉·波斯特马（Julie Postma）来说，他们有三个"不符合标准"的孩子，因此这是一个家庭问题。他们是家庭的战士。他们创建了许多支持小组，并努力引导家庭深入研究教育方式，以幽默和诚实的方式来认识非传统的思想家。

---

① 磁石学校通常是一种公立学校，是为了吸引和培养某个特定领域的学生而设立的，比如艺术、音乐、科技等。——编者注

当我和迈克交谈时，他告诉我：孩子的生活和安全是他的动力。他看到他的孩子面临的最大挑战之一，是因为被误解而导致的社会孤立。作为父母，看到自己的孩子经历强烈的孤独感让他心碎。他的儿子肖恩（Sean）和女儿阿曼达（Amanda）都有感觉加工障碍，这使他们很难融入外面的世界。声音、光线和气味使他们的感觉系统超负荷运转，让他们感到极度焦虑和恐慌。表面上看似"正常"的活动可能会让肖恩和阿曼达在情绪、身体和精神上精疲力竭。他们经历了巨大的焦虑，迈克和朱莉制订了家庭日常规范以确保他们的安全和健康。

在大脑中，当一个人在感觉加工中接收到痛苦的神经信号时，交感神经系统会被激活，初级应激反应启动，情绪皮层对信息进行调节，并对感知到的伤害作出反应，而大脑的高级区域则处于离线状态。随着时间的推移，当大脑重复接收痛苦的感觉信息时，人就会形成记忆的印记，从而使神经系统过度激活，使人将外出视为有威胁和不安全的。通常，当一个人的神经系统不堪重负时，他们往往表现出某些行为来平静他们的神经系统，例如重复的动作，遮住眼睛或耳朵以减少感官刺激的强度，以及从外部世界逃离并寻求庇护。

当一个人习惯性地逃离外部世界时，他们往往会经历更大的社会孤立，从而导致更严重的精神和情绪问题。例如，肖恩从九年级开始就在家上学，因为学校里的感官刺激——教室活动、走廊灯光、学生从一个教室走到另一个教室的声音、脚步声、储物柜的碰撞声——极其强烈。对肖恩来说，学校里常规的声音让他难以承受，他的神经系统不堪重负。迈克和朱莉的方法侧重于让孩子们过度活跃的神经系统平静下来，并重新训练他们的大脑以便更好地适应外部世界。他们研究了可以帮助肖恩应对的方法，现在他通过练习并设定实际的期望走向外部世界，而这些期望不会让他的神经系统不堪重负。对迈克来说，天才儿童不仅要在他们的环境中生存，而且要茁壮成长，这一点至关重要。

另一个挑战是我们的社会对古怪的行为缺乏耐心和接纳。迈克说肖恩的核心挑战在于加工速度缓慢和工作记忆困难，这两者都是人为意义上的缓慢。他的延迟加工没有明确的原因，而是与他的工作记忆和加工速度有关，导致他不能及时完成任务。如迈克所说："他需要更长的时间来处理事情。"现在，19岁的肖恩参加了普通教育考试（General Education Exam，GED），并取得了满分成绩，但他比标准考试时间多花了40分钟。尽管肖恩达到了100%的准确率，但严格来说，他并没有通过考试，因为他个别教育计划中的测试报告已经过期，所以他无法获得双倍的标准考试时间，这导致他未能通过普通教育考试。他现在面临的挑战是，在他重新测试并获得许可之前，他将无法得到额外的考试时间。他的父亲说："他的加工速度与常人明显有差异，即使他能做对所有题目，他也不能通过普通教育考试，因为他花了双倍的时间，而且他的个别教育计划也不是最新的，所以他失败了。"

不幸的是，这种处境导致了更大的困难。目前，这个家庭无法承担肖恩再次评估的费用，使他可以获得双倍的考试时间。一次标准评估需要2000~5000美元。因此，肖恩的生活陷入了停滞，因为他的许可已经过期，他通过普通教育考试希望渺茫。由于没有通过标准的评估获得许可，肖恩陷入了教育困境，他无法进入全日制大学。重要的是，我们要了解家庭在培养天才/双重超常儿童的过程中面临着经济压力，并且教育系统对非传统的思考者和考试对象缺乏灵活性。这就是标准化考试对非传统思考者和加工对象造成伤害的地方，他们的生活被官僚主义所束缚。尽管肖恩的加工速度较慢，但我们需要认识到，只要有更多的时间，他就能百分百准确地完成任务。幸运的是，肖恩有一对战士般的父母，所以肖恩现在在当地社区大学就读，朝着他在美国林业局工作的梦想奋斗。而且，他拿到普通教育考试的证书只是时间问题。他们没有停下来，他们会继续超越。

在迈克和我分享的故事中，最令人震惊的一部分是，肖恩经历了大量的社会孤立和排斥，因为他不符合社会的"正常"框架。因为人们经常误解他，肖恩的人际互动有限。经历极端的社会孤立是肖恩生活中的挫折，因为他没有建立社会和情感联结，并且缺乏接纳感和安全感。最近，肖恩通过在线平台分享自己拍的照片，表达他对摄影的热情，开始在网上与他人建立友谊，结交朋友。

肖恩是一个天赋异禀的摄影师，他能在野生动物的自然栖息之地捕捉它们的影像而不被野生动物发现。肖恩能感受到动物的能量，并在它们面前保持平静。他在大自然中游刃有余。迈克告诉我："肖恩能够在不惊扰或干扰鹿的情况下，在距离鹿30厘米的地方为它拍摄照片。"肖恩拥有天生的智慧，他在野生动物面前很自在，他拍摄了蛇喂养和仰卧睡觉的图片。他与动物之间有一种无法言说的语言，也有本能的信任，肖恩可以与动物沟通并建立深厚的联系。他计划加入森林保护区，成为一名公园管理员，这样他就可以把他的天赋和热情结合起来。迈克说，肖恩正在努力学习以成为一名动物学家，他打算专攻神秘动物学——研究其存在或生存有争议的动物，比如雪人（大脚怪）。他花了大量的时间在野外（通常是一个人），他能够很好地使用地图，因为他有空间导航方面的天赋。从进化的角度来看，尽管肖恩在人造世界面临挑战，但当他在野外，与自然环境中的动物相处时，他会茁壮成长。

重要的是，我们要探索孤独症谱系上的个体在职业和生活道路中是否有潜在的机会，让他们可以在更加自然的环境中工作，从而获得更高的生活满意度和神经系统的平衡。当我们努力为我们的孩子找到最适合他们的方向，发挥他们的天赋，让他们走在前面时，他们的能力是无法阻挡的。

## 积极向上图表让天赋重现

认识一下乔丹·奥凯利（Jordan O'kelley），一个与众不同的少年战士。5岁时，他设计了一个积极图表，在3所学校实施，并获得一等奖，奖项由一个表彰孩子特殊发明的组织颁发。他五年级时写了第一本书，八年级时写了第二本书，14岁上大学。这些只是这个15岁的少年所取得的一些成就。乔丹是双重超常儿童，属于孤独症谱系，也很有天赋。随着我对这个神奇少年勇士的了解，我意识到他有着宽广的心胸和同情心，这一特征通常被排除在孤独症谱系儿童和成人的特征之外。

他告诉我，他创建了一个积极向上的图表，因为他的朋友格雷厄姆（Graham）经常收到寄回家的负面行为报告。他的积极图表的前提是，当你做了一件好事时，你会得到10把钥匙作为奖励。当你累积了10把钥匙时，你会得到一个小奖品，比如一支铅笔或一块橡皮。当你累积了100把钥匙时，你会得到一个大奖——比如一个乐高玩具。当一个孩子得到100把钥匙时，他们会和奖品合影，并在教室里展示。这个过程建立了一个积极的循环，每一把钥匙都将注意力聚焦在积极方面，来奖励积极的行动和行为。这在孩子的脑海中建立了行为和行动之间的积极联系，为有学习困难的孩子们提供了一个平台，让他们把注意力集中在正确的事情上。

让我提醒你们，乔丹在 5 岁时设计了这个特别的积极图表，它运用了当今积极心理学中的一个基本概念来塑造积极成长的心态。我告诉他："你是一个前瞻性的思想家，在 5 岁时就已经教自己和他人建立积极的神经网络、模式和行为。"他说："我当时只知道我不喜欢变黄。"黄色是用来表示"不良"行为的颜色。乔丹回忆说，被认为有"不良"行为的孩子经常无法享受课间休息，这给他们带来更大的压力和焦虑，因为课间休息本是他们释放情绪的时候。作为对他们"不良"行为的惩罚，他们在课间休息时被困在教室里——这正是他们的精神和身体需要休息的时间——对他们的惩罚只会助长更多的"不良"行为。我经常向人们解释，那些我们认为表现不好的孩子，通常是因为他们的需求没有得到满足，在他们的内心深处，他们正在受苦并寻找安全感和联结。他们经常遭遇对立和反对，从而加剧了恶性循环。因此，5 岁的乔丹决定制作积极向上的图表来改变课堂行为，改善态度，提高学生和教师的整体幸福感，因为他们都在为积极行为这一共同目标而努力。乔丹收到他的第 100 把钥匙后，买了一个紫橙相间的熔岩灯。当他和他的同学们拿到第 100 把钥匙时，他们与奖励合影留念，提醒他们在积极行为方面所获得的成功。乔丹随后被当地的报纸采访，并获得了一等奖。

当时人们还没有发现乔丹的天赋，他只是被贴上了孤独症的标签。不知何故，学校忽略了乔丹的天赋。多年来，乔丹没有上学，也没有发挥出他的水平和能力。乔丹的母亲哈里知道乔丹很有天赋，但学校无视她的直觉，拒绝承认这一点。哈里经常被贴上问题母亲的标签，但她坚持不懈，她知道她的儿子被错误地贴上了标签，并被误解。她决心挖掘并发现他的天赋。最后，乔丹在三年级时接受了天赋测试。他的阅读能力比他所处的年级高出五个年级的水平，这表明他应该被认定为是有天赋的。或者我们可以称为"疯狂的聪明"。

乔丹告诉我，小学对他来说非常无聊，他觉得自己没有学到任何东西。因为他当时还没有接受天赋测试，没有被激励，上学对他是一种折磨。这种情况并不罕见。哈里看到许多学生和家庭都因为学校缺乏对双重超常儿童的认识和理解而苦苦挣扎。很多时候，双重超常的孩子被贴上了特殊需求的标签，而学校却忽略了他们的天赋，因此，孩子无法接受与他们的能力水平相匹配的教育。哈里解释说："这是另一个例子，说明老师们不知道什么是天才，也没有意识到班级里拥有一个双重超常的孩子是件好事。他们应该接受测试，我们需要给他们呈现不同的东西。我们的教育应该从这里开始。四年级的时候，乔丹的家庭作业和他的能力水平不匹配，但没有人告诉作为父母的我们，他在阅读方面领先了5岁。我们仍然用这样的眼光看他：他有特殊需要，他有孤独症。我们仍然没有厘清，他实际上也有天赋。在你完成所有这些拼图之前，你真的不知道作为父母应该做什么，所以这非常重要。到了五年级，他的世界彻底崩溃了。他很沮丧，因为老师试图磨炼孩子们，让他们为中学做好准备。"

不幸的是，当一个双重超常的孩子被贴上需要特殊教育的标签时，他们面临着巨大的挑战，他们的能力存在脱节，因为人们的注意力可能集中在他们挣扎的领域，而不是他们茁壮成长的领域。随着时间的推移，去除特殊需要和特殊教育的标签几乎是不可能的。这种经历往往给孩子和家庭带来创伤。

## 适当的支持让一切成为可能

乔丹的灵感在三年级时被点燃，当时他开始能够在 STEAM 磁石学校的电脑上打字。他学会了利用技术帮助他发挥他的天赋和优势。打字改变了游戏规则，能让他脑海中所有的活力和闪光点在页面上生动呈现。他的母亲哈里描述道："一项对他产生巨大影响的干预措施就是三年级的打字。他的老师能够看到他的能力，所以我想这就是为什么老师从说'不，不，他有孤独症，他需要帮助，他不能接受天赋测试'到说'你曾经测过他的天赋吗？'我当时说：'不，我知道我不能给他测试天赋，因为他有孤独症。'老师看着我，好像我疯了一样。"他的母亲哈里进一步解释说："他从不能写作业以至于学校把他的作业减半，到能够赶上他的同学。除了孤独症谱系障碍，乔丹还有书写障碍，打字让他能够更快速、更容易、更轻松地表达自己。"这个简单的步骤打开了乔丹的思维，让他可以与他人交流。这一点至关重要。当一个双重超常的孩子得到适当的支持，并拥有沟通工具时，他的前途无可限量。以乔丹为例，他在接触打字一年后，就写了第一本书。

乔丹回忆道："我的第一本书的诞生《奥凯利传奇：我如何摆脱四年级的家庭作业》(*O'kelley Legendary LEGENDS of LEGEND: or How I Got Out of Homework in 4th Grade*)本质上是为了逃避写读书总结。由于我的阅读水平不错，我一晚上就可以读完一本杰罗尼莫·斯蒂尔顿（Geronimo Stilton）的书，所以我很快就没有书可以读了。我基本上只能读《阿罗有支彩色笔》(*Harold and Purple Crayon*)之类的书。我和老师达成协议，我不用写读书总结，而是写一本书。于是，我开始写书，并完成了这本书。两年后，一切准备就绪，这本书出版了。"他在书中讲述了他和家人的疯狂冒险经历。乔丹说："在以前的学校，因为没有电脑，我一页都写不出来，但是在新的学校，我用电脑写了一整本书。"

乔丹的幽默、洞察力和追求卓越的激情来自他讲故事的方式。在书的封底，乔丹明智地建议："如果你的孩子讨厌家庭作业，那么也许可以让他们做一些他们想做的事情。"当给予适当的支持、工具和指导时，乔丹的表现远远超出了他的老师甚至他母亲认为他能做到的。乔丹告诉我们，与非传统的思考者合作时，我们需要提出创造性的解决方案。他从不匹配的特殊教育经历到写出一整本书的转变，给我们上了一课。当我们为另类思维选择不同的教育方案时，他们真正的才能和能力就会表现出来。乔丹描述道："事情从可怕变得惊人。老师们都很好，我们可以直呼他们的名字，我们可以在课后和他们聊天。每节课之间都有休息时间。各个方面都变得更好。这是一项了不起的壮举。与前一年的老师不同，这里的老师们能够教导我。我在那一年学到的东西比之前的 3 年学到的还要多。"当他进入布里奇斯学院后，一切都变得更好。他描述说，老师们能够满足他的智力水平，并创造了奇迹。这是他第一次完全投入学业中。八年级时，他写了第二本书，《奥凯利传奇独白：我如何摆脱八年级的家庭作业》（*O'kelly Legendary MONOLOGUES：or How I Got Out of Homework in 8th Grade*）。他在即兴表演、默剧和表演方面的训练使他能够创作独白。

乔丹说他通过写作进行交流的能力，与电影《生活，动画》（*Life, Animated*）类似。在这部电影中，有孤独症的孩子欧文·萨斯金德（Owen Suskind）观看迪士尼电影，学习通过迪士尼角色说话。这让欧文的父母灵光一闪，他们开始用迪士尼的语言与他交谈，从而得以与他沟通，建立联系。欧文·萨斯金德完成了高中和大学的学业，并凭借电影《蓬勃的生活》（*LIFE Animated*）获得奥斯卡提名。这是另一个震撼人心的故事，展示了技术如何帮助孩子发声，让他可以与他人自由交流。欧文父母敏锐的意识和跟随欧文引领的意愿，为欧文的生活带来了充满活力的变化，因为他获得了沟通的工具。少年勇士乔丹是神经多样性和神经个性的世界级领袖和榜样。他突破了标准的教育体系，现在他已经14岁了，正在上大学。当神经个性被接纳，得到培养时，我们收获的结果将超越我们的想象。

## 用默剧治疗唤醒镜像神经元

特里·哈特（Terry Hart）不是普通的默剧演员。特里利用默剧、即兴表演和表演来教导孤独症者和双重超常儿童通过动作进行交流并讲述故事。对特里来说，默剧是一种古老的讲故事的艺术形式。萨姆·克里斯坦森曾经告诉我，我们都是讲故事的人，我们需要表达自己的声音和本质的方式，而萨姆的乐趣就是帮助人们找到自己的本质。这正是特里所做的，他天生就是一个侦探，教导双重超常的孩子们以自然的方式自在地表达自己。特里是一位多才多艺的艺术家，他以多种形式表达自己——他是作家、演员、即兴演员和默剧演员，所有这些都赋予了他无限的创造力，让他可以与神经多样化的思考者合作。特里告诉我："我从1976年开始演默剧。当时，希尔兹（Shields）和亚内尔（Yarnell）都活跃在电视荧幕上，我师从美国最著名的默剧演员里士满·谢泼德（Richmond Shepard），而他师从马塞尔·马索（Marcel Marcean）。"马塞尔·马索是法国演员，以《小丑毕普》（Bip the Clown）闻名，他把默剧称为"沉默的艺术"。

特里解释道："大约25年前，当我开始即兴表演时，即兴表演的一部分是利用空间来工作。从无到有创造一个世界。于是，默剧又回来了。"默剧通过使用手势、动作和空间来讲述故事，创造没有口头语言的世界。特里开始了他的第一堂课和视频教学，他教导孩子们默剧，并看到了它对孩子们沟通能力的影响。当特里在孩子们的学校遇到哈里时（特里也有2个天赋异禀的女儿），特里的妻子透露他是一个默剧演员。为了帮助她的孩子们交流，哈里忍不住邀请他，与年轻的讲故事者、双重超常的孩子和孤独症谱系障碍的孩子一起工作。特里观察了不同类型的天才儿童的经历，并了解了他们的行为和社交风格有何不同，这使他在与不同学习类型的人工作时具有深刻的理解和洞察力。

特里将他的教学风格描述为专门针对孩子和他们的需求。他依靠自己的感官和身体，想象如何帮助孩子以更强的意识和准确性接触自己的感官和身体。孤独症儿童共同的身体特征是运动加工、运动计时和本体感觉的挑战。本体感觉指在三维空间中理解他们的身体。通常在行为上，孩子们的身体动作和身体力学方面会出现延迟，这不仅体现在语言发展上，也体现在运动活动上。此外，如果孩子不能准确识别他们在三维空间中的位置，他们往往会撞到东西，显得笨拙。众所周知，职业疗法有助于眼睛、手、大脑和身体的协调，这有助于建立规划身体运动的大脑网络。职业疗法通过重复的身体动作和语言指令来训练大脑，孩子们在训练的基础上建立行为和网络。同样，科学家们发现，默剧教学可以潜在地激活大脑中的镜像神经元系统，从而教导和模拟运动行为。正如我们在第5章所讨论的，镜像神经元是负责观察另外一个人行为的内部表征，默剧可以教人通过观察和重复行为/动作来激活这些网络，从而为身体动作建立大脑模式。

特里提到一名叫昆西（Quincy）的学生，他有严重的运动障碍。"我给昆西设计了一个练习方案，让他用默剧的方式，拿起一副想象中的眼镜。

昆西是一个 26 岁的小伙子，他会说唱，但他完全没有运动技能。所以，我们制订了方案，我让孩子们注意到了一些事物，然后与观众分享他们注意到的事物。我让他们伸出手，假装握住一个玻璃杯，拿起来喝一口水，把杯子放回去，把他们的手拿开，想一想，然后走开。所有的孩子都做到了。但昆西不能……所以，我更加细致入微地与他一起工作。我把一个真正的玻璃杯放在他手里，这样他就能试着感受握力。他并没有完全掌握，因为这需要很长时间才能学会。但现在他的父亲教他如何洗碗，帮他学习适应空间、物体和运动。这是一个学习的过程。"

对特里来说，每节课都不一样。他专注于群体间的互动，并根据他们的行为和接受能力调整教学。他会集中注意力，从最基本的元素开始，然后逐渐深入。他运用了米歇尔·加西亚·温纳（Michelle Garcia Winner）和她的团队开发的社会思维模型的各个方面，该模型与默剧治疗完美吻合。

过去几年，特里与奥凯利实验室合作开发了"默剧治疗"，通过在线的系列视频向神经多样性的孩子们分享默剧艺术。在孤独症社区成就网络（Autistic Network for Community Achievement，ANCA）的世界艺术节上，他因新颖的默剧治疗以及为孤独症者提供的社区服务获得了认可。孤独症社区成就网络的使命是观察和理解孤独症者的大脑如何加工信息。他们专注于"孤独症范式——由内而外——一种对所有孤独症者（儿童、青少年和成年人）来说独一无二的心理/认知加工图谱"。在国际艺术节上，来自世界各地的孤独症者聚集在一起，特里举办了默剧治疗研讨会。"这很有趣，因为当我们去加拿大时，那些孩子来自不同的国家，有一些孩子不会说英语，但我能够做同样的练习，因为他们可以传递。孩子们能够通过默剧来表演。"这说明艺术跨越所有的语言、民族和文化，并且通过运动进行交流对人类来说是相通的。

## 蝴蝶的故事

在一次特别的训练中,特里讲述了蝴蝶的故事。"孤独症社区成就网络创始人的儿子身患严重残疾。他坐在轮椅上,身体完全失去能力。我在向大家展示如何表演蝶泳。这一切都与目光注视和动作变化有关。"他解释说。作为默剧演员,他如何想象和描绘一只蝴蝶在空中飞舞,在一个地方"看到"想象中的蝴蝶,然后蝴蝶飞到一个又一个地方。"我当时正在向大家展示如何表演蝴蝶,这些孩子其实不是孩子,而是十几岁的青少年甚至成年人,他们正在表演,那个坐在轮椅上的孩子开始通过目光的流转模仿蝴蝶的动作。通常来说,我们不知道他是否注意,因为他似乎沉浸在自己的世界里。但是他在倾听,他参与其中。脑部损伤给他的身体带来了巨大的挑战,但他模仿了蝴蝶的凝视,用头部和眼神完成了动作。他的父母非常惊讶。"

通过参加蝴蝶表演练习,这个年轻人让我们知道他有更多的想法。由于他的身体缺乏特定的活动能力,这个年轻人被误解,并被错误地认为整体认知能力低下。显然,我们很容易误解不同的行为和存在方式,因为我们无法完全理解发生的事情。我们常常会忽略孤独症者,因为他们缺乏运动计时的能力来回应我们,我们错误地认为他们缺乏完整加工的能力,而没有看到他们头脑中实际发生的事情。

特里列举的这个年轻人通过蝴蝶练习发生转变的例子告诉我们,利用肢体动作进行交流的训练,比如默剧,可能比言语更好,因为他们可以通过肢体动作表达他们的想法。这给我们所有人上了一课，内在发生的事情远远多于眼睛所看到的。特里看到了"默剧疗法"如何改变身心联系，特里和奥凯利实验室为神经多样化的人群改进了练习方案，帮助他们即便是在无声之中，也能建立沟通网络和途径。

"无声的艺术"可能是默剧帮助孤独症谱系儿童的关键。默剧表演需要身体在三维空间中高度集中注意力。在默剧中，人们在无声之中与他们的身体相连，在无声之中拥有一种平静。默剧不仅可以作为一种专业疗法来训练大脑并潜在地激活镜像神经元系统，它还可以通过消除多种感觉的相互作用解决感官超载的问题。在无声之中，思想可以集中并专注于手头的任务。对于感觉加工能力增强、容易受到过度刺激的孩子来说，默剧可以消除所有其他刺激，这样他们就可以安全地探索身心之间的联系。默剧能减缓思维的速度，将意识集中在身体运动上，为人们提供一种通过运动来交流和表达自己的方式。

特里认为人们往往低估了默剧的价值并对它存在误解。他早年当演员时被定义为默剧演员。他说："人们认为默剧演员就像小丑，人们对默剧有一种奇怪的感觉。就像小丑一样，默剧演员也让一些人感到害怕。"因此，他的导师里士满曾建议他把对默剧的热情当作一个秘密。

但是，特里无法抗拒艺术，他喜欢寂静，喜欢在空间中，喜欢用动作表达故事。对特里来说，默剧将我们与社会中经常被排斥的人的思想相连，他们被视为不合群者和异类。通过默剧，他教导人们超越标签看到自己和他人，看到他们作为人的本质。

# 是的，然后……

即兴表演是一种现场戏剧艺术，它运用了想象力、镜像和适应当下的力量。即兴表演小组在没有剧本的情况下，现场协作创作一个场景。现代即兴表演之母维奥拉·斯波林（Viola Spolin）教导和训练演员保持当下的意识，并通过模仿现实生活在即兴表演中作出选择。即兴表演的口号、基本规则和最著名的游戏是"是的，然后……"。即兴表演的参与者接受他人提供的信息（"是的"），然后在此基础上构建或增加内容（"然后"），这样每个人都与其他人合作，共同构建一个场景。即兴表演的基本原则是，接受他人提出的创造性想法，然后在这些想法的基础上继续构建，避免评价。这促进了信任与合作，从而使参与者彼此动态地协调一致。在没有评价的安全环境中，个体不被抑制，这带来了更灵活的思维和更高的创造性。在中学生的音乐课堂上，即兴戏剧表演已被证明可以提高思维的灵活性。

最近，神经科学研究将即兴表演——尤其是音乐即兴表演——视为理解自发创造力的神经机制的有效窗口。爵士乐和蓝调音乐家以及自由式说唱歌手，会使用大脑前额叶皮层的执行功能网络，让大脑不同区域之间的连接增加，激活了与创造力和开放性相关的积极情绪。即兴戏剧表演不需要训练，但其有趣、协作的本质通过挖掘即兴表演者之间共享思想、创意和情感的集体意识，为灵活思维建立大脑模式和连接，从而增强社会联系和幸福感。在一个安全的环境中，即兴表演可以自由探索并创造一个场景，而不需要考虑最终结果，从而增进灵活的思维。即兴表演中快节奏的思维和适应性能借助幽默来培养心灵，让每个人尝试感知人类行为的直觉。讲故事的核心是提高一个人适应自身情绪和感知的能力。笑声，尤其是社交场合的笑声，是即兴喜剧的关键组成部分和目标，它会释放天然内啡肽，减少压力，增加快乐。即兴表演者学习感知和解读他人的反应和行为，同时指导自己的行为融入舞台上的情绪。

最近，即兴表演作为一种工具，用来帮助和指导孤独症者认识自己的情绪和讲故事。独特思想者的不同观点可能契合基于认识、痛苦和距离相结合而创造出的幽默元素，即将不协调的经历转化为欢乐。顶尖的戏剧公司如第二城市剧团（The Second City），为儿童、青少年、成人演员和其他领域的专业人士提供课程，帮助提高创造性和思维灵活性。

特里·哈特用即兴表演丰富孩子们的生活，这是他的众多创意之一。对特里来说，这一切都是联结。他想精准地满足孩子的需求，帮助他们建立对自己身体的意识，这样他们就能学会读懂自己，进而开始读懂他人并理解他们。"我总是在想，我可以用多少种方式来传递含义？这是我要解决的事情。我必须找出一些关键的模型。我在教他们了解自己的身体，因为他们不能读懂别人的表情，很难识别他人的情绪。"他吸引他们的注意力，通过把事情分解到微观层面，帮助他们集中注意力，连接当下。这种层次的细节通过使用原型和语言帮助孩子们更好地理解和解析人类的行为和情感。

特里解释说："我对他们说，'告诉我海盗长什么样子，让我看看超级英雄是什么样子'。我们会讨论一堆原型。从原型中，我让他们意识到，身体向前倾或避开这样的微小动作可能意味着很多事情。我教他们注意自己的身体，注意走路方式，让他们像超级英雄一样走路，像迷路的人那样走路。我教他们感知他们的身体是如何表现的，他们如何沟通，以及其他人如何用身体沟通，或者如何解读他人的肢体语言。"当特里让孩子们熟悉他们的身心联系时，他们就会自动在三维空间中建立对身体更敏锐的认识。

"即兴表演相比感知他们的身体来说是次要的，这一切都有助于他们的运动技能、平衡、力量和协调性。"

## 用即兴表演激活社会联结

即兴表演另一种强有力的工作方式是利用情感和社会联结的基础，让参与者通过阅读彼此的情感和社会暗示来构建一个故事。特里利用原型的力量，让孩子们表达夸张的情绪，借此教导情感和社会线索。他想到卡通人物，并让孩子们表达角色的强烈感情。"首先，他们喜欢动画片，我有一系列的角色，我们可以通过这些角色来表达情感。我说：'让我看看愤怒。让我看看悲伤。'然后我们进入角色，在房间里走来走去，他们知道他们正在通过自己的行为表达情感。"特里说。

哈里·奥凯利描述了对她的孩子来说，解读情感和肢体语言是多么具有挑战性。特里的即兴表演练习可以帮助他们识别和模仿身体表达情绪的过程。孤独症谱系障碍孩子的父母可能会面临挑战，因为孩子的思维可能不灵活。即兴表演有助于他们摆脱僵化的模式。即兴表演能打破僵化的思维，并在安全而有趣的环境中带来更多的灵活性。最近的研究表明，在像特里这样的支持性榜样的引导下，同龄人群体中的戏剧表演可以减少孤独症年轻人的焦虑，增加他们的社交参与。

哈里的经历与这项研究相呼应，她说即兴表演让她的孩子们学会了文化规范中的人际互动。例如，她说："你教他们要灵活，注意别人所站的位置，如果他们离你太近，你就挪开一点。或者在电梯里，你看着别人，看看他们是否要按电梯按钮，或者是希望你来按按钮。进电梯的是男士还是女士？规则是什么？男士会让女士先进电梯吗？即兴表演者可以在那个空间进行探索。有了身体上的联系，你可以利用即兴表演来扩展和探索他们的空间，而不仅仅是僵硬地站着。"

即兴表演是一种激活人们之间镜像的媒介，反过来又帮助建立了心理理论，即预测和想象他人想法的心理过程。在引导拥有不同学习风格和社会行为线索的儿童时，即兴表演可以作为重要的指导工具。即兴表演以游戏的方式教导孩子们参与规则，让他们了解他们的大脑在心智化或构建他人的想法方面是如何工作的。此外，由即兴表演的基本规则"是的，然后……"创造的大脑镜像模式有助于建立更大的社会意识以及对内部和外部行为风格的理解。当人们同步时，就会释放出积极的神经递质：催产素（关于信任和伴侣关系的神经激素）、多巴胺（关于奖励和动机的神经递质）、内啡肽（大笑时提升情绪的神经递质）和血清素（社交所必需的神经化学物质）。即兴表演能激活心理理论，帮助孩子们理解他人的想法或感受，而且这种联系和社交中的笑声也能通过积极的神经递质激增来提升情绪。通过激活积极的神经化学物质和神经通路，即兴表演可以改善社会联系和沟通。喜剧的创意表达通过开启一个人的想象力去理解另一个人的思维模式，从而培养了心理和行为的灵活性，并增进他们与其他人的社会、心理和情感联结。

幽默揭示了社会思维的另一面——笑的心态。当一个人在笑时，他会激活身体的各个部位，并意识到自己正在经历这一切。幽默是一种巨大的释放，当人们笑的时候，他们感到很开心。因为笑声，人们的思维更灵活，更愿意承担风险，不再恐惧失败。借助幽默，人们可以低风险地更好地理解他们的行为模式。即兴表演的美妙在于融入集体，每个人都通过现场体验参与其中。每个人都参与其中，进入集体心理游戏，并思考：我们下一步要做什么？正如特里所描述："我指出他们的优势。你想鼓励他们，你想让他们发笑。即使只有一点好笑，我也会笑。观众在即兴表演时发笑并不是因为某件事特别有趣，而是因为他们认为'他们说的正是我要说的'。"这就是它的有趣之处，即即兴表演者与观众之间的思维是同步的。幽默的脆弱，人性的脆弱在于我们都会思考，却不敢说出来。即兴表演则是在现场、在当下，它让人们远离批判性思维和胡思乱想。特里说："当有人跟你说话时，你会想'我该说些什么有趣的话呢？'你就会错过一切，因为你沉浸在自己的世界中。"相反，当你在情景之中，你会很自然地说出接下来的话。沉浸其中，让情景自然展开，可以减轻不适和不确定性。积极地参与即兴表演，大脑就没有时间反思或自我批评。

美国密歇根大学（University of Michigan）和纽约州立大学石溪分校（Stonybrook University）的科学家发现，每天20分钟的即兴表演能让人感到更加自在，对不确定性更加包容。研究人员报告说，与剧本表演者相比，即兴表演者的积极情绪更多，幸福感更高。科学家们相信，即兴表演的训练可以让参与者在课堂或舞台之外获益——它可以改善日常生活中的社会互动。他们接着报告说，即兴表演可以改善心理健康，而不会产生负面影响。即兴表演是一种有价值的治疗实践，并且没有遭到污名化。另一个重要发现是，与剧本表演者相比，即兴表演可以带来更多的创造性和发散性思维。研究显示了参与即兴表演的益处——即兴表演激发了参与者的创造性思维和好奇心，增强了积极情绪，缓解了不适与不确定性。这些好处使人的思维更加灵活，因此，让人专注于当下就能避免过度思考，并让他们以"是的，然后……"作出回应，积极地参与生活。

特里解释说："这就是集体。每个人都是集体的一部分。在默剧表演和即兴表演中，你是集体的一员。当人们参与即兴表演时，因为集体思维，每个人都能理解这个故事。"这是一种积极、灵活的心态，当我们对彼此说"是的，然后……"时，我们都在探索。

## 跳出思维定式

超常规思维是孤独症者的标志。孤独症谱系上的个体拥有独特的思维方式，表现出更强的创造性。他们表现出的行为使他们与众不同，但他们的独创性常常被误解。孤独症儿童经常被误解，在创造力群体中完全没有他们的位置。这些孩子通常想象力丰富，但他们可能很难用语言表达自己的能力和复杂的思维。此外，孤独症谱系者经常挑战传统的创造力：也就是说，他们会跳出固有的思维模式。为了更好地揭示创造性思维，我们需要知道他们大脑中发生了什么。

多年来，我们一直对创造性思维存在误解。人们一直认为，大脑的右半球是创造性思维的控制中心，而左半球负责逻辑思维。关于"右脑和左脑"的故事是一个神话。事实上，创造性思维需要两个大脑半球来协作。创造性的表达会激活两个大脑半球的电信号。创造性表达使用逻辑来传达思想，逻辑又依赖于创造力产生无限的可能性。创造力和逻辑是一个连续体。对于某些活动，例如，在树林中导航，你需要创造力和逻辑来确定自己的空间方向。如果你画一片森林，你既需要精确度（准确地下笔），也需要想象力（让场景在画布上栩栩如生）。

美国南加州大学（University of Southern California，USC）的科学家

们通过核磁共振扫描仪测量了视觉上极富创造力的建筑师的大脑活动。研究人员要求参与者回顾字母和数字的图像，然后测试他们在脑海中重新排列图像的能力。当参与者想象重新排列物体时，左右脑都被激活了，这表明创造性的加工过程同时需要左右脑。事实上，左半球对于支持创造性思维至关重要。许多其他研究表明，创造性思维并不局限于单一的脑区或网络，而是涉及整个大脑对创造性思维和加工类型的协调。因此，当我们创造性地思考时，我们的大脑会以我们自己的模式运作，以独特的方式发射电脉冲。

许多孤独症者能够创造性地交流和表达自己，并具有活跃的想象力。凯瑟琳·贝斯特（Catherine Best）及其同事进行了一项调查研究，测量了创造力的标志——发散性思维和孤独症特征。他们发现孤独症特征越明显的个体表达了更多原创性想法，尽管他们总体上表达的想法相对较少。在这项研究中，75%的参与者属于孤独症谱系，并且参与者具有不同程度的孤独症特征。贝斯特和她的团队向参与者提出了"你能想到多少种使用回形针的方法"之类的问题，孤独症特征越多的个体会越跳过更平常的想法，直接提出更有创意的想法。这清晰表明，具有孤独症特征的个体可能会自动忽略明显的解决方案，直接以更大的投入和创造性来解决问题。在这项研究中，这些个体倾向于提出思维更复杂的解决方案。这一结果特别揭示了孤独症的积极面，反映出孤独症谱系个体的创造性思维倾向，这与孤独症者思维更僵化的观点相反。在这种情况下，他们的表达更具创造性，这表明我们的社会对创造性的看法存在偏见。我们通常倾向于重视创造性观点的体量或数量，并为创造力设定参数。我们希望人们遵循显而易见的清单。就那些不受约束的思考者而言，他们可能会提出一个更原始、更发散的想法。如果我们预先设定创造力的样式，并且关注想法的数量而不是单个想法的原创性，那么这种形式的创造力就会被忽视。

## 孤独症者能用图片思考吗？

科学家们探索了孤独症者的视觉加工过程，发现孤独症者处理视觉信息的速度更快，从而具有更强的视觉加工能力和流畅的视觉推理能力。哈佛医学院的研究团队研究了大脑活动和瑞文标准智力测试（Raven's Standard Progressive Matrices，RSPM）之间的关系，发现孤独症谱系障碍者的大脑活动表明他们能更好地解码视觉信息。从准确性和反应时间来说，孤独症者的反应与对照组相似，但对于视觉匹配任务，孤独症者的反应比神经正常的个体更快。当研究人员比较他们的大脑活动时，发现孤独症者视觉区域的大脑活动增加，而前额皮质的大脑活动减少。这一发现使科学家们得出结论，基于孤独症者显著的大脑活动，他们解码视觉信息的能力更强。事实上，有孤独症谱系障碍的人经常报告说他们的视觉处理能力得到了增强，这有助于他们进行推理和整体思维。似乎孤独症者的大脑会逐渐成熟，使视觉加工模式得以加强。新颖而迥异的思维方式的起源根植于不同的神经回路。从这些研究中，我们可以更好地理解孤独症者如何根据他们的大脑加工方式进行不同的思考。

坦普尔·格兰丁博士是倡导关注孤独症的世界领袖，她本人也有孤独症，她提到了自己如何"用图片思考"。她通过像电影片段一般的视觉图像来认识宇宙。她是神经多样性运动之母，著有多本书籍，是美国科罗拉多大学（University of Colorado）的动物学教授，也是孤独症者的代言人。

她直到 15 岁才会说话。坦普尔·格兰丁是最早描述自身生活经历的孤独症者之一。她的个人叙述与大脑研究相吻合，她在脑海中用图片和影像思考，让人得以洞察她的创造性和多样化的思维。

作为一名倡导者，坦普尔·格兰丁强调帮助被诊断为孤独症的孩子，在他们所做的事情中找到意义，并找到一个可以分享他们激情的社区。当孤独症者发现他们的激情和意义时，在社区中，具有共同兴趣的人们就会建立社会纽带。她强调了孤独症谱系上的个体如何拥有独特的思维方式，这是一种优势，而不是缺陷，是人类进步的必要条件。

对孤独症谱系障碍个体来说，跳出常规思维是很自然的事情。他们会跳过显而易见的想法，提升自己的思维，想象难以想象的事物，提出新颖的观点。研究表明，有孤独症谱系障碍的人通常通过更强的视觉加工来看待世界，这导致他们在感知周围环境时视觉功能增强。这直接决定了他们如何与世界互动。他们的创造力和原创性植根于他们大脑的连接方式，了解他们的大脑加工方式，可以为更好地指导和鼓励不同类型的创造性思维奠定基础。脑科学给我们带来了希望，当我们敞开心扉，开始解码孤独症谱系障碍的原创性时，我们就会知道孤独症谱系障碍者如何成为我们的领导者和梦想家，他们为人类面临的最大挑战提供了超越常规的解决方案。

INSIGHT INTO
A BRIGHT
MIND

# 独特的大脑，独特的身体：
# 至关重要的脑肠互动

> 肠道与大脑的对话是其他器官无法比拟的。
>
> ——埃默伦·迈耶（Emeran Mayer）
>
> 美国胃肠病学家、神经科学家

亲爱的心中蝴蝶：

这很难解释，但你就是胃疼。你的整个胃肠道大部分时间都在疼，疼痛似乎永无止境。身体的疼痛让你脱离自己的皮肤、身体和思想。与人交往变得困难，难以承受。胃痛让人筋疲力尽。

吃东西很具挑战性。它可能带来痛苦和危险，分散注意力，使人衰弱。你的情绪随食物而动，因腹痛而变化。似乎没有什么能让你安定下来。它在你的身体里疼痛、燃烧、翻滚。你容易疲劳，你的身体感到痛苦。胃肠道是你的快乐、生活和幸福的关键。你需要在胃肠道中感到安定，在身体中感到踏实，在头脑中感到安宁。

每个人都有答案——益生元、益生菌、不含乳制品、不含小麦、素食、史前饮食、低脂肪、高脂肪、鱼油、叶酸、补充剂——这些噪声让你头晕目眩。

下面，让我们休息一下。事实上，所有的建议都无法避免营销宣传。选择适合你的方式，你的正念饮食，成为你自己。

快乐的肠胃，快乐的大脑，平和的心境。让我们一起寻找可能的解决方案。

祝好胃口！

坚如磐石的胃

# 人类发展如何影响我们与微生物的关系？

现今，越来越多的证据表明，肠道、大脑与微生物之间的相互关系影响着我们的身体、精神和情绪健康。自工业革命以来，利用天然气、石油、金属、水、矿物和其他气体等原材料合成的产品达 7 万种以上。合成的过程释放出大量的化学物质，引发许多化学反应并改变人们的生理机能。这些化合物对我们的生理、行为和基因方面的影响尚不可知，就如环境变化导致的诸多后果不为人知一样。此外，环境变化也会影响植物和微生物等有机体，以及天然化学物质的平衡。所有这些都会给我们的生活和幸福带来影响。

全球范围内采取的清洁卫生措施，会同时改变内源性、外源性的有益和有害微生物（微生物，包括细菌、病毒、原生动物、某些真菌和寄生虫），进而改变我们与环境中有机体之间的关系。清洁假说认为清除环境中的有益微生物，会干扰我们与微生物之间的关系，使我们更容易受到环境中有害（寄生）微生物的侵害。负面效应意味着导致更多与过敏相关的疾病、自身免疫系统疾病、精神问题和身体疾病，甚至引起行为改变。

在美国的新生儿中，通过剖宫产出生的比例高达 32%。过去几十年里，剖宫产的比例一直呈上升趋势，尤其在 20 世纪 70 年代急剧攀升。分娩方式的改变可能会影响新生儿的健康和免疫功能，因为剖宫产手术改变了婴儿的微生物群。滥用抗生素也会改变我们与微生物之间的关系。长期服用抗生素会抑制促进消化和吸收的有益细菌，并滋生有害细菌，进而破坏我们与肠道菌群的共生关系，导致胃肠不适增加、情绪和健康问题。目前我们尚不清楚应该如何调整与微生物之间的关系，以及调整到什么程度，但这恰好是我们这个时代最伟大的探索之一。

## 我们的微生物伙伴

"微生物群"是当前热门的科学词条。它已经进入主流新闻、巴诺书店（Barnes & Noble）的精选书单和TED演讲。然而，最令人兴奋的是，我们正站在全新的科学前沿。微生物群由特定环境中的微生物组成，比如胃肠道和身体其他部位。我们每个人都有自己独特而专属的微生物群。关于微生物伙伴的真相是这样的：我们生活在一个微生物的世界，人类由90%的细菌基因和10%的人类基因组成，即细菌基因的数量远超过人类基因，比例约为150∶1。不同种类的细菌总数达1万种以上。人类出生时，每个人会根据自己的分娩方式、地理位置、饮食习惯、过敏原和基因形成独特的微生物指纹。

如前所述，美国新生儿的剖宫产比例达32%，并且这一比例还在增加。科学家已经发现剖宫产婴儿有着不一样的微生物群。剖宫产婴儿的微生物群与母亲的皮肤细胞相似，而自然分娩婴儿的微生物群与母亲产道菌群相似。婴儿经过产道时从母亲身上获得乳酸菌，随后在婴儿的肠道内壁生长。乳酸菌是肠道菌群中的重要细菌，有助于免疫和肠胃功能，因此分娩方式带来的差异非常重要。6个月时，剖宫产婴儿开始具有与自然分娩婴儿相似的微生物群。尽管他们似乎赶上来了，但是在生命的前6个月，他们肠道菌群的成熟过程延迟，而这种延迟又与免疫调节紧密相连。婴儿的微生物群与婴儿前6个月发育之间的关系尚不清楚，也不确定剖宫产是否影响婴儿的神经网络、情绪、智力发育、免疫调节或神经免疫。然而，研究表明，剖宫产婴儿患过敏的概率是普通孩子的5倍。另一项研究发现，即使在出生7年之后，剖宫产儿童的微生物群与自然分娩的儿童之间仍然存在着差异。我们改变人类自然分娩方式这一做法是一个明显的例证，说明我们是如何干扰大自然母亲并影响我们自身的健康和发育。如果孩子必须通过剖宫产出生，可以使用一种简单的调整机制，即"阴道播种干预法"。目前的临床试验包括将母亲的阴道分泌物（细菌）放置在新生儿身体上，这可能有助于婴儿肠道菌群的自然增长。这对怀胎九月小心翼翼的母亲来说值得考虑。这一做法可以促进微生物与婴儿发育之间的共生关系。目前，婴儿前6个月的免疫如何发展，分娩方式如何影响免疫和神经系统的发育都尚不清楚。对母亲、临床医生和科学家来说，如何以最佳的方式让婴儿的肠道、免疫和大脑功能得到发育仍然是一个待解决的难题。我们知道微生物群在免疫、肠道功能、大脑功能和人类行为中扮演着很多重要角色。越来越多的证据揭示了微生物群、肠道、免疫系统和神经免疫系统之间的相互作用的重要性。

## 微生物伙伴如何影响我们的身体、免疫系统和健康？

- 微生物群对免疫系统的发育有直接作用；
- 压力会改变肠道菌群组成，导致有害细菌增生；
- "肠漏"指肠道菌群发生改变，即有益细菌被抑制，有害细菌溢出肠道；
- 发酵的乳制品可以培养有益细菌，提升情绪并缓解焦虑；
- 益生元和益生菌在肠道中的作用机制不同；
- 益生元滋养内源性菌群（原始以及自然生长的菌群）；
- 益生菌促进新的肠道有益菌落形成；

- 饮食直接改变肠道微生物群；
- 肠道微生物群可以改变药物代谢酶和转运体的表达水平，微生物群可能有助或妨碍个体获得最佳的药物剂量；
- 在小鼠身上，益生菌会改变小鼠的行为、肠道病理状况和体内的炎症分子。

## 我们的第二大脑：胃肠道

肠神经系统（ENS）由食道至肛门的神经元网络组成，它负责调节胃肠功能。肠神经系统包含大约 5 亿个神经元，相当于一只猫的大脑。相比之下，人类大脑平均约有 1000 亿个神经元，脊髓有 1 亿个神经元。肠神经元的数量是脊髓神经元的 5 倍。肠神经系统是我们的第二个微型大脑，肠神经系统的基本特征是错综复杂的神经回路，它们负责肠道运动，血流，分泌，从黏膜运输营养物质，免疫功能和内分泌功能。肠神经系统利用并分泌 30 种以上的神经递质，通常来说，这些递质相当于中枢神经系统的神经递质如血清素、多巴胺、γ-氨基丁酸（GABA）和乙酰胆碱。在整个身体和大脑中，已经确定大约有 100 种神经递质，它们作为通信分子在神经元之间传递信息。例如，肠道的管腔细胞分泌了身体 90% 的血清素和 50% 的多巴胺。这两种神经递质对于肠道运动必不可少，它们对心理功能、注意、动机、奖赏、情绪、身体运动和睡眠—觉醒周期也至关重要。

### 倾听肠道的声音，肠道细胞分泌的激素会影响情绪

大脑、肠道、微生物群、行为和情绪像一张网一样相互交织。想想这

句话,"倾听你的肠道,它会告诉你真相"。你是否倾听过肠道的声音呢?肠道的感觉可能比我们之前所认为的更加可靠。肠道与大脑之间的连接对生存而言至关重要。我们知道,肠道的感觉被称为直觉,由前额叶加工,它帮助我们驾驭情绪反应、处理决策和规避危险。现在,大量证据表明,肠道在情绪、行为、身心健康中起着重要作用。

记住,你的肠腔负责分泌身体 90% 的血清素。血清素对于情绪、睡眠—觉醒周期、抑郁、光和噪声敏感性、肠道运动和消化都是必不可少的。血清素转化为褪黑激素,褪黑激素负责调节睡眠—觉醒周期,同时血清素是选择性血清素再吸收抑制剂(SSRIs)这类抗抑郁药物的常见靶点。最新的证据表明,肠道微生物群若被有害细菌充满,将改变肠腔细胞并干扰血清素的分泌。

消化道内的管腔细胞几乎分泌了身体所有的血清素,因此肠道健康对行为、情绪和精神健康有重要影响。具体来说,血清素与抑郁相关的症状和身体不适有关。了解血清素在消化系统和大脑中的诸多功能至关重要。SSRI 类抗抑郁药物,针对血清素系统来调节大脑和身体内的神经递质。血清素对睡眠—觉醒周期来说也非常重要,因为血清素是产生褪黑激素的先决条件。大脑血清素水平的变化会直接影响褪黑激素分泌,进而使睡眠—觉醒周期紊乱。我们尚不清楚,天赋异禀的个体的消化道和大脑中的血清素差异是否会导致他们睡眠—觉醒周期的差异。

据报道,血清素失衡会增加肠道炎症并诱发全身的炎症。众所周知,饮食和肠道细菌对血清素的分泌具有复杂的交互作用。某些个体对肠道微生物群的变化更加敏感,反过来,这又会引起包括全身炎症在内的一系列反应。

了解血清素对消化道和精神健康的作用至关重要，这样能够更好地帮助那些对血清素失衡敏感的个体，通过膳食和共生的"有益"细菌来帮助他们建立更加平衡的肠道菌群。一项研究发现，相比没有食用益生菌酸奶的受试者而言，食用益生菌酸奶一个月的受试者在情绪和生活状态方面都有所改善。其他研究也得到了相似的结论。研究表明，健康饮食和有益的肠道细菌可以改善情绪障碍和肠道敏感个体的情绪。

## 关于神经多样性人群的更大问题隐藏在肠道里

大量证据表明，在孤独症谱系障碍者、ADHD 和天才人群中，肠道问题、敏感性、过敏、情绪障碍、药物反应、食欲减退、自身免疫障碍的发生率更高。我们的调查研究也发现，相比美国人口的平均水平来说，门萨组织的成员——一群天赋异禀的人，患有自身免疫性障碍、情绪障碍，对环境和食物过敏的比例更高。所有这些系统都直接关系到生理、精神和情绪健康。证据表明，在所有的天赋异禀人群中，神经解剖学意义上的天才拥有更加强烈的体验，因为他们的大脑与众不同。在众多的神经类型中，他们独特的大脑与身体加工方式可以解释这种体验的差异。其中，他们的生理系统在激素分泌、生理基线、贯通大脑和身体的化学信号方面都与常人不同。天才的脑区会扩张并进一步发育。每种独特的大脑模式都会导致不同的身体加工方式，即大脑与身体并行。目前，尚不清楚脑—肠连接的生理表现或神经类型的差异如何随着时间推移而发展，也不清楚天才和普通人之间的差异达到何种程度。虽然脑—肠关系之谜是一个全新的领域，但是在双重超常和天才人群中对其进行科学探索的时机已经成熟。这些群体非常脆弱，因为影响肠道敏感性发生率增加的机制尚不清楚。了解神经多样性人群中胃肠功能障碍的机制和病理对他们的身心健康、整体幸福感和生命成就至关重要。

## 我的胃感到疼痛：孤独症谱系障碍人群的胃肠问题

有复合的证据表明，孤独症谱系障碍者有一系列的胃肠问题。确定孤独症谱系人群胃肠问题的核心更加具有挑战性，因为他们缺乏言语交流。一份报告显示，与同龄人相比，43%的孤独症者的肠通透性发生了改变。肠通透性增加会导致一系列问题，从全身炎症加剧让个体感到不适，到出现各种肠胃病症如胃肠疼痛加剧、排泄不规律，注意力更易分散，情绪更易失控，机体新陈代谢困难，神经激素和神经递质分泌发生改变。在这些胃肠道紊乱症状中，最严重的是便秘和腹泻。便秘与孤独症者的语言和社交障碍有关。最新证据显示，自身抗体的增加可能预示着肠道处于炎症状态，炎症可能会改变黏膜屏障及其完整性，从而导致孤独症谱系障碍者出现肠胃问题。

肠道问题因孤独症而起，还是与孤独症相关？在一项儿科胃肠病学家对家长的调查评估中发现，孤独症的诊断与任意消化系统疾病的临床诊断（95%）一致，最常见的是便秘（85%），并且与患者年龄较小和语言困难有关。有一种假设认为，孤独症人群有"肠漏"症状，即具有较高的肠通透性，这是由于婴儿时期肠道的紧密连接处遭到了破坏。肠道与血脑屏障一样，都存在紧密连接，连接一旦被破坏，就会使对大脑功能产生不利影响的物质被吸收。一部分孤独症者（36.7%）和他们的直系亲属（21.2%）的肠通透性增加。此外，患有胃肠道疾病的孤独症者体内的自身抗体水平升高，这些抗体会与上皮细胞基底膜上的肠黏膜相结合。这些抗体可能预示着肠胃正处于炎症状态，进而改变肠黏膜屏障及其完整性，导致胃肠问题。这是另一个指向孤独症者全身感染和慢性炎症的证据，表明肠道和大脑都容易受到全身炎症的影响。

鉴于上述原因，像布伊（Buie）及其同事这样的科学家正致力于制订和推广一套针对孤独症儿童的诊断标准，比如有关腹痛、慢性便秘和胃食管反流病的常规儿科检测指导原则。了解肠道—大脑和微生物群的相互作用，对提高孤独症者的生活质量并治愈他们的胃肠疾病来说至关重要。

## 双重超常个体更容易过敏？

不言而喻，在学校的过敏餐桌上通常都坐满了最聪明、神经多样性最丰富的孩子。一个午餐俱乐部正在酝酿成形。这是一个事实，而不是神话：在天才和双重超常儿童中间，过敏、自身免疫性疾病和胃肠道问题发生率更高。大量证据揭示了肠道—大脑之间的联系，即我们的第二大脑（胃肠）的运行对心理功能、情绪和行为至关重要。在天资聪颖和双重超常人群中，有自身免疫障碍、环境和食物过敏、哮喘的概率都在增加。与美国的平均水平相比，高智商个体患有自身免疫性疾病、环境和食物过敏的比例要高出25%。更重要的是，天资聪颖和双重超常儿童有被误诊的风险，由于他们的过敏反应更多，他们会更多表现出分心、高活动水平、发脾气或冲动等行为。找到表现的原因很有必要，因为其中许多行为与ADHD、对立违抗障碍、孤独症及其他行为障碍中的行为表现相似。并且，一些行为具有双重原因，比如一个人可能同时有过敏和ADHD，从而引起综合的反应。

许多研究者已经注意到,天才人群的过敏发生率更高。关于天才人群的过敏反应的报道可以追溯到 1966 年,当时在一所天才学校,儿童入学时报告的过敏和哮喘发病率上升。到了 80 年代中期,这一趋势仍在持续:极具天赋的青少年的过敏发生率增加,并且这一群体中超过 60% 的青少年有情绪问题,这一比例是同龄人的 2 倍。天才人群不断报告有过敏和自身免疫性疾病的情况,意味着这并非突然上升或者达到高峰,而是天才多样性的一部分。在 21 世纪初,西尔弗曼(Silverman)和他的同事调查了一群天才儿童,他们发现,智商超过 160 分的儿童中 44% 存在过敏情况,然而在年龄相仿的同龄人中仅有 20% 存在过敏情况,并且 10% 的天才儿童患有哮喘。显然,过敏是天才儿童与生俱来的一部分。他们在过敏餐桌的座位是固定的,短时间内并不会改变。导致过敏的原因是什么?根据韦布博士的说法,30%~40% 的天才儿童对食物和环境中常见的化学物质过敏。一项为期 20 年的临床评估发现,天才人群中最常见的食物过敏是乳制品、鸡蛋、小麦、玉米、巧克力、咖啡因和红色食用色素。这些恰好也是人群中最常见的过敏原。

有报道称,孤独症儿童对食物和环境过敏的情况有所增加。孤独症儿童比其他儿童更容易出现食物、皮肤和呼吸道过敏情况。对 ADHD 儿童来说,调整饮食和治疗过敏常常是缓解他们行为问题的有效手段。有 ADHD 的儿童通常都会对环境和食物过敏。有许多组织为 ADHD 儿童的家庭提供了专门的营养指南。科学家们也拟定了可能诱发 ADHD 的食物清单,比如,糖、含人工色素的食品、汞、巧克力、咖啡因和能量饮料。这类食物都会加剧 ADHD 的症状。由于过敏反应与行为问题相仿,因此了解过敏是否导致注意力相关的行为障碍,或者过敏作为其中的影响因素非常关键。

过敏与焦虑和抑郁等心理健康问题的增加有关。过敏患者会形成一种模式，将过敏经历内化。他们不会与他人分享自己的痛苦。他们往往会感到轻微的损失，以致身体状态失去平衡。在一项纵向研究中，父母报告了儿童的过敏反应和情绪状态，过敏的儿童的抑郁和焦虑得分更高。重要的是，这项研究清晰地表明，过敏会导致焦虑和抑郁诊出率增加。事实上，过敏可能会导致消极的情绪状态和心理健康问题，过敏患者会表现出更多的反应性行为和情绪失控。具体来说，过敏患者更容易受到情绪和心理健康问题的影响，从而出现行为问题。这些行为问题又经常容易被误认或误诊。令人惊讶的是，过敏与惊恐发作和焦虑障碍显著相关。所有这些问题都与内稳态的基线有关，这里是失调的中心。过敏症状激活了身体的应激反应，诱发了情绪和行为反应。了解神经多样性人群过敏与自身免疫反应机制的关系至关重要，这有助于理解他们的行为反应，并确保他们得到准确的诊断。对所有在小学时只能坐在过敏餐桌的人来说，你们要知道：超级英雄金刚狼的故事始于他也有过敏反应。

## 胃肠道如何影响免疫系统？

自第二次世界大战以来，自身免疫性疾病正以惊人的速度在增加。据推测，人造化学物质和塑料的增加在改变我们的生理和遗传方面起了重要作用，使我们更容易受到环境中有害物质的影响，进而导致自身免疫性疾病增加。患有自身免疫性疾病的个体的身体会攻击自己正常的健康组织。在许多类型的自身免疫性疾病中，炎症循环往复，导致身体、精神和情绪上的痛苦。21世纪最常见的自身免疫性疾病包括乳糜泻、炎症性肠病、桥本甲状腺炎、格雷夫斯病、恶性贫血、类风湿性关节炎、牛皮癣和系统性红斑狼疮。在所有的自身免疫性疾病中，人体的免疫系统都会攻击自身的组织和器官，导致全身和大脑炎症加剧。

炎症是人体伤口愈合的自然反应。细胞因子是一种向免疫细胞发出抗感染信号的蛋白质。在通常的炎症中，细胞因子的分泌逐渐减弱，免疫功能得以恢复正常。但是，在慢性炎症中，细胞因子持续产生，破坏组织，并干扰组织的修复及功能。细胞因子持续升高导致血液细胞向炎症部位聚集，从而导致血栓、疼痛和组织损伤加重。通常情况下，长期患有轻度炎症的人会感到剧烈疼痛，这会影响他们的日常生活、人际关系、工作与学习和整体生活满意度。随着时间的推移，慢性炎症会发展成自身免疫性疾病。在这种情况下，身体会攻击自身的组织和器官，干扰人体正常功能。慢性炎症会导致全身的免疫失调，即免疫系统失去平衡。

70% 的免疫系统位于胃肠道之中，这使肠道成为免疫功能和免疫调节的枢纽。胃肠道在免疫和内稳态中发挥着至关重要的作用。许多胃肠道疾病都源于肠道的免疫功能紊乱。自身免疫和肠道功能紊乱在许多疾病和失调中起着关键作用，两者之间的相互作用可能是近来胃肠功能紊乱和自身免疫疾病发病率上升的原因。

有报告称，在天才、孤独症和 ADHD 者中，过敏、胃肠功能紊乱和自身免疫性疾病的发生率增加。尤其是食物过敏，它是激活肠道免疫的诱因，可能导致全身性炎症和自身免疫性疾病发病率上升。最近，人们发现食物过敏会引发炎症，从而改变正常的肠道功能。特别是，肠道微生物群对宿主的免疫变化非常敏感，甚至可以改变宿主的免疫功能。一些证据表明，肠道菌群失调（有害细菌增加）在自身免疫性疾病的发展中起着至关重要的作用。在炎症性肠病和乳糜泻中，宿主肠道微生物群发生改变，致病微生物大量繁殖，引发炎症并加剧病情发展。自身免疫性结肠炎包括炎症性肠病和溃疡性结肠炎（一种影响大肠的慢性结肠炎）。在这些情况下，人体自身的免疫系统可能因微生物失调攻击胃肠道。

肠道微生物群改变在小肠病理过程中起着关键作用，包括加重胃肠道炎症和全身炎症。肠道菌群失调或有益细菌减少会对结肠造成一系列影响，包括局部肠道炎症、全身性炎症、神经递质分泌改变、肠道通透性增加、慢性感染增多、新陈代谢受阻和自身免疫升高。小肠受损后，营养无法正常吸收，并且小肠的微绒毛分离会导致肠壁通透性增加。肠道屏障改变会加剧"肠漏"的症状，有毒分子和代谢物穿越肠道屏障，使全身炎症增加，从而导致自身免疫性疾病。全身慢性炎症和免疫激活可能导致全身的感染。

系统性感染的一个例子是"疾病行为"（sickness behavior）。在疾病行为中，炎症会向大脑发出信号，以减缓新陈代谢、抑制食欲、减少社交并引发身体不适感。细胞因子（白细胞介素-1β 和肿瘤坏死因子-α）的升高会改变基本的生理和行为。因此，个体会因免疫失调感到不适，并因炎症表现出疾病行为。疾病行为也是全身感染和炎症改变免疫功能、大脑和行为的另一个例子。疾病行为与重度抑郁之间有诸多相似的外在表征，比如疲劳、食欲不振、睡眠障碍和情绪低落。需要注意的是，这些精神疾病都与神经炎症和免疫失调有关，而神经炎症和免疫失调可能都起源于胃肠道。了解胃肠道在系统性炎症、神经炎症、自身免疫性疾病、情绪障碍、心理健康、精神病症状及促进精神健康方面扮演的角色至关重要。

## 微生物群会影响情绪？

人类拥有独特的微生物群指纹，微生物群的组成基于个人的出生历史、地理位置、特定食物摄入、食物敏感性、食物过敏和自身免疫性疾病。例如，如前所述，自然分娩的婴儿具有典型的胃肠道微生物群特征（即肠道微生物群落），而通过剖宫产分娩的婴儿的微生物群更类似于皮肤微生物群。过去10年科学研究所取得的证据，使我们深入了解了微生物群（肠道细菌）与人类健康、行为和神经功能之间的复杂相互作用。例如，共生的有益细菌对哺乳动物的正常发育和免疫功能至关重要。越来越多的证据表明，内源性微生物能够在发育过程以及与抑郁、焦虑和社交行为相关的疾病状态下影响行为和神经元功能。最近，有人提出，复杂的微生物群需要在整个生命过程中都保持内源微生物群的平衡，才能实现正常的身心功能。越来越多的研究发现，在许多神经系统疾病中，胃肠道敏感性问题都与微生物群有关，这些疾病包括孤独症、ADHD、焦虑症、抑郁症和神经退行性疾病，如帕金森病和阿尔茨海默病。

目前尚不清楚这一切是如何发生的，也不清楚为什么这些人群中胃肠功能紊乱、过敏和自身免疫功能障碍更加严重。然而，大脑与肠道之间的关系很明显在免疫、心理功能和幸福感中起着关键作用。特别是，在我们对门萨组织的调查研究中，与美国平均水平相比，高智商个体报告的孤独症、强迫症、焦虑、抑郁、环境与食物过敏和自身免疫反应等显著增加。与普通人相比，天才人群中焦虑、抑郁和担忧的发生率更高。此外，智商作为一个独特的变量，可以正向预测担忧和反刍的严重程度。据报道，在天才人群中诊断出肠道敏感性、过敏、情绪障碍、药物反应、食物敏感性、自身免疫性疾病、焦虑和抑郁的概率增加。这些人更容易出现过敏、胃肠道功能紊乱和自身免疫反应。敏感性增高会导致体内微生物群的整体变化，因为新陈代谢会直接受到影响，具体表现在生化和激素的分泌与调节、蛋白质和脂肪的合成、营养物质的吸收。

在这些有孤独症、ADHD、焦虑症、抑郁症和神经退行性疾病如帕金森病和阿尔茨海默病的人群中，情绪障碍、胃肠功能障碍、过敏和微生物群差异之间的关系尚不清楚。基因与环境交互作用产生的不同生理可能会导致这些易感人群更容易受到微生物群波动、胃肠道、过敏和自身免疫反应的影响，从而引发更严重的情绪障碍、压力反应、情绪和行为障碍。不幸的是，患有胃肠功能障碍、过敏和肠道更敏感的儿童因为不被理解，经常被误诊为 ADHD，因为他们的症状不能被正确识别。由于压力和肠胃功能障碍之间的关系是双向的，准确识别导致生理变化的压力源，对解决压力与胃肠功能障碍相关的行为症状与挑战来说至关重要。因此我们有必要常常谈论"肠道感受"（gut feeling）！

当我们与高敏感、易过敏、有肠胃功能障碍和自身免疫的个体共事或教导和养育他们时，了解与胃肠功能障碍相关的行为起源于肠道还是大脑，或者兼而有之非常重要。带着满含同情心的觉察，有助于准确地理解他们并提供对症治疗。

## 压力：存在于我们的大脑、肠道和微生物群中

最近的研究结果表明，合理膳食是促进肠道和肠道微生物群健康与平衡的主要驱动力。快乐而繁荣的微生物群有助于肠道和大脑之间建立稳固的联系。饮食与积极情绪、行为和心理功能直接相关，并且饮食可以滋养

肠道细菌。你选择摄入的食物为你整个身体和大脑的能量奠定了基础。俗话说，种瓜得瓜，种豆得豆。饮食实际上喂养了微生物群，当我们摄入垃圾食品和增加炎症的食物时，有害细菌就会占据肠道并导致许多问题。当健康的营养物质滋养我们的身体时，就可以喂养有益细菌，并促进全身的健康。当肠道微生物群失衡时，有害细菌滋生，导致正常的肠胃功能出现问题，并通过诱发压力、增加身体疼痛和破坏情绪稳定，来干扰大脑功能，导致脑雾。相反地，能够促进有益细菌增长的饮食有助于肠胃功能，并增进情绪稳定性，减少焦虑、身体疼痛和情绪困扰。饮食直接滋养胃肠道中的细菌，这会影响一个人整体的幸福感和生活质量。压力和肠胃之间的关系是双向的，这意味着当你的大脑处于压力状态，它会引发生理反应，如胃肠不适和胃肠功能受损。同样地，胃肠道失衡会通过胃肠不适引起身体的痛苦，进而产生消极情绪，增加炎症，造成微生物群和激素分泌失调，导致肠道—大脑连接受阻。

压力改变肠道微生物群，使消化功能产生障碍，身体不适加剧，并且影响情绪状态。在一项研究中，研究参与者摄入含有有益细菌的益生菌后，参与者的消化健康、大脑功能和情绪都得到了提升，并且拥有更加积极的情绪状态。在一项开创性的研究中，参与者服用益生菌后，他们的焦虑程度得以减轻，这表明摄入有益细菌能够提升精神和身体健康。另一项独立研究也发现，研究参与者服用益生菌后，他们的抑郁程度和攻击性都有所下降。所有这些情况都表明，益生菌能够提升健康，增进平衡。

然而，益生菌的功效是短暂的。发酵的奶制品、大豆和大米制品都有助于滋养肠道内的有益细菌，但是持续时间却不长。科学家指出，当人们摄入含有益生菌的食品后，有益细菌仅能在胃肠道持续一周时间。因此，定期摄入这类食品对于维持胃肠道平衡是必要的。

大量证据表明，益生菌在培养积极的情绪状态，维持情绪稳定方面有重要作用。一项研究要求人们回忆带有消极情绪的生活片段，与没有摄入益生菌的参与者相比，摄入益生菌的参与者对所回忆片段的情绪反应较小。在这个研究中，我们看到了益生菌是如何维护胃肠道微生物群平衡，进而维持更加平缓的情绪状态的。健康的微生物菌群可以提升情绪、心理功能和整体幸福感。微生物群在脑—肠轴中起着核心作用，因为与微生物群共生就意味着更多的有益细菌可以改善健康和心理功能。

胃肠道的主要功能是吸收营养物质。胃肠道中的微生物负责帮助营养吸收。肠道严重失衡会妨碍营养吸收，导致身体和大脑接近"空转"，因为重要的营养物质没有被吸收。营养不均衡会干扰正常的心理和身体功能。营养供给身体的所有系统和器官，当营养失衡时，身体系统和器官的正常功能受阻。比如，一项研究发现，肠道微生物群会直接影响药物吸收。具体来说，肠道细菌影响药物吸收和代谢，因此药效依赖于肠道细菌的活性。此外，证据表明肠道微生物群可以改变药物代谢酶和转运蛋白的表达水平，微生物群可能有助或妨碍个体获得药物的最佳剂量。特别是那些食物选择非常有限的个体，其微生物群可能发生改变，进而直接影响他们的消化系统、营养吸收、药物吸收和精神健康。

## 大脑能量越强，反应性低血糖风险越大

一群天才儿童表现出反应性低血糖的症状和行为。反应性低血糖是由餐后几小时血糖的突然下降所引起的。葡萄糖是大脑和身体的基本能量来

源，它来自我们的饮食。葡萄糖由胰岛素调节，胰岛素是胰腺产生的主要激素，分布在全身和大脑中。然而，反应性低血糖的潜在机制尚未被我们完全了解，也没有得到充分的研究。反应性低血糖发作突然，其症状和行为是患者陷入困境的最初征兆。

反应性低血糖的症状表现为饥饿、摇晃、疲劳、出汗、头晕、头痛、肌肉抽搐、易怒、颤抖、渴望甜食、恶心、呕吐和四肢麻木或寒冷。若不及时治疗，患者可能会昏迷。患者的外在行为会表现为言语困难、抑郁、紧张、惊恐发作、失去理智、脾气暴躁和迷失方向。反应性低血糖的症状与精神疾病症状非常相似，因此识别症状背后的诱因可能非常棘手。

韦布和他的同事发现，5%～7%的天才儿童患有反应性低血糖，其中一半的儿童对食物过敏，他们通常每晚只睡4～5小时。他们的感官对声音、标签和气味等更敏感，他们经常有过敏反应。根据他们的感觉加工模式，他们很有可能对周围的环境和世界更敏感，反应更强烈。患反应性低血糖的儿童经常被误诊为ADHD、躁郁症，甚至被贴上情感不成熟的标签。然而，他们实际上只是在以更强烈、更开放的方式体验他们周围的世界。

韦布和其他人指出，天才儿童的反应性低血糖症状与一些不被理解的行为障碍非常相似。韦布写道："尽管关于天才与反应性低血糖的正式研究很少，但很多趣闻轶事表明，二者之间存在关联。这些孩子通常身材苗条，在上午10点之前都表现良好。10点之后，他们可能感到崩溃、变得非常情绪化、容易分心、易怒、冲动、难以集中注意力。午饭后大约30分钟，他们再次表现良好，直到下午3点左右，他们再度感到耗竭。天才儿童的这种行为表现似乎与能量耗竭有关，由于他们的葡萄糖代谢速度很快，因此这些儿童需要间歇性地食用一些富含高蛋白和适量碳水化合物的健康零食。"父母报告他们的孩子具有反应性低血糖的生理和行为症状。他们认为这些行为非常具有挑战性,孩子的生理症状让人非常担忧。遗憾的是,关于天才儿童反应性低血糖的研究几近于无,其原因更是不明确。

有一种解释认为,天才人群可能对体内常规分泌的肾上腺素非常敏感,而肾上腺素会导致血糖水平下降。肾上腺素是肾上腺中的神经元应对压力时分泌的激素,在战斗—逃跑反应中必不可少。事实上,肾上腺素水平的升高会导致低血糖和缺氧。

情绪反应由三个部分组成:①大脑产生的行为;②自主神经系统(交感神经系统)对刺激的反应;③通过肾上腺素进行激素调节,指导我们通过言语或身体动作等采取行动。与肾上腺素相关的主要情绪是恐惧。在一项研究中,研究人员让参与者在注射肾上腺素后观看一段中性情绪的影片,相比控制组的参与者来说,注射肾上腺素的参与者的恐惧程度和消极情绪都有所增加,并且他们对影片细节的印象也更加深刻。注射肾上腺素的参与者出现的生理反应包括心率加快和下肢颤抖,这可能与恐惧反应有关。肾上腺素水平上升可能与恐惧反应加剧有关,恐惧加重可能导致个体焦虑水平上升,以应对战斗、逃跑、冻结或瘫倒的生物反应过程。

天才的大脑随着智力挑战难度增加而高速运转,这意味着他们会消耗更多的能量,即更多的葡萄糖。在具有数学天赋的青少年的大脑中,负责执行功能(右侧前扣带回)、感觉信息加工(左侧顶叶)和运动功能(左侧前运动区)的脑区更大。此外,他们大脑中连接额叶与基底神经节(大脑中对奖赏和决策高度敏感的区域)和顶叶(负责流体推理、工作记忆和创造力)的白质束的数量增加。这意味着天才的大脑可能会消耗更多的能量,便于有效地加工信息。当面临更大的挑战时,天才的大脑就会进一步激活

（通过测量大脑中的葡萄糖水平可以得知）。解读天才大脑应对挑战和解决问题时所表现出的差异，不仅取决于他们的大脑尺寸或激活程度，还在于大脑以一种独特且错综复杂的方式协调各区域的能力。因此，当天才进入心流的状态，他们患反应性低血糖的风险更大，因为他们的大脑会消耗更多的葡萄糖，而且多个脑区同时参与复杂的问题解决过程。了解天才大脑中的葡萄糖消耗过程是必不可少的，这让我们能够更好地了解天才这个群体，帮助他们发挥最大的潜能，并预防能量耗竭导致的失控和崩溃。

有一些措施可以有意识地预防或减少反应性低血糖的发作。这些简单的干预措施包括每 2~3 小时进食少量的正餐或零食，控制或避免摄入糖分，定期锻炼并保持胰岛素水平稳定从而维持血糖稳定。饮食选择也非常重要。选择富含高纤维的饮食，选择种类多样的饮食，包括蛋白质、全谷物、蔬菜、水果（注意果糖含量）和奶制品。尤其是在空腹时，减少或避免食用高糖食物。希望仍在，即通过正念饮食和自我觉察，天才群体可以有效地避免反应性低血糖的影响。

## 食物反应的战与逃

温迪·克伦普（Wendy Crump）作为一名营养和膳食学家，专注整体饮食已经超过 15 年。她是 4 个孩子的母亲，她亲身经历了孩子们不同的食物选择和饮食习惯。在她的饮食指导工作中，她注意到，在她的客户中，食物敏感和过敏的人越来越多，尤其是双重超常儿童。在人群中食物敏感和过敏增加的缘由尚不清楚。通常来说，确定这些食物反应的起因可能需要一个漫长的周期去测试食物并反复试验，这个过程可能让人紧张或沮丧。

此外，确定食物反应的源头也非常具有挑战性，尤其是食物敏感或食物不耐受。

食物敏感是指人的身体对某种特定的食物产生不良反应，从而导致免疫反应。症状可能出现在全身，如头痛和肌肉疲劳。食物不耐受是指人体内缺乏特定的酶来分解食物，导致营养无法吸收。例如，有一些人对乳糖不耐，无法消化牛奶。食物过敏是指人体把食物误认为是有害物质并释放抗体免疫球蛋白 E（IgE）。在极端情况下，过敏可能危及生命。常见的食物过敏原包括贝类、乳制品和坚果。

温迪进一步解释说，食物过敏会立即发作，即对过敏原立即反应，而食物敏感的反应会延迟，且取决于摄入量，并因症状的不可预测变得难以识别。她解释道："比如有人对牛奶过敏，如果牛奶接触到他们的皮肤，他们会立即发作。他们并不需要摄入牛奶才会有反应。"

## 食物过敏可能会有什么表现？

- 口腔或舌头刺痛；
- 皮肤瘙痒，出现荨麻疹或湿疹；
- 嘴唇、舌头、喉咙、鼻子或胸部肿胀；
- 感到刺鼻或流鼻涕；
- 呼吸困难、咳嗽或气喘；
- 出现胃肠道反应，包括恶心、呕吐、腹痛或腹泻；
- 视野模糊、头昏或眩晕。

在某些极端情况下，食物过敏可能会危及生命。食物过敏会影响营养吸收和生活质量，因此识别食物过敏至关重要。食物敏感本质上更为隐蔽，因为它的症状会延迟，且症状也不明显。通常情况下，食物敏感会引起整个身心的反应。这是因为炎症会发生在整个身体，表现出多种症状。确定食物敏感需要时间和排除策略。

## 食物敏感有什么表现？

- 胃肠道不适，表现为恶心、呕吐、胀气、腹胀、腹痛、腹泻或便秘；
- 烧心；
- 身体疼痛、肌肉或关节疼痛；
- 头痛或偏头痛；
- 易怒、神经紧张；
- 注意力难以集中、出现类似ADHD的症状；
- 情绪波动；
- 脑雾。

问题是，食物敏感并不总是发生在肠道。食物敏感的症状也会出现在身体上，比如关节，这也可能导致疼痛或注意力不集中。食物敏感是一连串的炎症和免疫反应，进而引发全身炎症并对整个身体和心理造成压力。关键在于，食物过敏、食物不耐受和食物敏感都会导致内稳态失调。最重要的是，对食物有反应的人可能会营养不良，进而导致整个身心和健康失调。对于稳定胃肠道、神经系统和免疫系统，以及使内稳态恢复平衡来说，找出导致问题的食物来源必不可少。当儿童或成人的内稳态失调，就会出现许多行为、情绪和精神问题，影响人际关系、日常活动、生活热情、生活整体满意度和幸福感。

温迪以她的儿子为例，详细描述了这种方法是如何起效的。"我儿子曾经彻底崩溃过，这与饮食有直接关系。当我给他做食物敏感性测试，并剔除他有反应的食物后，他整个人都改变了。他甚至自己都能意识到，他不再崩溃。当他崩溃的时候，他觉得一切都失控了。"温迪提到的食物敏感性测试叫作介质释放测试（Mediator Release Test，MRT），专门测试介质和反应细胞在胃肠道中响应食物敏感性而释放的炎症免疫反应。该测试的准确率可以达到 93.6%。

温迪的儿子今年 10 岁，他在情绪调节方面面临很多挑战。他无法控制自己的情绪，经常情绪爆发，感到恶心，并且患有慢性偏头痛。温迪说："我给他做测试是因为他患有非常严重的头痛，而我认为一个 10 岁的孩子不应该有偏头痛，这是不正常的。我们做了脑部核磁共振和全面检查，结果显示一切正常。我想，有些事情一定不对劲。一个孩子不应该出现严重的头痛，只能在剧烈的痛苦中紧皱眉头。"当温迪对儿子进行食物敏感性测试时，发现他经常吃的一些食物会让他感到不适。她说道："当时他每周要打 4 天棒球，我的丈夫会带他和他所有的队友一起吃饭。他喝的饮料中含有食用色素，吃的热狗中含有硝酸盐，零食中含有人造香料。不可避免的是，他对猪肉、硝酸盐和食用色素都很敏感。他吃的所有东西都会让他过敏。"温迪说，他们不知道他在棒球训练和比赛后吃的所有食物都会诱发全身炎症，出现行为失控、严重的头痛以及出现胃部打结的感觉。特别要指出的是，她儿子对食物的敏感性改变了他整个身体的生理机能，以致他的身体出现了对食物的慢性逃避反应。

食物过敏如何让整个机体进入"战斗—逃跑"的状态？这一切都源于胃肠道的失衡，它激活了持续的低水平免疫反应，导致全身炎症。起源于胃肠道的全身炎症激活了身体的应激反应，交感系统长期处于激活状态，神经系统负载过重。神经系统不堪重负,进而导致行为问题增加,身体、心理和情感痛苦加剧。在反应的中心地带,认知功能受到干扰,注意力变得分散,因为大脑会关注痛苦;并且情绪反应变得更加强烈,这是由于神经系统根据最原始的状态作出了反应。基本上,因为胃肠道的炎症,身体在对压力的反应中消耗了大部分的能量。慢性炎症会加剧情绪失衡和情绪障碍,并抑制正常的心理功能。重获内稳态平衡的主要方法是消除引起反应的食物。正如温迪所说,当她的儿子不再吃引起头痛和情绪失控的食物后,他的症状得以减轻。一旦消除了诱发反应的食物,她儿子的情绪变得稳定和健康。他行为上的爆发基本上都与炎症反应有关,而他却不知道自己身上发生了什么。重要的是,温迪的经历让我们了解到为什么她的儿子会出现大量行为问题并且感到失控。当他们消除引起反应的食物后,他的情绪调节能力得以恢复,行为也发生了改变。

因为这段经历,温迪知道情绪失控的孩子的父母在调整孩子的饮食期间会遇到很多困难。她这样描述:"情绪失控孩子的父母需要小心翼翼地应对这个问题。你必须学会如何处理他们的情绪和情绪失控,骤然对饮食作出改变会让人害怕,因为你不知道他们是否会因没有吃到自己想要的食物再度情绪失控。很多时候,父母对作出剧烈的改变会让孩子感到一丝恐惧。"这里的关键在于耐心地引导孩子接受不会引起反应、又能提供营养的食物。

温迪还发现,在青春期和大学阶段,对食物过敏的人越来越多。根据她的经验,如果一个孩子一直在与食物过敏作斗争,那么到了青春期,其程度会加重10倍。解决食物过敏问题宜早不宜迟。大学生里面对食物过敏的人急剧上升。她解释说:"我看到当很多人的孩子上了大学,他们真的会有相当一段时间面临挑战。那时,他们意识到必须作出一些改变。现在,因为孩子还没到上大学的年龄，他们只是想要作出一些改变，而不会付诸实践。然而挑战随之即来，因为孩子住进了学生宿舍，他们无法自己做饭，只能尽最大可能地利用学校提供的食物。"她指出，当人们无法自行准备食物，规避食物反应尤其具有挑战性。重要的是要让每个人能够制作适合自己特定饮食习惯的食物。

温迪警醒大家，当人们在情绪调节上遇到困难时，我们通常会把重点放在药物治疗上，而不是调整他们的饮食。在她的实践中，她敦促我们在用药之前，先从饮食方面入手。尤其是，饮食会影响药物的吸收及功效。采用更加全面的方法来调整 ADHD 和孤独症儿童的饮食会对他们的行为产生显著的积极变化。她建议，对于挣扎于情绪调节问题的孩子，如果我们在用药的同时调整饮食，将能减轻他们的症状并减少药物剂量。调整饮食也许并不能完全取代药物治疗，但是从饮食着手可能会改变药物治疗的必要性。作为母亲，她亲身经历过，改变儿子的饮食习惯就改变了他的行为，并使他的情绪变得稳定。在她的客户中，她也看到了类似的效果。

正念饮食有助于培养更强的觉察能力和韧性，并使个体有能力喂养自己独特的肠道、大脑和身体。了解自己特殊的营养需求，可以让自己得到更好的滋养，并过上更有意义的生活。

## 低炎症饮食帮助维持最佳状态

显然，饮食直接影响行为，健康的饮食习惯对器官和大脑的正常功能至关重要。胃肠道炎症带来的诸多影响会损害我们的心理功能、情绪调节、身体健康和整体幸福感。饮食科学正在揭示，就我们的肠道和大脑功能而言，低炎症饮食最有利于维持最佳的认知功能和身体机能。有一整个行业热衷于生产和销售所谓能够"帮助我们"的理想饮食来赚取我们的金钱。温迪·克伦普指出，我们的文化正痴迷于许多时尚饮食，但是适度是保持健康的重要原则。她解释道："饮食会随着时代而改变。阿特金斯饮食法是一种高蛋白饮食方法，在20世纪80年代的美国非常流行。当时几乎所有人都采用低脂或无脂饮食，所有食物都必须是零脂肪。然后人们意识到有些不对劲。我们实际上需要脂肪，我们的大脑和皮肤都需要健康的脂肪。一种潮流会持续10年左右，然后就会出现新的潮流。之前的潮流发生了改变，人们现在开始热衷于无碳水的高蛋白食物。然而，实际上，对任何饮食方式来说，食用天然的食物都是最佳的选择。"温迪的建议聚焦于这样的事实，即我们需要吃营养均衡、不会在胃肠道引起炎症的食物。

温迪还提出另外一个观点，经过加工和包装的食品的营养价值有限，甚至没有营养价值，而且往往含有诱发炎症的成分。在你吃的食物中，带有食品标签的食物越少越好。她提倡，略过那些成分表上含有你不认识成分（甚至听起来不像食品）的食物，选择天然的食物。你吃天然食物越多，就能吸收更多的营养。如果你有时间并且爱好烹饪，你可以更好地调配你摄入的食物。

低炎症饮食能对胃肠道和大脑功能产生最为有效的积极影响。根据自己身体的新陈代谢、微生物群、过敏、自身免疫反应和特殊的味蕾来培养低炎症饮食习惯非常重要。在这里，我们并没有一份可以确保你的胃肠道健康和幸福感的详细饮食计划，而是一些可以帮助你培养正念饮食习惯的行动指南。

从我自己的经历来看，我知道我对多种食物非常敏感。如果我不注意饮食习惯，我只需食用一种诱发食物就会触发肠易激综合征。对我而言，保持清醒的意识意味着不去摄入会诱发炎症的食物。当我误食任何一种诱发炎症的食物时，我就会遇到问题。我会精力衰退、情绪恶化，甚至我的认知功能会受到干扰。正念饮食对我的心理健康和大脑功能非常重要。关注并留意自己吃的食物，在进餐和吃零食之前设定饮食目标，这些可以帮助我在饮食习惯上获得更多的平衡。

用心进食有助于培养专注而健康的饮食习惯。注意自己天然的生物节律，即一天中什么时候感到精力下降，什么时候感觉精力最旺盛。我们每个人都有自己独特的大脑—身体连接、微生物群和供给营养的食物。

俗话说，人如其食，所以一定要留意你吃的食物。

### 怎样进行正念饮食？

- 以感恩之心开始进食。关注你的食物并心存感激。想象一下你的食物从哪里来和它的制作过程。了解食物送上餐桌的过程，这将会让你更加清醒地意识到自己正与世界分享食物。
- 用所有的感官去体验食物。闻、尝、看，注意食物的质感。甚至倾听你的食物——吃意大利面时发出的嗖嗖声，吃坚果时嘎吱嘎吱的响声。
- 描述你的食物能让你集中注意力，从而让你品尝和体验食物的味道。从我们咬下食物的第一口到最后一口，食物的味道随着饱腹感和习惯性进食逐渐失去它的魔力。讲述我们的食物能延长我们身心被食物滋润的时间。

- 放慢进食速度。当我们坐在餐桌上，会自动进入狼吞虎咽的模式，我们往往不会注意到我们的食量。当我们仔细咀嚼每一口食物，大约咀嚼10～20次，我们就能更充分地消化食物，获得更多营养。同时，细嚼慢咽有助于调节我们的食量。
- 有意识地按下暂停键。密切关注你开始有饱腹感的时刻。留意你从饥饿到"我不确定是否还要继续吃一点"的那一刻。在那个时刻，你可以有意识地暂停一下，确定自己是否已经吃饱了。
- 内疚是一种对任何事情都无益的情绪，尤其是对于食物。如果你不小心暴饮暴食，或是吃了一些被认为对你"不好"的食物时，也不要感到内疚。你需要知道，人类对食物的渴望是一种原始而基本的生存机制。食物对我们的能量和健康至关重要，食物也是一种愉悦的享受。饥饿是正常的生理机制，所以暴饮暴食时有发生，因为进食早已成为一种奖赏经历植入我们基本的生物机制。因此，让自己放松，只要是人就需要食物。
- 留意身体与心灵之间的双向信号。如果有些东西看起来令人不悦，而你也不想吃，那么就听从你的直觉。人类在吃东西时具有基本的生存技能，若某样东西看起来并不可口，那么就不要吃。
- 你不需要吃完盘子里的所有食物。听从你的感觉，当你感到吃饱了，就放开盘中的食物。

- 了解你敏感和让你过敏的食物，并尽可能地避开它们。谨慎选择食物有助于肠道健康、减少炎症并喂养有益微生物群。如前所述，介质释放测试可以测量食物敏感性和食物反应的丰富程度。这项测试可以告诉你需要避免的特定食物，以便减少炎症并促进胃肠健康。食物日志是追踪触发和非触发食物的良好方式。同时，食物日志还能帮助你确定哪些食物能给你能量和快乐，并且帮助你将吃的食物与进食之后的感觉联系起来。

- 用感恩结束每一餐，感恩从食物中获取的营养。感恩能够提升情绪和幸福感，让你的身体和心灵都被美好的感觉充满。

INSIGHT INTO
A BRIGHT
MIND

## 独一无二才是你最大的天赋

不全力以赴就是浪费天赋。

——史蒂夫·普雷方丹（Steve Prefontaine）

美国长跑运动员

亲爱的光明之子：

今天是你的生日。你从黑暗中走出来，彰显你自己和你的天赋。世界已经准备好了，正等候着你。我们已经等待许久。生命短暂，我们拥有的时间并不多。让我们一睹你伟大的思想。世界早已等候你登场。要知道你并不孤单，有很多像你一样的人，他们会理解你。当你分享你自己，别人也会分享他们，这就是我们真正的目标，以及我们在这里的意义。来吧，真正地看清一切。我们非常高兴见到你。

我们的生命并非一次完成诞生，而是持续地经历出生与重生。每一次的出生，我们重新醒来，抛却不想要的，丢弃旧的我，活出真实的自我。因此，我们抛下应该被丢弃的痛苦、悲伤、恐惧，与自己在更广阔的可能性中相遇。今天是你的生日。沐浴在阳光之下，欢欣庆祝吧。无拘无束，狂野而自由。现在正是最好的时机，朝着你的奇迹和可能性敞开心扉。

此刻，在所有星系、超新星、光年、声波和行星的见证下，我们在地球上相聚，这不是很神奇吗？现在就是我们所拥有的全部。在所有的历史、宇宙和星球中，我们一同分享此时此刻，分享这份经历。所以，生日快乐，生日快乐，生日快乐，亲爱的你。

无比感谢你今日加入我们！

宇宙外的一束光

## 活出我们的魅力

没有人、没有任何一个人与你一模一样。此生你来到这个星球，就是要让你活出你的魅力。我们永远都是神经多样化的个体，我们的独特性植根于我们的生物体和思想，我们拥有个人化的记忆、感知和行为方式。我的老师萨姆·克里斯坦森教给我最重要的一课是，要完全地活出自我。学会活出自我，意味着要诚实地面对自己，拥抱自己的一切：美丽、阴影、梦想、清醒与希望。我希望你也能活出自我，悦纳自己。在这里，我们通过讲述自己的故事来互相启发，分享我们内心最深处的感受。

作为一个双重超常儿童的母亲，我有一段充满谦卑的经历。我的生物天性是养育、修复、减少痛苦与不适。然而，痛苦与不适有时恰恰是创造改变所必需的。看着孩子身处痛苦之中，我也非常痛苦。我们的镜像神经元让我们能够与他人共情。但是，我们不必迷失在痛苦中。我们可以培养对痛苦的知觉，并且认识到，我们所经历的痛苦让我们更好地了解自己。我给你的建议是，与其想方设法摆脱痛苦与不适，不如拥抱它，把它作为养育和成长的起点。

对于孩子们来说，培养他们的潜能、看见他们天性中的善良至关重要。为了他们的成长，我们需要除去他们脑海中认为自己破碎不堪或是不够好的想法。本质上，他们是完整的。我们作为人类，本质上都是完整的。当我们的孩子遇到挑战，最重要的是要为他们提供支持，而不是羞辱他们。这些支持可以来自导师、教练、心理学家和各领域的专家，支持包括倾听他们的想法，比如他们想尝试一项新的运动或参加学校的演出，或者他们想放弃小提琴课程等。又或者，他们可能只是想与你谈论几小时他们喜欢的游戏。当一个人通过他们的言语和行为寻求关注时，这不是一个简单的请求。这是一件大事，因为他们在你面前非常脆弱，他们正与你分享他们的心跳。作为父母、引导者和教育者，我们的工作就是来到他们身边，陪伴、倾听和关心他们。我们要成为像哈里·奥凯利一样的人类科学家，她的做法是跟随孩子的带领，给予孩子鼓励和支持，容许孩子成为引导者。

作为父母和教育者，我们要看见孩子的闪光点，我们必须意识到，我们的使命就是帮助他们以独一无二的方式绽放光芒。与成年人一样，孩子们也有思想和身体，差别在于他们的思想和身体正在快速发育。孩子们拥有情绪、感觉和元认知。他们可以教导我们，那么就让他们来教导我们吧。

对我来说，为人父母是一段谦卑的旅程，我一方面不断学习并承认我还有很多不知道的事情，另一方面我对最了解的事物充满信心。儿子是我的老师，他与我完全平等。这世上没有人比斯宾塞带给我更多的欢乐。他教会了我耐心与信任，他教会我相信，当我放手，他就能探索自己的本质。我们一路探寻着他的道路和魅力。我的许多研究发现和"神经黑客"都是通过反复试验所得出的，其中也不乏一些错误。失败与成功同样重要。知道哪里行不通只是旅程的一半，旅程的另一半则是去发现哪里可以行得通。根据我的经验，我更愿意说，"我已经尝试过但这并不适合我"，而不是"我本来有机会试试"但永远都没法知道。探索的过程本来就是混乱的、不确定的，但这却是拓展的基础。让自己休息一下，如果某件事行不通，那么就放手，尝试其他。给自己继续前进的机会，继续探索，滋养你存在的本质、内在的节拍和节奏。

# 66天才能养成新习惯

> 你的信念成为你的思想,你的思想成为你的言语,你的言语成为你的行为,你的行为成为你的习惯,你的习惯成为你的价值观,你的价值观成为你的命运。
>
> ——莫罕达斯·甘地(Mohands Gandhi),印度思想家、政治家

我们有能力培养积极的思维模式,改变我们内心的对话,以平衡的眼光来看待自己,这样我们就能改变我们的行为和习惯,使其更具可塑性。我们有能力活得更有力量,我们可以将我们的意识和思维方式转变为更具支持性的神经和行为通路。通过积极引导我们的思想,我们可以提升我们的意识,转变我们的心态和思维模式。这是一个动态的过程。改变我们的心态、思想和模式并非一朝一夕之事。形成新的思维模式需要时间。意识的转变需要练习、耐心和毅力,直至我们的心理逐渐变得更加灵活,更具神经可塑性。

通过积极地转移注意力来培养意识,我们得以建立积极的心智模式,并获得包括思维、情感和感知在内的更强的元认知能力。当我们训练新的心智模式,我们就在改变我们的神经网络、神经化学物质、大脑和思维,使它们协调一致。新强化的大脑网络和模式是建立积极神经可塑性的基础。当我们训练和培养积极思维和积极自我时,我们就会建立新的思维模式,培养的过程也会变得自动化。

英国伦敦大学学院(University of College London)的科学家菲利帕·拉利(Phillippa Lally)和她的研究团队研究了人们养成一种自动化的

习惯大致需要的时间。他们的研究招募了 96 名参与者，每名参与者选择培养一种新的习惯。参与者需要每天报告是否练习新的习惯，并记录这个习惯是否已经变得自动化。参与者选择的习惯各不相同，例如，一名参与者选择每天午餐时喝水，另一名参与者选择每天跑步 15 分钟。每个习惯和行为对参与者来说都是特定的。研究人员记录了参与者 12 周内的详细行为。他们发现，形成一种自动化的行为习惯大约需要 66 天，这是科普读物和自助书籍中所鼓吹的天数（通常为 21 天）的 3 倍多。拉利和她的团队认为，66 天只是一个近似值。在某些情况下，有人只用了 18 天就养成了新习惯，而有些人的花费长达 254 天。拉利指出，这个巨大的差异取决于人们选择的行为类型以及他们练习的强度。

养成习惯的动机因人而异。有些行为习惯需要更多的时间来培养，才能形成大脑模式和路径，成为一种自动化的行为。对我们来说，这是一个非常重要的功课。如果养成一个习惯需要超过 21 天的时间，那么耐心、练习和毅力对于培养神经可塑性和重塑我们的大脑就至关重要。神经可塑性是大脑在练习的基础上形成网络和通路的能力。这种能力通过大脑对重复的行为和动作形成神经模式来实现。大脑能够随着时间的推移成长和适应。最重要的是，科学家已经发现可塑性与大脑的重复活动和行为有关。我们可以通过练习如何思考，如何讲述我们自己的故事来训练神经模式。我们可以强有力地站在世界面前，理顺那些会破坏美好生活的陈旧思维模式，激活全新的思维模式，使我们能够充分展现自己的本质，让生活变得更加美好。

## 延长积极体验能够建立积极的思维模式

里克·汉森（Rick Hanson）是一位心理学家，也是美国加州大学伯克利分校"至善科学研究中心"（Greater Good Science Center）的高级研究员，他工作的重点是引导人们训练大脑接受至善的事物。他写道，通过他的方法，我们可以发现日常生活中的积极因素，并将它们转化为积极的体验。例如，当人们带着同情心来问候，我们积极地接受这种同情，并发现自己的内心也富有同情心。另一个例子就是，我们会留意盛开的鲜花或陌生人的微笑，发现我们周围的美好，并在持续的积极体验中学会欣赏这些事物。汉森还指出，我们可以细细品味，延长积极体验的时间。具体来说，借助我们的意识，我们可以将积极体验保持在当下，使积极体验的时间延长。大多数的体验会持续5～20秒，因此我们必须将注意力聚焦在体验上，并让它沉淀下来。

美国洛约拉大学（Loyola University）的心理学家弗雷德·布赖恩特（Fred Bryant）发现，当我们将注意力聚焦于品味积极体验时，这些体验就会得到强化，这与大脑的神经活动直接相关。当我们以更广阔的意识来吸纳外界经验时，我们就会动用更多的脑力，这会直接增加神经元放电，增强大脑记忆。例如，当你被称赞，一种较好的回应方式是，将手放在胸前，深呼吸，然后说声谢谢。留心这些赞美之词如何在身体里回响，这就是品味体验的过程。当我们细细品味这种体验，关注我们的身体感觉，积极体验的力量就得以强化。我们将身体和当下的观察相连来整合积极的感受。这反过来增强了大脑中的奖赏体验，与积极经验相关的积极神经化学物质大量涌入，使相关的记忆更深刻。

当我们强化对美好事物的鲜活记忆，无论是轻松的时刻、艰难的时刻，还是平淡的时刻，我们都能在任何时候唤起这些美好的记忆。想象唤起过往的积极经历，有助于打开我们的思想和心灵，使我们变得更有韧性，并为我们的思维提供全新的可能性。正如埃克哈特·托尔（Eckhart Tolle）所说："不快乐的主要原因从来都不是外界环境，而是你对环境的认知。"我们有能力改变我们的思维模式、情绪和行为，因此，我们可以通过增强意识并培养积极的神经可塑性来建立积极的思维习惯，这将直接滋养我们自身的存在。

## 心理韧性：身体虚弱时，心灵依然刚强

当我站在尼泊尔的卡林乔克山山顶时，我承诺要写完这本书，我要重写、重塑原来的故事，让它重获新生。我和冥想小组的成员踏上了为期5天的徒步旅行，我们默默地徒步上山。在一个特别的日子，我的冥想导师拉文·李（Raven Lee）让我放下杂念。她说："保持静止，保持沉默，给自己留出空间。"我非常擅长做我自己，并分散自己的注意力。我为运动和徒步而生。我独自翻越高山，我的脚步印刻在大山的尘土中，天空中的白云向山顶缓缓移动。

在徒步之前的一个月，我的出版商詹姆斯·T. 韦布在墨西哥的沙滩上突发心脏病去世。一个如银河系般大小的裂口充满了我的胸膛。在悲痛之中，登山似乎成了寻找新道路的自然之选。

对我来说，在那座山上，要保持安静犹如试图拴住一只猎豹。尽管拉文所说的安静并非身体上的静止不动，而是思想上的安静。但是，我的思

绪正朝千万个方向奔腾，我试图厘清这一切，试图理性地看待朋友的离去，并意识到我需要为我的书寻找新出版商。

拉文所说的沉默并非不要说话，她指的是，内心的对话和喋喋不休需要止息。冥想练习的核心是通过安静和静止来放空大脑的思绪。一旦达到这个目标，大脑就会体验到空间感。这种空间感类似于创造力的潜伏期，人们通过休息来释放"思考"的大脑，无意识的想法突然涌现，并自然而然地建立起联系。

在5天的旅程中，我们穿过一片潮湿的森林。因为气候潮湿，我们的衣服都湿透了。我们在泥泞中滑倒，每一步都在寻找坚实的立足点。当地的导游带领我们穿越森林，绕着野牛的足迹前行。我们迷路了，远离家乡，肌肉酸痛。突然，水蛭袭击了我们所有人，只有两人幸免于难。我不是那两个幸运儿之一。两只水蛭吸在我的肚脐上，我的朋友帕蒂尔（Patil）将它们从我的肚子上拔下。水蛭紧紧地附在我的身体上，它们的牙印在我的皮肤上清晰可见。水蛭的唾液具有麻醉作用，这为它们寄生在宿主身上提供了便利。它们的猎物最初并不会感到被叮咬，这给了水蛭充足的时间享用猎物的血液。水蛭的数量大大超过我们，这毕竟是它们的森林。我们是迷路的游客，偏离了方向，而水蛭正在森林里过着它们的生活。

尽管我们感到恶心，但水蛭的袭击只是个小麻烦，因为我们更担心能否活着穿过森林。我们的身体受伤，渴望回到我们的营地。长途跋涉的感觉绝非冥想静修，直到我们的导师拉文问："当我们的身体虚弱时，我们的心灵是否也虚弱？"我们都回答："是的。"在这个问题上，我们都失败了——也许是因为我们都精疲力竭，无法集中注意力，一心想着逃离森林，抵达安全地带。尽管如此，拉文却说："不，身体虚弱之时，心灵依然刚强。"

意思是说，我们需要在苦难和痛苦中培养坚强的心灵，适应外界环境，永不言弃。

心理韧性是指从困境中迅速恢复的能力。心理韧性训练是将这些原则应用到心理和情感的恢复中，以此应对危机，恢复平衡。对我来说，远离家乡，穿越潮湿的森林是一种恢复平衡的方式。我知道，经历过痛苦，我能够复原并继续前行。痛苦只是一种短暂的状态，就像喜乐的感觉转瞬即逝一样。没有什么是永恒的，我们越是能感悟到这种变化无常，就能越早日释怀，并继续向前迈进，攀登又一座高峰。我原本可以告诉你，关于心理韧性的科学研究和不要放弃的科学原理，但我更想与你分享的是，如果我能站起来从创伤中恢复平衡，那么你也可以。我们不会被痛苦囚禁，当意识到我们可以改变思想和关于自我的故事，我们就获得了自由。你也可以站起来，重新再试一次，再一次。

起初，我不太愿意接受将静默和静止作为治疗手段，但这正是我所需要的。就像接受费伯睡眠训练的婴儿最终会平静下来一样，我也需要接受自我抚慰。当我走到自己的绝境，内心变得柔软，那就是豁然开朗之时。我意识到，这一切与写书无关，而是我失去了亲爱的朋友和导师。在寂静的山顶，天空中下起了雨，我明白了：除我之外，我是否写这本书对任何人都无关紧要。简单来说，如果我想写这本书，我需要为我自己而写，因为这个主题对我很有意义和价值。我知道我会找到一个新的出版商，这只是时间问题。我花费时间，安静地徒步穿越森林，冥想，像一个倔强的新生儿那样又踢又叫。没有人可以直接给你任何东西——你必须渴望它，你必须让它实现。就像我所说的，如果我能做到，你也能做到。

# 冥想、正念与慈心

1979 年,美国禅修指导师乔·卡巴金(Jon Kabat-Zinn)的开创性工作,让那些正在与身体疼痛和心灵痛苦作斗争的人们,通过正念缓解他们的痛苦,这彻底改变了美国文化。正念是一种对当下有意识的觉察,常常作为冥想的切入点。正念冥想是引导式冥想训练的多种形式之一。冥想是一种以身体和心灵为中心的练习,让人对自己和周围环境有更多的认识。冥想不是关乎做什么或到达某个地方,冥想在乎将意识聚焦于当下。我们生活在一个全天候被各种信息包围的世界,我们不断转移我们的注意力。引导式冥想能够提供一种平衡,让人集中精神和注意力。通过冥想练习,大脑形成以专注和觉察为中心的大脑通路,这就是神经可塑性。引导式冥想能够提高注意力、情绪稳定性、同情心、自我意识、恐惧调节、直觉、身体调节、沟通技能和心理灵活性。引导式冥想创造了一种整体平静的感觉。

我们对身心关系的敏锐意识能够提升我们对精神、身体、感官和情绪状态的认识。每一种状态都会影响其他的状态,并支配我们的行为和行动。身心网络让我们了解我们的核心动机。认识我们的动机,让我们更有智慧地洞察我们自身的经历和周围的环境。冥想和有意识的呼吸为我们提供了一条通往更高的个人洞察力、真理和自由的道路。作为引导式冥想的世界先驱,塔拉·布拉赫(Tara Brach)解释道:"正念是一种停顿,是刺激与反应之间的空间,这是选择所在的地方。"我们有能力转变意识,有能力进入我们的呼吸,释放我们的心灵,这样我们就能以更加开放的心态生活,在我们的大脑中构建网络,在世界上架起桥梁并为更大的福祉而奋斗。

## 呼吸是最简单的情绪调节方法

在我开始正念冥想之前，我对自己的呼吸和身体调节毫无所知。我注意到的第一件事情就是我的呼吸非常浅。我不知道那是身体在向我传达信息，让我放慢节奏。我常常只呼吸一半就结束，氧气几乎无法到达我的胸部，也无法穿过我的胸骨。我的气息在不知不觉中就被挤出体外。我的身体正在挨饿。我忽略了为肌肉、骨骼、心脏、器官，尤其是大脑提供氧气，它们都在承受痛苦。我常常像一只追赶松鼠的狗那样缺乏耐心，我被情绪化的决策冲昏头脑。我的呼吸缺乏造成了很多健康问题，尤其是焦虑、压力、肌肉紧张和疲惫。我因为呼吸而生病。我需要改变呼吸，改变思维模式，恢复大脑与身体的平衡。

当我在洛杉矶洞察力学院（Insight LA）接受8周正念减压（Mindfulness Based Stress Reduction，MBSR）训练，开启我的正念觉察之路时，我越来越清楚地认识到，生活不是一帆风顺的短跑，而是一场需要跨越不同地形的超级马拉松。我需要按照长跑运动员的步调重新调整我的节奏，有时甚至需要慢走，艰难地爬上一座山，在阴凉的树荫下短暂休息。我需要学会专注地呼吸。当我关注呼吸，我开始意识到，这是调节情绪最简单的办法。

在训练心智的过程中，首先我要观察身体中的气息并调整身体。（觉察的第1步——你在身体的哪个位置？）然后，我让气息在身体里扩张（觉察的第2步——想象你的气息在身体里扩张并深呼吸），穿过胸部、腹部，一直到达脊柱底部。最后，我学会以同样的意念呼出气息（觉察的第3步——呼气，感受你的气息从脊柱底部一直移动到鼻孔），观察气息在身体内流动。谁知道呼吸里面竟然有这么多学问呢？我理所当然地认为，呼吸是由脑干支配的自动化行为。当我研究我的呼吸和身体时，我认识到身体正向我发出信号，让我放慢速度，使更多的氧气进入整个身体。

神经科学的证据表明，深呼吸通过迷走神经激活副交感神经系统，进而使神经系统平静下来。深呼吸激活迷走神经的过程中，大脑会释放出积极的神经激素（如催产素和抗利尿激素），让神经系统放松、平静并感觉良好。这些激素被称为舒缓激素，对于与婴儿和伴侣的关系至关重要。这些积极的神经激素使心智得以重启，远离负面的情绪和思绪。它们通过镇静杏仁核（大脑中的恐惧中枢）并激活前额叶皮层（负责执行功能和复杂决策的脑区）来降低情绪反应。发表在《科学》（*Science*）杂志上的一项最新研究发现，在小鼠大脑中，高阶呼吸中心（称为前包钦格复合体）具有富含节奏的神经脉冲，它能平静和唤醒呼吸。这些呼吸起搏神经元投射到蓝斑，蓝斑是大脑中负责镇静、注意力和警觉的区域。

有意识地放慢呼吸对于健康有诸多益处：可以减缓焦虑，镇定大脑的情绪中心，通过允许前额叶参与执行功能使思维变得清晰。当我们决定停下来深呼吸时，我们正在运用神经科学和呼吸的力量改变我们的情绪和思维模式，重塑我们的心智，并获得自我意识和同情心。

## 用冥想重塑心智

研究表明，冥想可以通过直接或间接的方式改善心理健康和调节情绪。引导式冥想能够培养自我调节的能力，建立积极的神经可塑性，增强觉察能力，提升同情心，并通过更强的元认知和自我实现来强化积极的行为反应。元认知是认识自己思维过程的能力，包括自传体记忆、五官感觉、情绪状态和行为反应。个人的元认知能力越强，就越能活在当下，就会更加灵活，更能理解自己和他人。冥想能使人集中思想，从而使人获得更深刻的认识，并能在清醒认识的基础上减少情绪化的想法，更好地调节自己的情绪状态。对于焦虑等状况，冥想通过神经递质的分泌重新平衡神经系统，将交感神经激活后的"战斗—逃跑"状态转变为"休息和消化"的副交感神经反应，恢复神经系统的平静。

大量的研究发现，冥想会产生积极的神经生物学和神经生理学效应，包括大脑扩张，神经递质平衡，大脑 α 波增加，这些都与更平静的大脑相对应。研究表明，冥想训练可以增进大脑多区域内的神经递质平衡。例如，练习冥想的人的去甲肾上腺素有所减少，而去甲肾上腺素是一种激活交感神经系统产生应激反应的激素。通过脑电图监测大脑活动，冥想可以诱发放松的 α 脑电波。与没有冥想经历的人相比，冥想者的 α 脑波增加。冥想时，大脑进入更加放松和平静的状态，大脑活动促使反应和行为也更加平衡。神经递质和大脑活动层面的神经生理变化最终会重塑大脑回路的神经通路，构建更加和谐的大脑与生活方式。

美国哈佛大学（Harvard University）的一个研究团队发现，正念可以激活神经可塑性，减少压力回路的体积，增强与元认知能力相关的神经通路，进而重塑大脑回路。具体来说，研究人员发现，参加 8 周正念减压训练的研究参与者的前额叶皮质有所扩张，而前额叶负责决策、清晰推理、动机、注意和计划。他们进一步报告说，参与者的大脑边缘系统的杏仁核体积减小，这是大脑中负责恐惧和自动化情绪反应的区域。引导式冥想训练改变了大脑的解剖结构，大脑中与自我实现相关的脑区皮质变得更厚。科学家指出，练习冥想的参与者大脑中负责注意、内感受、加工情绪和感觉信息的脑区皮质变得更厚，并且他们的前额叶皮质和右侧前脑岛都出现了扩张。有趣的是，前额叶皮质变厚在老年参与者中最为明显，这表明冥想训练或许能够抵消皮质随年纪变薄的影响，甚至延缓大脑的衰老。研究团队还发现，前额叶和脑岛的厚度与冥想经历呈正相关。冥想不仅能释放积极的神经激素缓解焦虑，还能够重塑大脑回路，使人能够经常运用高级思维。脑岛是大脑的重要区域，负责解读个人的感受和情绪体验，对于内感受和理解身心的内外状态至关重要，尤其是理解基本需要和欲望（帮助你理解和感受身体内部的感觉）。

丹尼尔·西格尔指出，内侧前额叶皮层的9大功能都可以通过冥想练习得到改善。冥想练习可以使背外侧前额叶扩张来增强大脑功能，该区域有9大功能：身体调节、协调沟通、增强情绪平衡、提高思维适应性、增强共情意识、洞察力、恐惧调节、道德和直觉。

## 背外侧前额叶的9大功能分别是什么？

- 身体调节，包括心率、体温、呼吸和出汗；
- 协调沟通，是指能更好地意识到自己，通过语言表达自己，并且能够协调他人语言和动机的能力；
- 增强情绪的平衡，使人在情绪波动时能聚焦当下，不被情绪裹挟；
- 灵活、富有创造力的思维意味着一个人具有适应能力，能够创造性地解决问题，可以自如地在世界上行走；
- 共情是一种理解他人的思想、感受和处境的体验。共情可以促进自发的亲社会（帮助）行为，使人的行为更有同情心；
- 洞察力，是了解自己、他人和世界运行的桥梁，洞察力增强，意味着对动机、行动和行为具有更强的元认知能力；
- 调节恐惧的能力，指个体能够更好地调节恐惧反应并使用高级思维；

- 道德，指个体能够更好地明辨是非，并为更大的福祉奋斗；
- 直觉，是一种无须证明、证据或有意识的推理，甚至在无须理解知识是如何获得的情况下获取知识的能力，也是一种识别无意识模式的内在洞察力，是无须有意识地推理就本能地理解某些事物的能力。

证据表明，冥想训练可以减轻焦虑症、抑郁症、创伤后应激障碍和心理创伤的症状。在最近的一项研究中，科学家们为有广泛性焦虑障碍和父母一方有双相情感障碍的儿童提供为期12周的正念认知干预。在干预前和干预后，儿童观看情绪图片时，科学家们都对他们的大脑进行了扫描。结果表明，参加正念认知干预的儿童双侧脑岛的大脑活动增强。脑岛负责内感受，帮助人们理解和感受身体的内部感觉。此外，他们还发现，当孩子们受到情绪刺激时，负责大脑中高级情绪加工的右侧前扣带回的活动增加。这一研究表明，有广泛性焦虑障碍的儿童通过练习冥想能够更好地意识到自己的内在状态，更好地理解自己对情绪刺激的反应，这有助于他们更好地处理自己的情绪。科学家还发现，他们负责加工恐惧的杏仁核区域活动减弱。因此，练习冥想的儿童在处理恐惧时，能运用高级思维来驾驭情绪，使大脑的自动反应减少，建立起更好的韧性模式来处理负面信息。因而，他们在处理情绪挑战时，自我调节能力更强。

科学研究已经证明，冥想可以降低压力水平、心率，并缓解慢性疼痛。最令人鼓舞的是，冥想可以减轻大脑对压力刺激的反应。我们生活在一个充满压力的世界，外界环境不断吸引我们的注意力。我们需要学会通过我们的大脑、身体感觉和反应来管理压力。冥想提供了一种觉察和活在当下的生活方式。横膈膜呼吸法激活迷走神经，释放积极的神经化学物质，使人感到平静、舒缓，产生积极的情绪和身体感觉。冥想激活副交感神经系统，使中枢神经系统、大脑和整个身体平静下来。冥想也是一种行之有效的方式，能重塑大脑使情绪更加平衡，并释放积极的神经化学物质，减少焦虑和抑郁症状。冥想使人能清醒地思考，将人带到当下。

塔拉·布拉赫在冥想教学中说道，觉察意味着去直面那些不舒服的感觉，然后在到达极限时，让自己变得柔软。这种柔软使人对自己和他人都会产生怜悯之心。具体来说，练习慈心冥想有助于培养对自己和他人的同情心，促进亲社会行为。冥想让我们对想法、感受和情绪有更好的认识，帮助我们控制情绪，而非被情绪所困。我们有能力引导我们的思想进入更高层次的思考，使我们不在情绪反应中迷失，意识到当下的情绪反应，并用心灵深处的智慧来回应。通过冥想，我们可以重塑大脑，唤醒我们对身处的现实的认识，以平静的情绪为中心建立积极神经可塑性，找到我们真实的本性与存在。冥想通向更大的智慧、自由、同情，并连接我们的心灵与大脑。

## 开启富有同情心的大脑

人是我们称为宇宙的整体的一部分，受限于时间和空间。人将他自己、他的思想和感觉看作与其他事物分离的一部分，这是他意识中的错觉。这种错觉成为我们的牢笼，将我们限制在个人的欲望和对少数最亲近之人的感情之中。我们的任务是扩大同情心，拥抱所有生命和美丽的大自然，把自己从这个牢笼中解放出来。

——阿尔伯特·爱因斯坦，物理学家

慈心冥想，又称慈悲冥想或慈爱冥想，起源于亚洲，现今世界各地的人都在练习。慈心冥想的目的在于以仁慈之心迎接所有的生命体验。慈心不是"美好"的感觉，也并非不断地积极肯定，而是真正愿意善待自己、他人和整个地球。慈心冥想能培养强大的自我意识和自我怜悯。提高自我怜悯可以让我们对整个世界抱有更多的慈悲。慈心让心灵得以释放，使心灵进入更中性和疗愈的空间，在那里没有评价、自我怀疑、焦虑以及情绪反应和行动。慈心是一种修炼，即通过生活的方方面面来培养慈心之心，比如我们的经历、情绪、身体感觉和思维模式。培养慈心的心态，你就会以善意和慈爱活在当下。正如特蕾莎修女所说："每当你对别人微笑，那是爱的行动，是一份礼物，一件美好的事。"

事实上，慈心冥想有益于我们的健康，能提升我们的幸福感。研究表明，慈心冥想会促进亲社会行为，因为慈心冥想的过程专注同情心并培养富有同情心的行为。许多研究一致发现，每天进行慈心冥想的人的积极情绪得到了提升，社会关系增加，并且他们能够更好地理解自己和他人的复杂想法。我们常常对自己和他人非常苛刻并充满期望，这会让我们错过生活的美好。培养自我同情对于健康和个人成长至关重要。想要变得仁慈，首先要对自己有同情心。要记得先给自己戴上氧气面罩，培养对自己的同情心。

**与不完美和解**。完美主义会阻碍进步。我有严重的完美主义倾向，如果我不克服这种情绪，让完美主义控制我，那么这本书将仍然掩埋在我的硬盘里。简而言之，世界上没有十全十美的事。成长意味着踏进未知的领域，随时做好失败的准备，然后，从失败中爬起来。对自己的成功和失败抱有自我同情，放下对自己的期望，让自己看见当下。拥抱那美丽的不完美。

**说"不"就是对自己说"是"。** 当我还是个小女孩时，我最喜欢的书是谢尔·希尔弗斯坦（Shel Silverstein）的《爱心树》。喜欢的原因有两个，分别是树和它的给予。树木是我们的生命线，光合作用给人们提供了呼吸所需的氧气。我们与树木之间的共生关系让我惊叹。每棵树都是我的宝藏，白杨、玉兰、红杉、枫树、松树和橡树都是。在书中，树不停地给予，直到只剩下一个树墩，而小男孩则在不停地索取。我意识到自己到了只剩一个树桩的地步，耗尽了一切，再没有什么可以给予，就连简单的光合作用都不能进行了。我的身体、精神、情绪健康都受到损害。我一直为他人的期待而非自己的意愿付出。当我的好朋友告诉我，我需要学会分辨，听从我的直觉，放下我的负罪感时，我茅塞顿开。我一直充满内疚，按照别人的期待而非自己的内心而活。现在，我给自己空间决定什么时候给予是正确的、共生的，什么时候给予是无益的、寄生的。对我来说，有必要分辨一段关系是否对双方有益，若非如此，我就应该放手。当我对不与我同频的事情说"不"，对我感兴趣的事情说"是"，我就拥有更多时间坐下来，聆听风中树木的声音，呼吸它们释放出的氧气。

冥想导师塔拉·布拉赫指出，对所有事情说"是"，这是一种对自己的暴力行为。作为人类，我们的能力有限，当我们对所有事情都说"是"，就是在牺牲我们的精神、身体和情绪健康。你可以从中作出选择。当你向消耗你的事物说"不"，你就是在对自己说"是"。这才是真正的自我同情。

**万物皆无常。** 没有什么是永恒的，无论是美好、艰难还是平淡，都是如此。认识到美好会消逝，如同重重压在心头的困难会过去一样。平淡是美好与艰难之间的平衡。作为人类，我们常常固守美好的时刻或感觉，并与负面的情绪与处境战斗。上升与跌落的循环造成了内在的不平衡。当我们敞开心扉，面对人类经验和情感的潮起潮落，面对瞬息与感觉的无常，我们就能与之同步，并意识到此刻正在流逝。美好、艰难和平淡完美地交织在一起，它们实际上本是一体。当你对自己充满怜悯，认识自己的处境，适应脑中川流不息的思绪，了解你的情绪，你就更能获得生活的平衡并展现真实的自己。

**驯服之后再命名**。最近，我在世界领先的冥想和禅修导师杰克·康菲尔德（Jack Kornfield）的课堂上学到了一种训练方式，它是一个强大的工具。当我们给所经历的挑战命名时，脑海中的巨龙就暴露在聚光灯之下，我们就知道它们并没有我们想象得那么可怕。要给自己、孩子、长辈和所爱之人的痛苦寻找一个出口。本质上，给"巨龙"命名可以减轻疼痛和痛苦，让神经系统恢复平静。有时，命名可以是一个简短的词组或者短语，如"信息过载""灾难性思维"或者"疾病"。当别人向你倾诉他们的恐惧时，你可以成为一个积极的、充满同情心的倾听者。带着同情心倾听，有助于他们，也有助于自己控制对真实和想象中的恐惧的反应。很多时候，人们希望别人倾听他们的需要，使他们有安全感。记住，当你帮助别人渡过难关时，也要对自己充满同情。当你关心他人时，留意自己的反应和倾向，并对这个过程保持开放的态度。杰克·康菲尔德提醒我们："如果你的同情心不包括你自己，那么它仍然是不完整的。"

**学会驾驭情绪**。进化而来的情绪促使我们采取行动，情绪是一种信息形式。我们有能力引导我们的思想进入我们所期待的情绪状态和个人叙事。认识情绪的存在是理解生理和安全需求的第一步。此外，在任何时候，我们都可以同时体验多种情绪。当我们识别隐藏的情绪，我们就能了解我们的动机、反应和行为，并意识到情绪如何驱动我们的行为。情绪是一个过程，它有开始、过渡和结束，就像波浪一样。"驾驭情绪的波浪"意味着单单允许情绪的存在，不对情绪进行价值判断，也不期待情绪有所不同。让情绪的波涛就像大海一样存在，时而起伏，时而平稳。要认识到，情绪起伏是人类经验的一部分。提醒自己，卷入情绪的洪流是人之常情。或者说，我是一个正在经历情绪波动的人类。你无须被某种情绪淹没，你有能力疏导情绪，你可以选择驾驭情绪让它褪去。正如乔·卡巴金所说："你不能阻止风浪，但是你可以学会冲浪。"

**做个富有同情心的人。**当精神高度紧张，神经系统紧绷时，我们就会忘记我们的朋友——同情心。我们的脾气变得暴躁，对自我和他人失去同情心。你需要善待自己，尤其是当你对一连串的事件产生情绪反应，或者仍然有很多待办事项列在清单上的时候。寻找你的朋友——同情心，给自己一个拥抱。

我们常常对自己过于苛刻。记住，当你内心涌出消极的自我对话时，停下来问问自己，我会对我的好朋友说这些话吗？答案很可能是否定的。所以，请你像对待好朋友那样对待自己。至于对他人的同情，你需要认识到，包括家庭成员在内的其他人面临挑战时会作出不同的反应，要同情他们应对生活挑战的方式。当别人的反应与你不同时，需要意识到这只是他们的反应，这与你无关。以同情之心对待他们。当我们带着同情心拥抱彼此，我们就能让愤怒、怨恨和排斥烟消云散。当我们践行同情之心，就能提升我们的思想和全球意识，从而生活在一个更加和谐、平衡与和平的社会。

# 社会关系是获得生命意义和长寿的关键

有意义的社会关系是人类获得健康与长寿最重要的因素之一。人类注定是社会生物，需要与他人联结，共享集体生活经验。社会关系对于我们的幸福和生活来说是必需的。有意义的生活是人类核心的生理需求。当我们体验到社会关系时，我们的愉悦中心被激活，并产生深刻的意义感和联结感。我们生来就需要与他人联结。这种联结始于我们主要的养育者，对养育者的信任和与之相关的神经化学物质如催产素和血管升压素塑造了我们的社交回路。社会联系的建立能力依赖于我们作为一个物种的能力和成长情况。社会关系的发展与早期社会关系的建立直接相关。研究发现，当一个人经历过负面的社交际遇，他们的社会发展就会受到阻碍，进而无法建立适宜的社会关系。通常来说，经历过负面社会交往的人患精神疾病的风险更大。

神经多样化者需要面对一系列的挑战。他感到自己与家人、同伴和社区成员不同，就会寻找志同道合的人。全人类都在寻求深刻而有意义的联系。詹姆斯·T.韦布是天才儿童和双重超常儿童领域的倡导者和领军人物，他经常谈到，这类儿童和成人的社交与情感需求受到忽视。我们十分注重为他们创造学习机会，但事实上，这些孩子和成人还需要社交和社区。詹姆斯指出，他的很多来访者都需要朋友，需要一个可以倾诉和倾听他们的人。他把治疗师描述为知己和朋友，并且表示每个人都渴望与他人建立联结并分享自己的故事。科学研究表明，拥有三份深刻且有意义的社会关系能使人更加幸福，并大幅延长寿命。当我们拥有这些深层的社会关系时，我们的大脑社交网络就会得到满足。我们生来就需要与他人建立联结，这种联结需要成为一种深层的社区归属感。在彼此镜像般的平衡、分享群体经验、分享自我、被看见和看见他人的过程中，我们的存在得以彰显。

我们知道，当人们参与社会联系时，他们彼此互为镜像，他们的脑电波相互匹配并同步放电。此外，当人与人相互联结时，他们的心率、血压和肌肉紧张程度也会趋于一致，并互相影响。我们根据兴趣和事业形成社会关系，通常来说，当我们参与社会活动时，我们会因为共同的兴趣和热情自然而然地建立联系。过上有意义、有目标的生活的最好方式之一就是与他人建立联系。当我们建立社会联系，我们能体验到更大的意义感和归属感，我们也会感受到回报和社会联结感。社会联系可以改变生命，正如作家兼特殊教育先驱利奥·布斯卡利亚（Leo Buscaglia，又名"爱博士"）所说："我们常常低估一个抚摸、一个微笑、一句善意的话语、一双倾听的耳朵、一份真诚的赞美或最微小的关心之举的力量，这些都具有改变生命的潜力。"

社交存在于我们的基因之中。社交始于我们有能力跳出自我，看见他人并伸出援手。看起来很简单的事情——我们想看到别人，或者当别人和你分享自己——其实根本不是一个简单的行为，这是件大事，需要你全神贯注。当我们体验到群体的联系和那种合一性时，我们会体验到相当高的生活满意度，并且提升茁壮成长的能力。在最近的一项研究中，劳拉·埃丁格–顺斯（Laura Edinger-Schons）发现，相信"合一"概念的人（即宇宙万物互相联系）比不相信的人生活满意度更高。她在德国进行了2项研究，研究调查了75000人。调查列出了一系列问题，目的是确定参与者是否相信"合一"。研究结果显示，"合一"得分越高的人，生活满意度越高。社会联系、社区以及对更大的"合一"持开放态度，丰富并提高了一个人的生活质量和幸福感。当我们感受到社会联系并体验到更大的联结感时，我们的心灵、身体和精神都会得到积极的回报和愉悦感。与他人同步能够增强亲社会纽带，提升生活意义，并希望为社会作出积极贡献，所有这一切都会带来整体层面的提升。

## 大自然是最好的医生

*大自然的手里握着我们审美、智力、认知和心灵满足的钥匙。*

——E.O. 威尔逊（E.O.Wilson），美国生物学家

大自然拥有丰富而强大的资源，它能让我们充满活力并治愈我们。希波克拉底说："大自然本身就是最好的医生。"我们不需要远行就能亲近大自然。大自然就在我们身边。即使生活在城市里，我们也能接触大自然。那里有鸟儿、树木、花朵、微风、山川，还有海洋和溪流等自然水源。我们一旦意识到大自然，就会体验到一种与世界更强的联结。我们是大自然的一部分，当我们与自然世界联系在一起，我们就能更好地适应环境中的共生关系。只要与大自然建立联系，就能让神经系统平静下来，让心脏放松，让血压下降，甚至可以放松精神。自古以来，森林浴这门古老的艺术就一直存在。证据表明，森林浴有助于缓解焦虑和抑郁等精神问题，还能增强免疫功能。宫崎良文（Miyazaki Yoshifumi）和他的研究团队，对52项关于大自然影响神经系统的研究进行了元分析，结果表明，大自然对神经系统有恢复作用，能让人身体放松并增强免疫功能。沐浴在大自然中可以预防疾病。大自然通过自主神经系统、大脑活动、激素和免疫活动调整我们的生理机能，使我们从中受益，并且具有疗愈作用。

大自然是我们自身的写照，映射出我们内心的思想、情感和生理反应。

以混凝土裂缝中冒出的花朵为例。用肉眼来看，混凝土中并没有土壤能让花朵发芽，但是大自然总有办法让它茁壮成长，生命可以在最具挑战性的环境中绽放。我们也能在恶劣的环境中成长。有时，我们能够顽强地面对生活中的一切，像一棵茁壮成长的柳树，扎根于泥土中，在阳光和矿物质的滋润下光彩夺目。即使在城市里，我们也知道总会有新的生命，就如混凝土中冒出的花朵。大自然有能力让我们站稳脚跟。我学到的一种古老修行方法，就是观察大自然的宽广。大自然的辽阔能点燃我们的思想，并影响我们的创造力。

最近的一项研究测量了老年人在城区散步时的大脑活动，用来评估绿地对情绪和幸福感的影响。老人报告了步行时的投入、兴奋以及沮丧程度。当他们散步时，那些感受到大自然气息的人显得更加兴奋和投入，沮丧程度也相应减轻。这一发现表明，绿地可以提升人们的情绪，大自然可以恢复和平衡人们的心智，增强人们的情绪稳定性。在另一项研究中，科学家发现，公园有助于提高人们的幸福感。根据美国阿拉巴马大学伯明翰分校（University of Alabama at Birmingham）专业治疗系研究人员的最新研究，在城市的公园里只要待上20分钟就可以提升幸福感，这一结果与人们是否在公园锻炼无关。最重要的是，去公园的人们的情绪更加愉悦。这进一步支持了绿地可以提升人们的心理、情绪和身体健康的理论。

E.O.威尔逊写道："只要被丰富的大自然环绕，就能让我们重新焕发活力，激发我们的灵感。"丹麦奥胡斯大学（Aarhus University）的科学家利用卫星数据，绘制了28年以来住宅周围的绿地空间。科学家们控制了社会经济地位、城市化、家庭成员的精神病史这些因素的影响，发现居住在绿色社区的儿童，日后出现心理健康问题的风险降低了55%。绿地空间直接影响人们的心理健康，有更多机会接触大自然的人，更有可能获得良好的身体健康。当面临挑战时，大自然能给人带来希望并治愈人们。绿色植物通过激素、生物反馈和免疫反应来舒缓神经系统，影响人们的健康。同时，大自然还能激发灵感。大自然也意味着联结，提醒我们自身的统一性与平衡。一直以来，人类与自然相互交织。自然和绿地不断疗愈人们的创伤。

据报道，大自然的声音也能让神经系统放松和平静。神经科学家发现，聆听大自然的"绿色"声音能激活副交感神经系统，降低心率、压力激素和焦虑，使身心更加放松。宁静的声音，如鸟鸣声、潺潺流水声能使人恢复精力，有助于镇静神经系统。相比之下，研究人员报告说，高速公路、吹叶机和汽笛声等不自然的声音会激活压力反应，因为这些声音更加不和谐。而大自然的声音更加和谐，能够舒缓神经系统。

在多个层面上，大自然、绿地和大自然的声音都能帮助恢复身心平衡。许多科学研究对此提供了实证证据，表明大自然能够通过感官让我们的神经系统平静下来，这既包括对大自然的视觉欣赏，也包括倾听大自然的声音。体验自然有助于培养情绪稳定性，能够减少心理健康问题，如焦虑、抑郁和慢性压力。事实证明，亲近自然并沉浸其中，能够有效激发我们的创造力，提升我们的情绪，让我们变得更加乐观。

## 展翅飞翔

我们欣喜于蝴蝶的美丽，却很少承认蝴蝶为实现这种美丽所经历的蜕变。

——马娅·安杰卢，美国作家、诗人

我们的成长源于我们的失败和成功，以及不畏困境迎难而上、梦想未来的能力。即使面临挑战，我们也坚信和希望事情会变得越来越好。正是这种信念和希望赋予我们改变自我和生活的能力。任何一个曾经尝试却屡次失败的人都知道，从失败中重新站起来是值得的。他们的努力、他们的贡献、他们的智慧正带领着世界走向更加美好的方向。

正如英国生物学家简·古道尔（Jane Goodall）所说："每个人都很重要，每个人都有自己的角色，每个人都能有所作为。"我相信这一说法。此时此刻，我们正在这个地球上互相教导，为世界和人类创造更加美好的未来。为了成为最好的自己，释放最大的潜能，我们需要超越生存，学会茁壮成长。茁壮成长始于发挥我们的优势并理解我们的神经多样性。

苏珊·鲍姆是认知多样性领域的领军人物，她一生致力于培养天赋异禀的人才。她的方法很简单：从个人的优势出发，并在他们需要的时候提供支持。当一个人对他的环境有安全感，对老师有安全感，他们就会乐于学习，愿意承担更多的风险，思维也会更加灵活，适应能力更强。反之，如果人们感到压力，他们就不会这样。他们的头脑被恐惧辖制，无法灵活地思考，甚至根本无法思考，这对他们的认知发展产生了巨大的影响。压力会干扰学习，抑制创造力。因此，安全感是第一要素。当人们感到安全时，他们就会信任他人，他们天然的能力就会展现出来。建立以信任为中心的情感纽带，对于他们形成对社区和他人的归属感来说是必要的。

美国拉什大学（Rush University）戴维·贝内特（David Bennett）团队的研究表明，社会关系是大脑正常发育和长寿的关键因素。如前所述，当人们与至少三个人建立深厚的社会关系时，他们会感到生活更有意义，更加幸福。意义感和生活目标对于生活和健康来说至关重要。具体而言，拥有生活目标与长寿和痴呆症发病率下降呈正相关。生活目标和社会关系对于神经系统具有保护作用。当我们有归属感时，我们就会茁壮成长，探索更深层次的意义，并迈向更高层次的生活。这种归属感来源于我们的思维模式——即我们属于更大的整体并体验到合一。

我们的思想创造了我们的叙事，因此，我们必须尽量减少消极的自我对话，才能充分展现我们的本质。最近的研究表明，消极的自我对话与更高的痴呆症风险有关。这是有道理的，当我们开始消极的自我对话，活跃的思绪就会变得疯狂，并激活压力回路，从而诱发一系列的激素分泌，进而激活免疫系统，改变基本的生理机能。这会导致更严重的炎症反应以及神经元细胞的减少，从而阻碍我们发现自己的天赋和真正的本性。我们必须调整思维模式，以更乐观的方式思考、感受，相信并且知道存在希望。科学证据表明，当我们能够想象积极的结果时，我们就能战胜恐惧。乔·卡巴金说："也许恐惧是因为我们觉得自己比想象中的要差，但实际上我们要厉害得多。"

乐观的想法会改变思维模式和叙事方式。我们的叙事调节着我们的感知和情绪状态。叙事也引导着思维的方向。邀请乐观的想象力、积极的事物进入我们的思想。我们的思想非常强大。我们有能力控制我们的思想。我们可以激发我们的想象力去憧憬美好。在生活中，我们面临各种各样的选择。我们可以茁壮成长，但是要做到这一点，每一个人都必须持续拥抱自己的神经个性，并分享我们的天赋。这些天赋是其他人永远都无法拥有的，这些天赋只属于我们。当我们明白自己与万物之间的紧密联系，我们就有了生活目标。这就是我们编织的神经个性，这也是我们的转变，是我们开始展翅飞翔的时候，是我们活出自己本性、活出所憧憬和梦想的生活的时候。

如 E.O. 威尔逊所说："你的能力远远超过你所知道的。"选择一个适合自己的目标，并努力做到最好，无论道路多么艰难。志存高远，行事端正。准备好面对孤独和失败，坚持不懈。世界需要你所能给予的一切。

原文书名：Insight into a Bright Mind
原作者名：Nicole A. Tetreault
Simplified Chinese translation copyright © 2024 by China Textile and Apparel Press. INSIGHT INTO A BRIGHT MIND copyright © 2021 Nicole A. Tetreault & Gifted Unlimited, LLC. All Rights Reserved.
Published by arrangement with Gifted Unlimited, LLC.

本书中文简体版由 Gifted Unlimited, LLC 通过 Andrew Nurnberg Associates International Limited 授权中国纺织出版社有限公司独家出版发行。
本书内容未经出版者书面许可，不得以任何方式或任何手段复制、转载或刊登。

著作权合同登记号：图字：01-2024-3610

### 图书在版编目（CIP）数据

洞察天才大脑 ：重新认识天赋 /（美）尼科尔·A.泰特罗（Nicole A. Tetreault）著；周仁来，王芳译. -- 北京 ：中国纺织出版社有限公司，2025. 1. -- ISBN 978-7-5229-2148-8

Ⅰ．R338.2

中国国家版本馆CIP 数据核字第2024050J76 号

责任编辑：王　羽　郭紫瞳　　　责任校对：王花妮
责任印制：王艳丽

中国纺织出版社有限公司出版发行
地址：北京市朝阳区百子湾东里 A407 号楼　邮政编码：100124
销售电话：010—67004422　传真：010—87155801
http://www.c-textilep.com
中国纺织出版社天猫旗舰店
官方微博 http://weibo.com/2119887771
北京华联印刷有限公司印刷　各地新华书店经销
2025 年 1 月第 1 版第 1 次印刷
开本：787×1092　1/16　印张：23
字数：272 千字　定价：89.90 元

凡购本书，如有缺页、倒页、脱页，由本社图书营销中心调换